Guide de l'homéopathie pour mes enfants

W0213642

Du même auteur

Guide familial de l'homéopathie (Hachette Pratique)
101 conseils pour vous soigner par l'homéopathie
(Guides Santé/Hachette ; Livre de poche)
L'Homéopathie pour mes enfants (Hachette ; Livre de poche)

Direction : Stephen Bateman
Direction éditoriale : Pierre-Jean Furet
Coordination éditoriale : Caroline Rolland et Anne Vallet
Secrétariat d'édition : Sylvie Gauthier
Conception graphique : François Lemaire
Adaptation graphique et réalisation : Béatrice Lereclus
Photo de couverture : © Alexandra Duca

© Hachette, 1988
© Hachette-Livre et Edi 7, 1993
© Hachette, 1999
© Hachette, 2002
© 2006, HACHETTE LIVRE (Hachette Pratique)
pour la présente édition revue et actualisée

Guide de l'homéopathie pour mes enfants

DR ALAIN HORVILLEUR

HACHETTE
Pratique

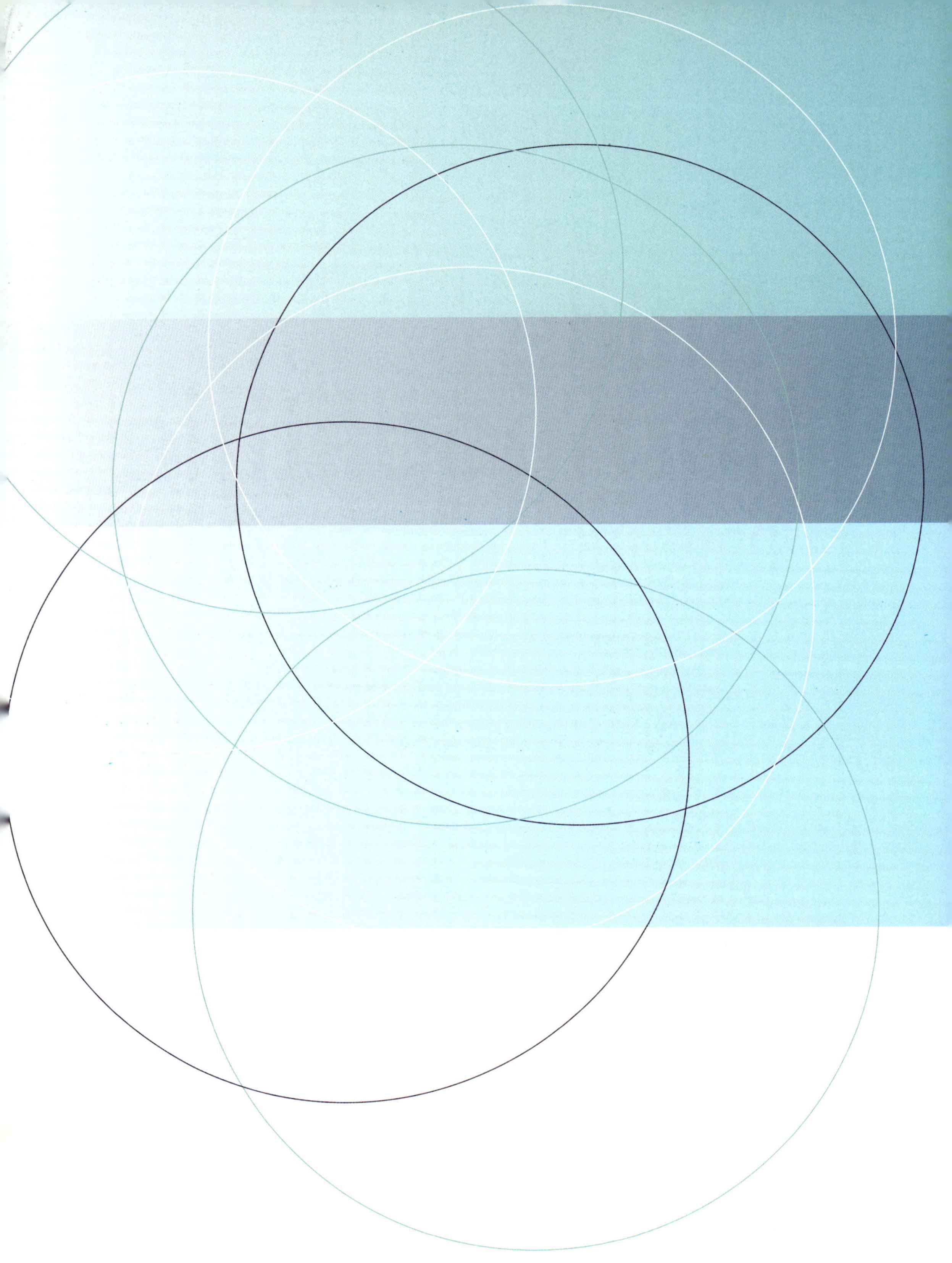

Sommaire

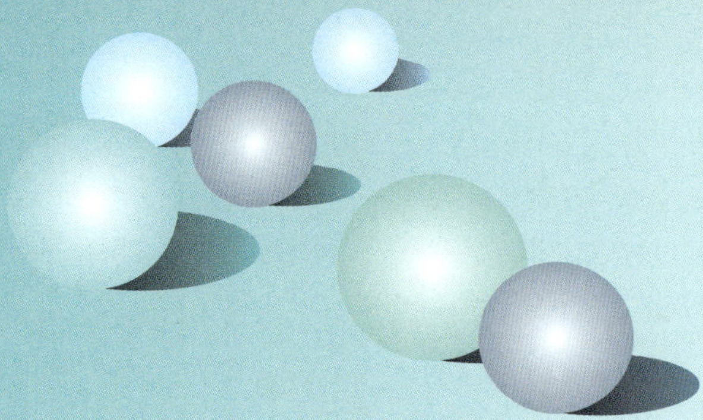

Préface

Les enfants, l'homéopathie, un sourire...

Les enfants ont besoin de l'homéopathie au même titre que l'homéopathie a besoin d'eux. Ils ont besoin d'elle pour rester en forme, pour guérir au plus vite des petits maux qui les aident à fabriquer leurs anticorps, pour être pleinement eux-mêmes dans leur développement, pour se débarrasser de leurs petites craintes. Qui sait, pour s'amuser à guérir.

L'homéopathie a besoin d'eux pour en faire des témoins spontanés de ce qu'elle peut accomplir. Elle ne prend pas en charge tous les maux, tous les aléas de la vie, ni toutes les personnes qui lui font appel. Cependant, les enfants, avec leur organisme débordant de vigueur, réagissent bien aux « petits grains blancs », selon leur expression favorite. Le symptôme est un mode d'expression qui permet au médecin de comprendre ce qui se passe chez son patient. La maladie est une réaction à l'environnement, l'homéopathie, une réponse, un accompagnement, une stimulation. La guérison, au-delà de la satisfaction naturelle qu'elle représente, est le signe que nous pouvons avancer plus sereinement sur le chemin de la vie. Les enfants ne savent pas tout cela. Et pourtant ils guérissent, en toute simplicité, en demandant seulement si on les aime.

Qu'est-ce qu'un enfant ?

Le mot est tiré du latin *infans*, littéralement « qui ne parle pas ». Il s'agit donc, à l'origine, du bébé qui n'a pas encore acquis le pouvoir de s'exprimer par des mots.

Les premiers pleurs marquent en effet sa relation au monde. Le lait, l'amour et la protection font que, peu à peu, il établit des correspondances entre les sons qu'il émet et la manière dont il doit les organiser pour obtenir une action de l'entourage, les sons qu'il entend et le comportement de ceux qui les profèrent. Bientôt il se met à explorer le langage à coup d'observations, de questions et d'interprétations. C'est ainsi qu'il se construit, qu'il se prépare à communiquer avec ses parents d'abord, puis avec le reste du monde.

Il finit par maîtriser le langage, et ce point est un événement important. Les parents savent que, à terme, ils doivent transformer l'enfant qui a lentement mûri dans le ventre de sa mère, puis fait une tendre apparition au sein de la famille, en une personne douée d'affectivité et de raison, capable de faire ses preuves dans le monde organisé.

Prévenir les maladies

L'enfant idéal est intelligent, affectueux, obéissant, promis à un grand avenir. Pour qu'il conserve cet état tant espéré, il doit, bien entendu, rester en bonne santé. La prévention des maladies consiste à anticiper sur les phénomènes risquant de provoquer ou d'aggraver des problèmes de santé, de s'arranger pour les éviter ou de réduire leur nombre et leur gravité.

On distingue trois stades de prévention : la prévention primaire, qui consiste à lutter contre des risques avant l'apparition des maladies ; la prévention secondaire, qui cherche à dépister les problèmes existants même s'ils ne se font pas remarquer ; la prévention tertiaire, qui vise à prévenir les rechutes ou les complications.

La prévention consiste à limiter le risque, à prévoir des mesures pour combattre la maladie quand elle est là, à apprendre à repérer la relation entre les causes et les conséquences, à comprendre l'efficacité des mesures préalables. Elle n'est pas – en tout cas elle ne doit pas être exclusivement – synonyme de « principe de précaution », lequel, s'il est appliqué systématiquement, stérilise le quotidien, affadit la vie et les relations humaines.

Il n'en demeure pas moins que de bons principes de vie (alimentation, exercice, hygiène corporelle, protection contre les accidents domestiques, évitement des comportements à risque, vaccinations, éducation sexuelle) augmentent, pour l'enfant, les chances de rester en bonne santé.

Et l'homéopathie ?

L'homéopathie a un rôle à jouer dans le domaine de la prévention. Elle n'est pas seulement la médecine du symptôme ou de la maladie en cours. Son efficacité va jusqu'à l'identification et au traitement des terrains perturbés. En améliorant les organismes dans leur ensemble, elle évite la survenue ou la rechute de nombreuses maladies. Le « terrain » est un mot générique qui désigne l'ensemble des prédispositions d'une personne face à certaines pathologies. On parle ainsi de terrain allergique, migraineux, etc. Il n'est pas toujours facile à cerner, mais lorsqu'on y arrive les résultats sont bien meilleurs.

Particulièrement bien adaptée à l'enfant, l'homéopathie est une thérapeutique à la fois préventive et curative. Elle est très efficace si l'on choisit bien le médicament, et cette sélection réussie est souvent le résultat d'une analyse minutieuse des symptômes en cours.

Or, les réactions de l'enfant sont faciles à observer car elles ne sont pas masquées par la pudeur. Dès qu'il est en âge de s'exprimer, il accepte de décrire ce qu'il ressent.
Les parents ont donc toutes les raisons de soigner leurs enfants par l'homéopathie.
Contrairement à ce qu'on croit souvent, ce n'est pas une médecine lente. Elle peut soigner promptement des maladies aiguës. Si le traitement est correctement choisi, le résultat peut même être spectaculaire.
L'homéopathie est une médecine sans danger, ni effets secondaires. Un enfant peut avaler un tube complet (même si l'étiquette porte la mention « ARSENICUM » ou « MERCURIUS ») d'un médicament homéopathique dilué : il ne se passera rien de grave.
Difficile à croire ? Vous pensez qu'un médicament aussi peu toxique ne peut être efficace ?
La réponse est simple : la maladie sensibilise l'organisme à l'action du médicament. Quand l'enfant va bien, le médicament n'a aucune action. Quand il est malade, le médicament agit parce que son corps en a besoin.
L'homéopathie, ce qui ne gâte rien, est bon marché, remboursée par la Sécurité sociale (de moins en moins, malheureusement !).
L'homéopathie aide l'enfant à retrouver son capital santé, et donc à mieux s'épanouir au sein de sa famille.

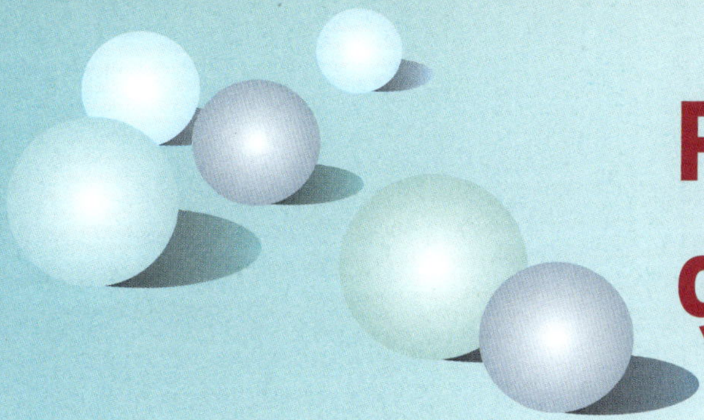

Principes généraux

Principes généraux (et généreux) de l'homéopathie

Le principe de similitude

La base essentielle de l'homéopathie est le principe de similitude, découvert en 1790 par Hahnemann : le médicament nécessaire correspond à la substance qui, chez l'homme sain, est capable de donner des symptômes comparables à ceux du patient. Exemple simplifié : la belladone, à dose subtoxique, provoque, expérimentalement, une angine rouge. **BELLADONNA** sera un des principaux médicaments de l'angine rouge. Ou encore : le café, qui avive l'esprit, sera (sous le nom de **COFFEA**) un médicament contre l'insomnie avec excitation cérébrale, abondance d'idées. L'encre de seiche, responsable à titre expérimental de grande fatigue avec nausées et mauvaise digestion, est (devenue **SEPIA**) un des médicaments de la crise de foie.

L'infinitésimal

On ne donne pas les substances à usage homéopathique telles quelles. On les dilue, ce qui permet d'éviter leurs effets toxiques directs et aussi, complément non négligeable, de renforcer leur pouvoir curatif. Cela peut surprendre, mais il est facile, dans la pratique quotidienne, de vérifier cette curieuse propriété.
On part de la substance de base (la teinture mère, **T.M.**) et l'on procède par dilutions successives au 1/100.
La première dilution ou « première centésimale hahnemannienne », ou « **1 CH** », consiste en 1 goutte de teinture mère additionnée de 99 gouttes de solvant (eau + alcool) et agitée vigoureusement. On prend 1 goutte de cette « **1 CH** », on ajoute à nouveau 99 gouttes de solvant, on secoue vigoureusement : on a ainsi la « deuxième centésimale hahnemannienne », ou « **2 CH** ». La **2 CH** va permettre de préparer de la même manière la **3 CH**, et ainsi de suite jusqu'à la **30 CH**.
On peut critiquer cette méthode et démontrer aisément qu'entre la **11 CH** et la **12 CH** il n'y a plus de molécule. L'état actuel des recherches ne permet pas de fournir une réponse argumentée. Pourquoi une **30 CH**, diluée à l'infini (1 sur 1, suivi

de soixante zéros !), non identifiable par des réactifs et théoriquement vide, serait-elle active ? La science est encore muette sur ce point, mais la pratique quotidienne des homéopathes prouve qu'ils ont raison de s'en servir : il suffit que le médicament soit correctement choisi selon le principe de similitude. « Ça marche » est une réponse non scientifique au possible, mais nous ne devons pas, au nom de l'esprit, nous priver d'une thérapeutique efficace. Ce ne sont pas les parents, toujours soucieux du bien-être de leur enfant, qui diront le contraire.

La conception homéopathique du malade et de la maladie

Le choix du médicament homéopathique ne se fait pas en fonction du nom de la maladie à traiter, ou encore des symptômes passe-partout – indispensables au diagnostic – qui permettent de l'identifier. On tient compte de ces précieux renseignements, mais on cherche avant tout les caractéristiques particulières de chaque malade.
Dans un cas de fièvre, par exemple, le sujet qui a soif ne recevra pas le même médicament que celui qui n'a pas soif.
Le médecin a besoin de savoir également si le malade fébrile transpire ou non, a trop chaud ou trop froid, est rouge ou pâle, abattu ou excité, etc. Tous ces éléments permettent de déterminer le médicament à prescrire. Il n'y a pas de médicament spécifique contre la fièvre, la toux, la rougeole, l'eczéma, la migraine...
Il n'y a que des cas particuliers : deux malades souffrant de la même affection ne recevront pas obligatoirement le même traitement.

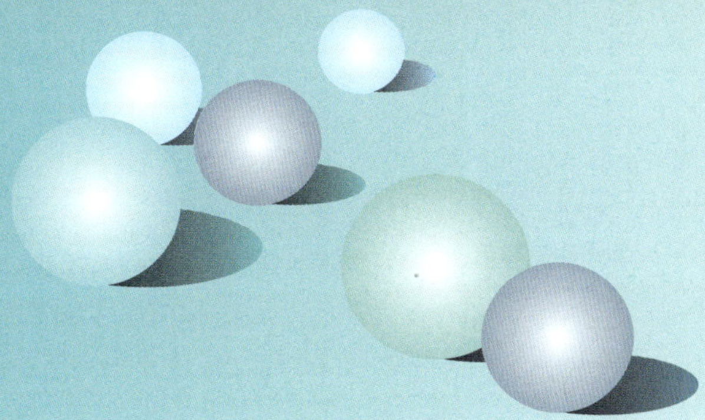

Mode d'emploi

Comment se servir de ce guide ?

Composition de chaque rubrique

Chaque rubrique comporte :

- si possible, la cause de la maladie ;
- les principaux signes d'appel, les examens complémentaires que demande le médecin, l'évolution probable, le pronostic ;
- le traitement :
  - homéopathique chaque fois qu'il est possible, avec la posologie (qui est la même quel que soit l'âge de l'enfant, et la même que chez l'adulte : l'extrême dilution des substances permet cette performance) ;
  - les moyens non homéopathiques lorsqu'ils sont indispensables : traitement classique, chirurgie, etc. ;
- l'avis de l'homéopathe sur la manière de considérer la maladie, les précautions à prendre ;
- des conseils généraux de pédiatrie pratique ; ce livre n'est pas un ouvrage de puériculture, mais il contient toutes les recommandations permettant de conduire l'enfant jusqu'à l'adolescence avec un maximum de sécurité ;
- des conseils de prévention.

La pharmacie homéopathique familiale

Pour être prêt à soigner les petits maux de la vie quotidienne de l'enfant, il est bon d'avoir en réserve quelques médicaments d'usage courant.
Il faudra, bien sûr, les produits habituels, nécessaires dans toute famille : coton, compresses et bandes de gaze stériles, alcool à 60°, éosine, sparadrap « hypoallergénique », petits pansements adhésifs, vaseline, huile d'amande douce, lait pour le nettoyage de la peau, thermomètre, etc.
Sur le plan homéopathique, voici les principaux médicaments (30 au total) qu'il faut avoir en réserve pour parer aux éventualités les plus fréquentes.

ACONITUM NAPELLUS 9 CH,
ANTIMONIUM TARTARICUM 9 CH,
APIS MELLIFICA 9 CH,
ARGENTUM NITRICUM 9 CH,
ARNICA MONTANA 9 CH,
ARSENICUM ALBUM 9 CH,
BELLADONNA 9 CH,

BRYONIA ALBA 9 CH,
CALENDULA T.M.,
CARBO VEGETABILIS 9 CH,
CHAMOMILLA VULGARIS 9 CH,
CHINA RUBRA 9 CH,
CINA 9 CH,
COFFEA TOSTA 9 CH,
EUPATORIUM PERFOLIATUM 9 CH,
EUPHRASIA OFFICINALIS 9 CH,
GELSEMIUM SEMPERVIRENS 9 CH,
HEPAR SULFURIS CALCAREUM 9 CH,
IGNATIA AMARA 9 CH,
IPECA 9 CH,
LYCOPODIUM CLAVATUM 9 CH,
MAGNESIA PHOSPHORICA 9 CH,
MERCURIUS SOLUBILIS 9 CH,
NUX VOMICA 9 CH,
PHOSPHORUS 9 CH,
PODOPHYLLUM PELTATUM 9 CH,
PULSATILLA 9 CH,
RHUS TOXICODENDRON 9 CH,
SAMBUCUS NIGRA 9 CH,
SULFUR 9 CH.

Il y a plus de 30 médicaments différents recommandés dans ce livre. La pharmacie familiale s'étoffera au fur et à mesure des incidents éventuels. Les médicaments peuvent se conserver plusieurs années.

Comment donner les médicaments homéopathiques à l'enfant ?

Présentation. Les médicaments homéopathiques recommandés ici se présentent sous forme de granules de la taille d'une petite lentille. On en glisse 3 sous la langue de l'enfant et on lui demande de les laisser fondre lentement. S'il ne comprend pas et les croque, le médicament agira tout de même, mais la voie sublinguale est la plus rapide. On peut sans danger mettre 3 granules homéopathiques dans la bouche d'un nouveau-né, il ne risque pas de s'étouffer. Si cette méthode inquiète, on peut les écraser à travers un linge propre, à l'aide d'un rouleau à pâtisserie. Les doses de globules (de la taille d'une tête d'épingle métallique), fréquentes dans les ordonnances, beaucoup moins dans ce livre, seront données en une fois (pour le nourrisson, demander des doses-poudre). Les gouttes sont à éviter car elles contiennent de l'alcool. Il vaut mieux faire fondre les granules correspondant à la même composition dans un peu d'eau.

Quand cesser ? En général, le temps d'administration des médicaments est indiqué pour chaque cas particulier. De toute manière, il faut les donner jusqu'à disparition des symptômes.

Aggravation médicamenteuse. Au début d'un traitement, on peut avoir l'impression que les symptômes augmentent. Cela est tout à fait naturel, et même bon signe : l'organisme est en train de réagir. Cette aggravation est rarement insupportable, surtout chez l'enfant. De toute façon, il faut continuer le traitement. Les granules produiront bientôt un effet directement positif.

Antidotes. Les antidotes classiques de l'homéopathie sont le camphre, la menthe, la camomille. Il est habituel de choisir un dentifrice sans menthe ;

en revanche, on peut donner un sirop à la menthe loin de toute absorption médicamenteuse. L'antidotisme est surtout net avec le camphre. On en trouve principalement dans les gouttes « pour le nez » et les révulsifs de poitrine. Un peu de sérum physiologique et les médicaments homéopathiques seront suffisants.

Les parents peuvent-ils soigner eux-mêmes leurs enfants ?

Les médicaments indiqués plus haut concernent les cas les plus courants. On aura parfois l'impression pour une rubrique donnée :

- que soigner l'enfant présente un risque ;
- qu'il est difficile de choisir la bonne rubrique, ou le bon médicament dans la rubrique ;
- que l'on ne trouve pas de traitement correspondant aux symptômes particuliers ;
- qu'un traitement de fond est nécessaire (pour une maladie chronique ou à rechutes).

Les parents qui choisiront de se servir de ce livre doivent bien connaître leurs limites : bien sûr, un médicament mal sélectionné ne représente, en lui-même, aucun danger, mais il peut y avoir retard dans les soins indispensables (dans les maladies infectieuses, les hémorragies, les vomissements, la diarrhée, spécialement chez le nourrisson). Il faudra donc demander l'avis du médecin aussi souvent que nécessaire.

Demander un avis au moindre doute

C'est une règle d'or : au moindre doute, toujours préférer les conseils du médecin à ceux de cet ouvrage. On aura affaire au généraliste homéopathe (sa formation lui permet de soigner la plupart des cas de pédiatrie) ou au pédiatre homéopathe.

L'homéopathie : un auxiliaire précieux

Lorsqu'il s'agit de la santé de l'enfant, de son avenir, de son bien-être, les conseils ne suffisent pas. On est inquiet au moindre incident, on voudrait être sûr d'avoir choisi la bonne façon de l'élever ou de le soigner. On voudrait savoir comment le rendre autonome et quelle place lui donner au sein de la famille. La plus douillette, bien entendu. À tout prendre, le choix est évident : il vaut mieux le soigner de façon naturelle. L'homéopathie est le meilleur auxiliaire de l'amour.

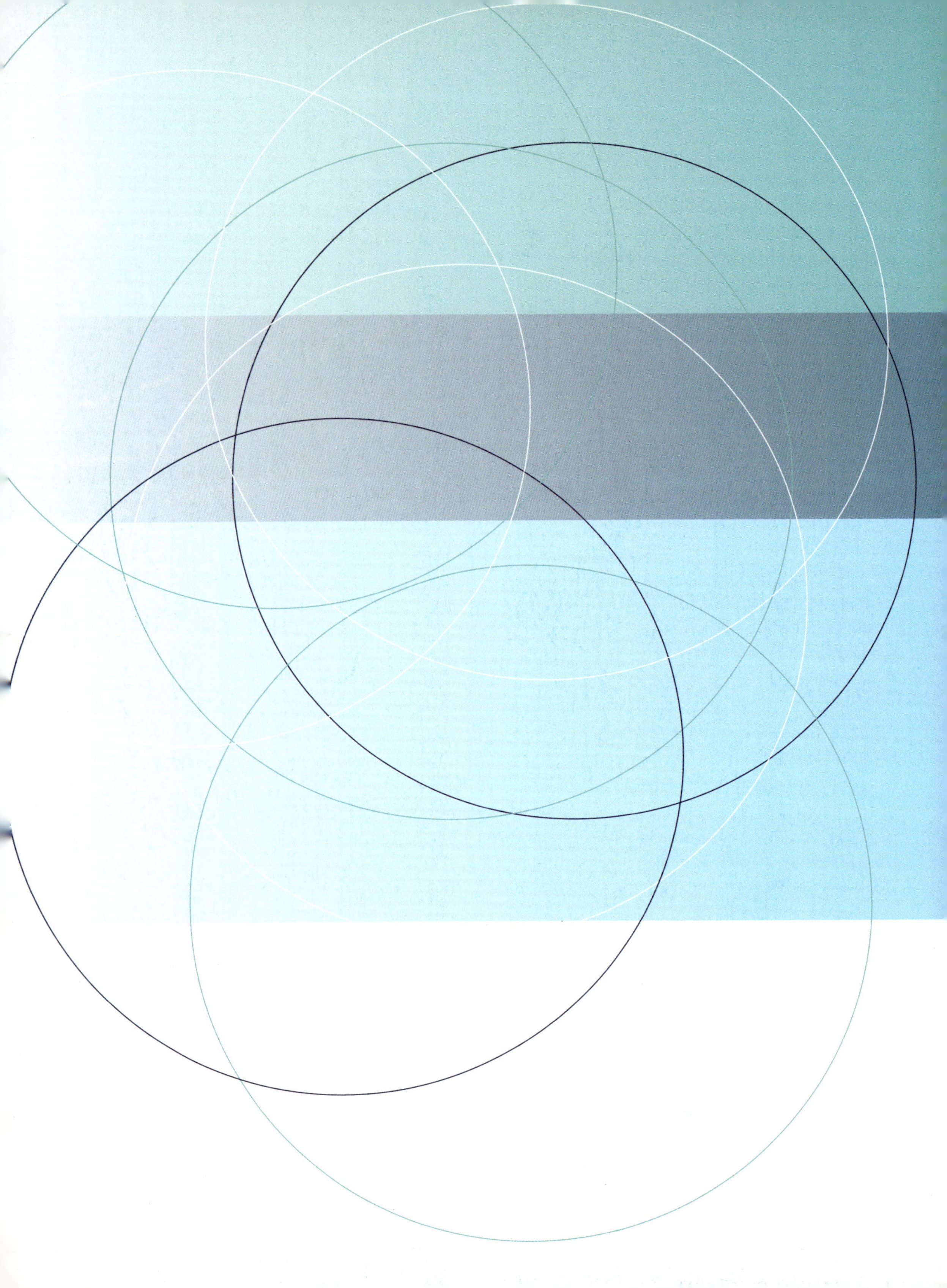

Dictionnaire de l'homéopathie

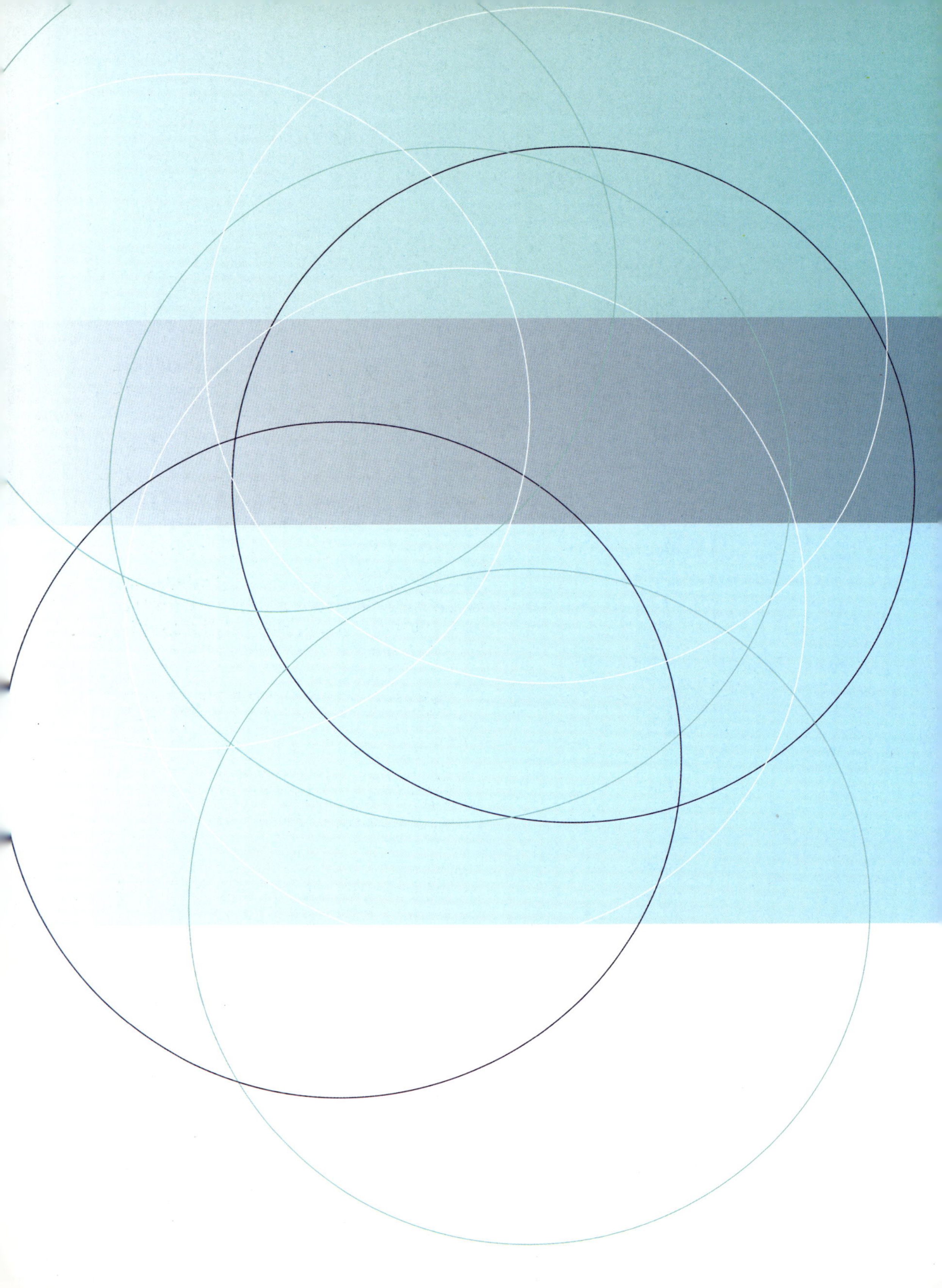

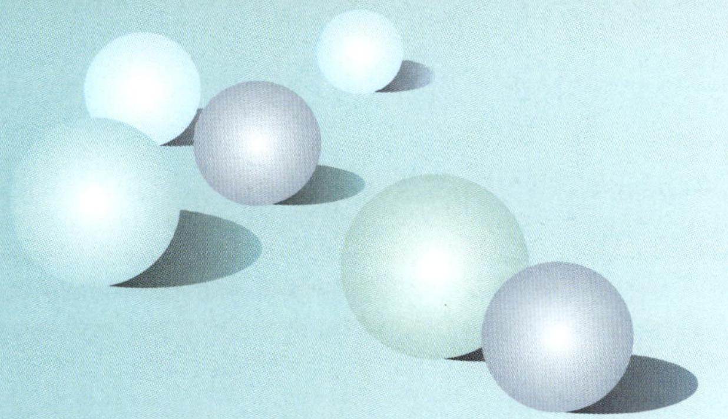

A

ABCÈS, FURONCLE

AGIR VITE

Un abcès (collection de pus dans une cavité naturelle ou provoquée), un furoncle (cas particulier d'abcès de la peau organisé autour d'un poil et de la glande attenante, dû au microbe staphylocoque doré) peuvent se soigner par l'homéopathie à condition d'agir vite, surtout chez l'enfant.

Traitement général

Début d'abcès

- Si la peau est rosée,
  APIS MELLIFICA 9 CH,
  3 granules trois fois par jour, jusqu'à guérison.

- Si la peau est rouge,
  BELLADONNA 9 CH,
  3 granules trois fois par jour, jusqu'à guérison.

Abcès constitué

HEPAR SULFURIS CALCAREUM 3 DH TRITURATION,
1 dose-poudre trois fois par jour.

Abcès traînant

SILICEA 9 CH,
3 granules trois fois par jour, jusqu'à guérison.

Traitement local

CALENDULA T.M.,
25 gouttes sur une compresse laissée en permanence et fréquemment renouvelée (que l'abcès soit fermé ou ouvert).

Ne jamais presser sur un abcès ou un furoncle. S'il le juge nécessaire, le médecin l'incisera pour faire sortir la collection purulente.

Les cas particuliers

En cas de furoncle de la face, consulter d'emblée, sans essayer le traitement ci-dessus.
En cas de furoncles à répétition, consulter un homéopathe pour un traitement de fond.

VOIR AUSSI ANTHRAX, BOUCHE (ABCÈS DES GENCIVES), DENTS (ABCÈS DENTAIRE), OSTÉOMYÉLITE, PAUPIÈRES (ORGELET), PHLEGMON, VACCINATION.

ABDOMEN

VOIR VENTRE.

ABEILLE (PIQÛRE D')

VOIR MORSURES ET PIQÛRES D'ANIMAUX.

ABSENCES

VOIR ÉPILEPSIE.

ABUS SEXUELS

VOIR MALTRAITANCE, SEXUELS (PROBLÈMES).

ACCIDENTS

De nombreux dangers guettent les enfants, aussi bien à l'intérieur qu'à l'extérieur de la maison. Tout en évitant de déclencher ou d'entretenir une sorte de paranoïa, il faut les protéger mais aussi leur inculquer une méfiance raisonnable et la notion de comportements à risque, leur montrer que des événements soudains et nuisibles à leur santé peuvent survenir et dans quelles circonstances, leur apprendre à vivre normalement avec et malgré les dangers potentiels. Ils doivent comprendre qu'un accident se produit au point de rencontre de plusieurs facteurs, dont au moins le hasard et la négligence, d'où l'importance de la prévention. En attendant qu'ils soient en mesure de la prendre en charge eux-mêmes, de manière naturelle, les parents doivent veiller à leur sécurité.

Parmi les recommandations les plus importantes

Couchage

- Coucher les bébés *sur le dos*, sur un matelas ferme, bien adapté à la largeur du lit.
- Utiliser un surpyjama ou une turbulette, éviter la couette et les couvertures.

Bain

- Mettre un tapis antidérapant au fond de la baignoire.

Surveillance

- Ne pas laisser le bébé seul sur une table à langer, une chaise haute, dans le bain, sur un lit sans barreaux, sur un canapé.
- Ne pas laisser le bébé avec d'autres enfants en bas âge, ni seul avec des animaux.
- Ne pas laisser le bébé seul dans une voiture au soleil.

Déplacements dans la maison

- Protéger l'accès aux escaliers, balcons, fenêtres, les bords d'une piscine, etc., avec une barrière difficile à franchir.
- L'intervalle entre les barreaux d'un escalier ou d'un balcon doit mesurer moins de 10 cm.
- Se méfier des chaises laissées près des fenêtres. Ne pas laisser de fenêtre ouverte avant que l'enfant puisse en comprendre le danger.
- Munir les portes automatiques (entrée d'immeuble, garage) d'une sécurité.

Toxiques

- Mettre hors de portée des enfants les médicaments, les produits cosmétiques, les shampooings, les savons, les alcools, les produits ménagers, les poisons.
- Ne pas posséder de plantes toxiques (à cet égard, il est prudent de se documenter au préalable).
- Ne jamais transvaser un produit dans une bouteille non étiquetée ou ne correspondant pas à la nature du produit.

Appareils et ustensiles

- Se méfier du chauffage des biberons au four à micro-ondes ; le biberon peut être froid alors que le contenu est bouillant. Pour vérifier la température, verser quelques gouttes de lait sur l'intérieur de l'avant-bras avant de présenter le biberon à l'enfant.
- Ne jamais laisser les queues de casserole, les allumettes et briquets à portée des petites mains. Faire attention également aux plaques de cuisson et à la porte du four.
- Empêcher l'accès aux appareils de chauffage et cheminées.
- Protéger les prises électriques.
- Placer les perceuses, les scies, les outils agricoles, les appareils électriques, les couteaux, les ciseaux, les outils coupants ou contondants, les piles électriques et les petits objets de toutes sortes hors de portée.
- Rendre les armes à feu inaccessibles.

À l'extérieur de la maison

- Circuler en voiture avec l'enfant installé sur un siège adapté.
- Boucler les dispositifs de retenue et les ceintures de sécurité, à l'arrière comme à l'avant.
- Il est interdit par le code de la route de transporter des enfants de moins de 10 ans aux places avant de tous les véhicules, sauf si l'enfant est installé dos à la route, dans un siège prévu à cet usage, ou s'il y a impossibilité de procéder autrement.
- Montrer dès que possible à l'enfant les dangers de la circulation automobile, lui

apprendre à traverser les rues, l'aider à acquérir les principes de base du code de la route.
- Lui apprendre à se méfier des personnes inconnues, des animaux en liberté, des fruits sauvages.

VOIR AUSSI ASPHYXIE, BLESSURES, EMPOISONNEMENT, MORT SUBITE DU NOURRISSON.

ACÉTONE

UNE ODEUR DE POMME REINETTE

L'acétone apparaît chez l'enfant qui a épuisé les réserves de sucre de son organisme ; il s'est trop fatigué, a sauté un repas ou est en train de débuter une maladie fébrile. Il puise alors dans ses réserves de graisse, et le sous-produit de ce recours exceptionnel est l'acétone, avec son odeur caractéristique de « pomme reinette », imprégnant l'haleine de l'enfant.
L'analyse des urines confirme la présence d'acétone (parfois c'est seulement une découverte au cours d'un examen demandé à titre systématique par le médecin qui révélera le trouble).

Il faut calmer les **vomissements** (**VOIR CE MOT**) s'il y en a, donner de l'eau sucrée et

SENNA 9 CH,
3 granules toutes les heures,
jusqu'à amélioration.

Éventuellement soigner la cause infectieuse, la diarrhée en cours.

En elle-même, la crise d'acétone n'est pas grave. L'enfant récupérera complètement.

Crises à répétition

En cas de crises à répétition, consulter un médecin homéopathe qui prescrira, selon les cas,

LYCOPODIUM CLAVATUM,
PHOSPHORUS,
SEPIA OFFICINALIS.

Diabète

Dans quelques cas, l'odeur acétonique de l'haleine est le témoin d'un **diabète** (**VOIR CE MOT**) latent. Il est souhaitable, à l'occasion d'une première crise d'acétone, de faire rechercher le sucre dans les urines.

ACNÉ

Acné du nouveau-né

Il s'agit d'une simple inflammation sous forme de petits boutons rouges à tête blanche qui siègent sur les joues et les ailes du nez.
Cette manifestation cutanée fait partie de la **crise génitale du nourrisson** (**VOIR CE MOT**).

Faire prendre au bébé :

MEZEREUM 9 CH,
3 granules matin et soir,
pendant quelques jours.

On peut donner des granules à un nouveau-né ; il suffit de les réduire en poudre, à travers un linge propre, à l'aide d'un rouleau à pâtisserie.

Acné de l'adolescent

Infection des glandes sébacées (productrices de sébum, une substance grasse indispensable à la protection du revêtement cutané), l'acné survient dans la période prépubertaire ou pubertaire, et siège spécialement sur la figure, les épaules, le dos.
Les antibiotiques « nettoient » de façon spectaculaire la peau, mais n'agissent pas sur les composantes circulatoires, hormonales et nerveuses de l'affection, et on assiste à une rechute spectaculaire dès l'arrêt du traitement. L'homéopathie a une action plus lente mais plus certaine.

Traitement général

Pour un cas simple et récent, on peut essayer 3 granules trois fois par jour du médicament choisi, jusqu'à disparition des boutons ;

- **Points noirs, encore appelés « comédons » (témoins de l'oxydation du sébum)**
  SELENIUM 9 CH.

- Pustules (boutons enflammés, témoins de la surinfection microbienne)
  KALIUM BROMATUM 9 CH.
- Pustules entourées d'une aréole rouge
  RHUS TOXICODENDRON 9 CH.
- Kystes (apparaissant lorsque les glandes sébacées augmentent de volume)
  SILICEA 9 CH.
- Cicatrices violettes
  ANTIMONIUM TARTARICUM 9 CH.

Pour un cas traînant ou particulièrement important, consulter un médecin homéopathe, qui établira un traitement de fond adapté au terrain particulier de l'adolescent. Il faudra être patient.

Traitement local

Utiliser un savon surgras et de la pommade au **CALENDULA** pour les lésions particulièrement infectées.
Parfois, il faudra recourir à un traitement mécanique (abrasion, neige carbonique) appliqué par un spécialiste.

Prévention

S'il est difficile d'éviter l'acné au moment de l'adolescence, il faut cependant la traiter avec des moyens inoffensifs et efficaces, l'homéopathie principalement. Il s'agit là d'une forme de prévention des complications liées aux traitements allopathiques et de leurs effets secondaires souvent importants. Il existe cependant des acnés sévères pour lesquelles ces traitements sont nécessaires.

ADÉNITE, ADÉNOPATHIE

Inflammation des ganglions.
VOIR **GANGLIONS.**

ADÉNOÏDITE

Inflammation des végétations adénoïdes.
VOIR **VÉGÉTATIONS.**

ADOLESCENCE

VOIR **PUBERTÉ.**

Adoption

Beaucoup de tendresse et quelques granules

Avant d'être choyé par ses nouveaux parents, l'enfant adopté a subi divers traumatismes affectifs et parfois plusieurs changements de milieu nourricier. Il a un important besoin qu'on s'occupe de lui. Rien ne peut remplacer l'amour qu'on lui prodiguera et dont il a manqué jusqu'à sa nouvelle vie. Malgré tout, un traitement à base de :

PULSATILLA 9 CH,
3 granules trois fois par jour, pendant 2 à 3 mois (en commençant dès son arrivée)

l'aidera à surmonter son handicap, à rattraper son retard affectif. Ce traitement est valable quel que soit l'âge de l'enfant.

Informer l'enfant dès que possible

Si l'enfant a été adopté en très bas âge, il ne sera pas d'emblée conscient de sa situation. Il faut l'en informer dès que possible ; vers 4 ou 5 ans, il est en âge de comprendre. Il faut le faire progressivement, avec tact et amour, sans critiquer ses parents naturels, même si ceux-ci l'ont abandonné. L'adoption ne doit pas être cachée, sinon quelqu'un de l'entourage (croyant bien faire ?) se chargera de parler.

AÉROPHAGIE

VOIR **ÉRUCTATIONS.**

AGITÉ

VOIR **COMPORTEMENT (HYPERACTIF).**

AGRESSIF

VOIR COMPORTEMENT.

ALBUMINURIE

VOIR NÉPHRITE, NÉPHROSE LIPOÏDIQUE, URINAIRE (INFECTION).

ALCOOL

PAS D'ALCOOL, MÊME CLANDESTIN

Voilà une évidence qu'il n'est pas inutile de rappeler. Il ne viendrait, bien sûr, à personne l'idée de faire boire régulièrement ou de façon massive de l'alcool aux enfants, mais il vaut mieux se méfier des entrées clandestines.

- La maman ne doit pas boire d'alcool pendant la grossesse, ne pas désinfecter ses mamelons à l'alcool avant la tétée.
- Chez le nourrisson, se méfier des médicaments, même s'ils sont homéopathiques, sous forme de gouttes, car ils contiennent toujours un peu d'alcool à 30°, qui les maintient stériles.
- Chez l'enfant plus grand, ne pas autoriser l'absorption, même minime, d'alcool (pas d'eau coupée de vin), qui peut avoir pour conséquence de préparer le futur adolescent à une plus grande consommation.

L'alcoolisme fœtal

La consommation d'alcool pendant la grossesse entraîne, si elle est importante et régulière, ce que les médecins appellent le *syndrome d'alcoolisme fœtal*, sous forme de malformations congénitales et de retard de développement du futur bébé. L'alcool absorbé par la femme enceinte traverse rapidement le placenta. On retrouve d'ailleurs dans le sang du fœtus une concentration d'alcool équivalente à celle observée chez la mère. Le cerveau et le système nerveux de l'enfant à naître sont particulièrement sensibles à cette exposition prénatale. La conclusion est facile à tirer : l'alcool est purement et simplement à proscrire pendant la grossesse.

L'alcoolisme juvénile

L'alcoolisme juvénile est de plus en plus répandu et frappe tous les milieux. La prévention passe par l'éducation et l'exemple. Il ne faut pas hésiter à discuter des méfaits de l'alcool. Les adolescents doivent savoir que l'alcool n'est pas indispensable ; que si l'on boit à l'âge adulte pour des raisons de convivialité, ce doit être lentement et de façon modérée ; que certaines personnes boivent pour le plaisir mais que d'autres s'accrochent à l'alcool parce que celui-ci constitue pour elles un médicament contre l'angoisse. Ils courent donc le risque de devenir, comme elles, dépendants.

Les adolescents se laissent d'autant plus facilement entraîner sur la dangereuse pente qu'à leur âge on est sensible à « l'effet de gang ». Des pensées telles que « Je bois parce que tout le monde boit » ou encore « Quand on fait la fête, c'est normal de boire jusqu'à ce qu'on soit *pété* » sont au minimum à commenter et, surtout, à combattre.

L'homéopathie a son rôle à jouer en aidant à lutter contre l'anxiété, la timidité, le malaise corporel et affectif des adolescents, et contre toutes les causes qui peuvent les amener à se laisser tenter par l'alcool-médicament.

ALIMENTATION DU NOURRISSON ET DU JEUNE ENFANT

PLUS DE FAMINE À LA NAISSANCE !

Il faut donner au bébé sa première tétée peu après sa venue au monde (dès que les soins sont terminés). On n'attend plus le lendemain, avec seulement de l'eau sucrée, comme on le faisait autrefois. Cela permet de déclencher au plus vite le réflexe de succion que l'enfant possède naturellement et, chez la maman, la sécrétion lactée.

Le premier lait à faire son apparition au niveau du mamelon, le colostrum, est un liquide très riche et parfaitement adapté aux besoins du nouveau-né. Le lait définitif ne viendra que le 4e jour.

LE SEIN CHAQUE FOIS QUE C'EST POSSIBLE

L'homéopathe recommande, sauf impossibilité absolue, l'allaitement maternel.

Le bébé est déjà préparé à digérer cet aliment biologique qui contient, en qualité et en quantité équilibrées, tout ce qui est indispensable à un développement harmonieux et à une défense efficace contre les infections gastro-intestinales et respiratoires, l'**atopie** (**VOIR CE MOT**), l'allergie : sucres, protéines, graisses, oligoéléments, vitamines, anticorps. De nombreuses études scientifiques ont également montré que les adultes atteints de diabète insulinodépendant n'ont pas été allaités au sein ou l'ont été pendant moins longtemps que les sujets témoins non diabétiques.

De plus, le lait maternel est toujours prêt et à la température idéale. Il privilégie le contact intime, charnel, mère/enfant, ce qui donne au bébé un sentiment de sécurité et laisse à sa maman des souvenirs inoubliables. Si cela est possible, elle doit, pendant les premiers mois, renoncer à son travail et se consacrer aux joies de la maternité. En outre, des recherches récentes semblent montrer qu'il y a moins d'obésité chez les enfants qui ont été nourris au sein.

Le nombre de tétées dépendra du rythme de la faim chez le bébé. Il n'y a donc pas lieu de prévoir des heures précises, le bébé fixera lui-même la quantité qui lui est nécessaire. On donnera les deux mamelons à chaque tétée au début de l'allaitement, puis dès que celui-ci est bien installé, on videra un sein à chaque tétée.

LES AUTRES LAITS

Le lait de vache (coupé d'eau et de sucre) ou, mieux, le lait industriel (actuellement très au point et très proche du lait maternel) seront réservés aux cas où l'alimentation naturelle est impossible (maladie grave ou décès de la mère, cas sociaux) ou en complément si le lait maternel est insuffisant. Ils auront également leur rôle à jouer lors de l'introduction des farines (**VOIR PLUS LOIN**).

Ne pas oublier de rincer soigneusement le biberon à l'eau bouillie après utilisation des produits modernes de nettoyage.

Les incidents de la tétée

En cas d'incidents liés à l'allaitement (quel qu'en soit le type) :

- **Diarrhée par le lait**
  VOIR DIARRHÉE.
- **Estomac gonflé après la tétée**
  CARBO VEGETABILIS 9 CH,
  3 granules immédiatement après la tétée.
- **Éternuements pendant la tétée**
  NUX VOMICA 9 CH,
  3 granules au moment des éternuements.
- **Gloutonnerie, le bébé tète trop précipitamment**
  ANTIMONIUM CRUDUM 9 CH,
  3 granules quelques minutes avant de le nourrir.
- **Hoquet après la tétée**
  VOIR HOQUET.

L'HYGIÈNE DE VIE DE LA MAMAN QUI ALLAITE

Voici les principaux produits qui passent dans le lait maternel : alcool, nicotine, oxyde de carbone (de la cigarette) et de nombreux médicaments allopathiques (antibiotiques, sulfamides, laxatifs, produits à base d'iode, antiparasitaires, hypnotiques, tranquillisants, antidépresseurs, aspirine, diurétiques, hormones). Les produits inhalés (peinture, pesticides) passent aussi. En résumé, il faut manger sain, boire de l'eau, ne pas fumer et se soigner à l'homéopathie.

L'ALIMENTATION VÉGÉTARIENNE

Les régimes végétariens (sans viande) ou végétaliens (sans aucun aliment d'origine animale, c'est-à-dire sans lait, sans beurre, sans œufs, sans poisson) sont trop pauvres pour les enfants. Ils provoquent des carences (spécialement en vitamines et en oligoéléments, et parfois en protéines), d'où certains retards de croissance, parfois des anémies, des déformations osseuses (rachitisme).

- Intolérance (ou en tout cas mauvaise digestion) au lait de vache ou au lait industriel
AETHUSA CYNAPIUM 9 CH,
3 granules trois fois par jour pendant toute la période de l'allaitement.
- Nez bouché pendant la tétée, rendant celle-ci pénible
NUX VOMICA 9 CH,
3 granules quelques minutes avant de le nourrir.
- Pleurs après la tétée (il semble avoir mal au ventre)
NUX VOMICA 9 CH,
3 granules au moment où il pleure.
- Régurgitation de lait
AETHUSA CYNAPIUM 9 CH,
3 granules quelques minutes avant de nourrir le bébé.
- Refus de téter
CALCAREA PHOSPHORICA 9 CH,
3 granules au moment où il refuse.
- Rot lent à venir après la tétée
NUX VOMICA 9 CH,
3 granules après la tétée.
- Rots trop abondants
ARGENTUM NITRICUM 9 CH,
3 granules trois fois par jour.
- Somnolence pendant la tétée
OPIUM 9 CH,
3 granules trois fois par jour.
- Transpiration de la tête pendant la tétée
CALCAREA CARBONICA 9 CH,
3 granules trois fois par jour.
- Rejets habituels de lait après la tétée
AETHUSA CYNAPIUM 9 CH,
3 granules avant chaque tétée.

Ne pas avoir peur de glisser 3 granules dans la bouche d'un nouveau-né ; ils fondront aisément sans qu'il s'étouffe. Bien sûr, on peut les écraser au rouleau à pâtisserie, à travers un linge propre.

Le sevrage et le passage à l'alimentation différenciée

Le mieux est le passage progressif du sein au biberon (avec un lait deuxième âge) à partir du 4e mois.
On complète chaque tétée au sein plutôt que de remplacer une tétée par un biberon. Les farines (premier âge d'abord, puis deuxième âge à partir du 6e mois lorsque le pancréas fonctionne normalement) épaissiront peu à peu le lait du biberon.
De même, les légumes seront introduits à partir du 4e mois (d'abord sous forme de bouillon), sauf les farineux et les épinards qui ne prendront place dans les repas qu'à partir du 6e mois. Les fruits peuvent être introduits à partir du 4e mois.
Les fromages, les viandes, les jaunes d'œuf, les poissons seront donnés à partir du 5e mois.
À 1 an, le lait de vache et les œufs entiers sont permis.
À 18 mois, les graisses cuites peuvent être consommées. À cette période, l'alimentation est devenue semblable à celle de l'adulte, à quelques exceptions près, dont l'alcool et le café...

VOIR AUSSI **ALLERGIE.**

ALLAITEMENT

VOIR ALIMENTATION DU NOURRISSON ET DU JEUNE ENFANT.

ALLERGIE

La fréquence des maladies allergiques augmente régulièrement. Au cours des trente dernières années, le nombre d'enfants asthmatiques a été multiplié par quatre.

QU'EST-CE QUE L'ALLERGIE ?

L'allergie peut être définie comme une réaction excessive (et pénible) de l'organisme après inhalation, ingestion, contact sur la peau, injection d'une substance à laquelle il est hypersensible.

La réaction entre l'agent extérieur (l'« allergène ») et l'organisme (le « terrain ») peut provoquer diverses maladies, notamment au niveau de la peau (urticaire, eczéma, prurigo, œdème de Quincke) et des muqueuses (asthme, rhume allergique, rhume des foins, certaines toux, certains symptômes gastro-intestinaux, etc.). On y rattache également les migraines. Il y a deux moyens principaux de guérir l'allergie ; éradiquer l'agent responsable, modifier le terrain.

ÉRADIQUER L'AGENT RESPONSABLE

Pour cela, il faut d'abord déterminer la nature de l'allergène et l'importance de la maladie, d'où les tests cutanés et certains examens de laboratoire que l'on fait à partir du sang de l'allergique (dosage des immunoglobulines E, test de transformation lymphoblastique, test de dégranulation des basophiles).

Lorsqu'on a la notion de sensibilisation à des substances faciles à éliminer (une plante, les plumes de la literie), il est possible d'obtenir une amélioration en prenant quelques décisions simples. Mais l'animal familier, dont les poils peuvent être nocifs pour l'enfant allergique, pose des problèmes psychologiques délicats, qu'il faut savoir, dans les cas sérieux, résoudre par l'éloignement sans pitié de l'animal.

La poussière de maison (même si l'habitation est bien tenue) n'est jamais complètement absente.
On veillera cependant à :
- enlever moquettes et tapis ;
- avoir, autant que possible, des sols vernis ou carrelés ;
- préférer l'aspirateur au balai ;
- ne mettre dans la chambre de l'enfant que les meubles indispensables ;
- y supprimer les rideaux et les tableaux ;
- éviter les jouets en peluche.

Toutes ces mesures doivent être prises dans le calme, fermement, mais sans peur obsessionnelle de l'allergène, spécialement en cas d'atteinte respiratoire.

Quant à l'allergie alimentaire, elle concerne principalement le blanc d'œuf (36 % des cas d'allergie alimentaire), l'arachide (24 %), les protéines du lait de vache (8 %), la moutarde (6 %), le poisson (4 %). Il existe également des allergies aux crustacés, aux céréales, aux petits pois, aux lentilles, au soja, aux fruits, aux noisettes, aux noix de cajou, au kiwi, et même à la viande, etc.

L'allergie à l'œuf est certainement l'une des plus difficiles à repérer. Des traces de blanc d'œuf peuvent suffire à déclencher une réaction majeure chez certains enfants.

L'allergie aux protéines du lait de vache (caséine, lactoglobuline et lactalbumine) se produit surtout chez le nourrisson. Elle explique certaines crises digestives (vomissements, diarrhées aiguës). Dans son aspect chronique, sous forme d'épisodes de gastro-entérite ou de colite, elle est plus difficile à repérer. L'arrêt de la prise de poids et parfois de la taille doivent alerter.

L'allergie alimentaire est en constante augmentation, sans doute à cause de l'introduction de nouveaux aliments d'origine industrielle. En outre, les insuffisances de l'étiquetage rendent certaines évictions difficiles. C'est par exemple le cas pour l'huile d'arachide, qui se cache souvent derrière l'appellation « huile végétale ». En raison de son faible coût, son utilisation est maintenant très développée dans le domaine agroalimentaire. Il est souhaitable que la loi change sur ce point.

MODIFIER LE TERRAIN ALLERGIQUE

Il faut obtenir une modification de l'organisme telle que celui-ci ne soit plus sensible à l'allergène en cause. Classiquement, cela se fait par la technique de la désensibilisation, avec des dilutions progressivement croissantes de l'agent responsable. On utilise la voie sublinguale, légèrement moins efficace que la voie sous-cutanée mais dont la tolérance est nettement meilleure. Cette méthode a des succès mais aussi des échecs : on parvient à supprimer la sensibilité à un allergène précis (désensibilisation spécifique), mais un autre peut prendre le relais ; le terrain allergique dans son ensemble n'a pas été vraiment modifié. On peut avantageusement remplacer la désensibilisation par un traitement homéopathique (conduit par un médecin), tout aussi efficace et moins astreignant.

Prévention

On ne peut rien contre la prédisposition génétique, mais le développement de l'allergie est également en rapport avec des facteurs environnementaux sur lesquels il est possible d'agir. Les médecins pensent actuellement que les enfants qui font des infections ORL répétées au début de leur vie ont moins de risque de développer par la suite des manifestations allergiques.

VOIR AUSSI ANIMAL FAMILIER, ASTHME, ATOPIE, BRONCHITE, ECZÉMA, ÉRYTHÈME FESSIER DU NOURRISSON, LÈVRES, OTITE, PRURIGO STROPHULUS, RHUME DES FOINS, SINUSITE, SOLEIL, TOUX, URTICAIRE, YEUX.

ALOPÉCIE

VOIR CHEVEUX.

ALTITUDE

VOIR MONTAGNE.

AMAIGRISSEMENT

VOIR MAIGREUR.

AMOUR (BESOIN D')

VOIR COMPORTEMENT.

AMPOULE

VOIR BLESSURES.

AMYGDALES, AMYGDALITE

VOIR ANGINE.

ANÉMIE

UNE PÂLEUR ANORMALE

L'anémie est la diminution du nombre des globules rouges dans le sang ou la baisse de leur teneur en hémoglobine (pigment transporteur d'oxygène).
La pâleur en est le premier symptôme, celui qui donne l'alerte. Non seulement la peau est décolorée, mais également les muqueuses (en particulier sous les paupières). Fatigue et essoufflement accompagnent cette pâleur.

Les causes sont multiples, mais il y en a trois principales :
- manque de fabrication des globules rouges (par carences diverses, notamment en fer) ;
- destruction des globules rouges ;
- pertes sanguines (hémorragies).

L'homéopathie : complément de l'allopathie

Seul un médecin peut établir un diagnostic précis à l'aide d'examens sanguins et mettre en route le traitement approprié. La plupart du temps, les médicaments classiques (fer, vitamine B12, voire transfusion) sont indispensables pour reconstituer le fonds permanent de globules rouges et redonner le tonus nécessaire. Les conseils ci-dessous ne remplacent pas la prise de médicaments à dose pondérable (en particulier ceux qui contiennent du fer) si le médecin l'estime nécessaire. L'homéopathie sera un traitement d'appoint pour fixer le résultat obtenu. En attendant la consultation ou dans un cas peu grave, donner à l'enfant 3 granules trois fois par jour jusqu'à amélioration de l'un des médicaments suivants, en fonction des symptômes d'accompagnement.

- Pâleur cireuse
  ACETICUM ACIDUM 9 CH.
- Couleur jaune-verdâtre de la peau
  FERRUM METALLICUM 9 CH.
- Bouffées de chaleur
  FERRUM METALLICUM 9 CH.
- Maux de tête
  CALCAREA PHOSPHORICA 9 CH.
- Rate augmentée de volume
  CEANOTHUS AMERICANUS 9 CH.
- Fatigue
  CHINA RUBRA 9 CH.
- Amaigrissement
  NATRUM MURIATICUM 9 CH.
- Sérieuse atteinte de l'état général
  ARSENICUM ALBUM 9 CH.
- Carence en fer
  FERRUM METALLICUM 9 CH.
- Après une hémorragie
  CHINA RUBRA 9 CH.
- Après une forte poussée de croissance
  CALCAREA PHOSPHORICA 9 CH.
- Au cours d'une maladie auto-immune
  NATRUM MURIATICUM 9 CH.

Prévention

À l'âge de 10 mois, 18 % des enfants ont une carence en fer, et à 2 ans, ils sont près de 50 %. Ce n'est pas la pâleur de la peau qui doit alerter (et donc pousser à consulter) mais celle des muqueuses (lèvres, langue, face cachée de la paupière inférieure) qui est plus précoce.

VOIR AUSSI **HÉMORRAGIES.**

ANGINE, AMYGDALITE

LES DEUX ÉCUEILS : PAS ASSEZ OU TROP SOIGNER

L'angine est rare avant l'âge de 3 ans. Elle est due à un microbe (pneumocoque, staphylocoque et surtout streptocoque) ou à un virus (une fois sur deux). Les amygdales sont enflées et rouges, ou bien rouges avec des points blanchâtres. Il peut y avoir des douleurs de gorge empêchant d'avaler (mais ce n'est pas fréquent chez l'enfant), des ganglions, des vomissements, des douleurs abdominales trompeuses. La fièvre est élevée.

Lorsqu'il s'agit de soigner une angine aiguë, on est pris entre deux écueils :

- mal soigner en se contentant de produits simples « pour la gorge » et laisser la porte ouverte aux complications (phlegmon, néphrite, rhumatisme articulaire aigu) ;
- trop soigner avec des antibiotiques à titre systématique, alors qu'une angine sur deux est virale et ne répond pas à ce traitement et que, parmi les microbes, seuls certains types de streptocoques sont susceptibles d'entraîner des complications.

L'homéopathie est-elle suffisante ?

Ceux qui ne « croient » pas à l'homéopathie ou ne savent pas bien la manier ont peur de s'en servir pour traiter une angine. Dans la plupart des cas, elle est la réponse suffisante, à condition qu'elle soit appliquée avec prudence et de préférence sur avis médical. Il faut en effet que le traitement choisi corresponde exactement au cas. On peut alors être certain qu'il n'y aura aucune complication.

En cas d'impossibilité absolue d'avoir les conseils d'un médecin, soigner l'angine aiguë de la manière suivante (et, bien entendu, sans attendre).

- Angine d'aspect rouge brillant
  BELLADONNA 9 CH,
  MERCURIUS SOLUBILIS 9 CH,
  3 granules de chaque trois fois par jour, jusqu'à guérison.

- **Angine d'aspect rouge sombre**
  PHYTOLACCA DECANDRA 9 CH,
  3 granules trois fois par jour.
- **Angine rosée avec muqueuse translucide, œdématiée**
  APIS MELLIFICA 9 CH,
  3 granules trois fois par jour.
- **Angine avec gorge recouverte de petites vésicules**
  RHUS TOXICODENDRON 9 CH,
  3 granules trois fois par jour.
- **Angine avec gorge recouverte de grosses vésicules**
  CANTHARIS 9 CH,
  3 granules trois fois par jour.
- **Angine avec douleurs irradiées aux oreilles ou à la nuque**
  PHYTOLACCA DECANDRA 9 CH,
  3 granules trois fois par jour.
- **Angine à points blancs**
  MERCURIUS SOLUBILIS 9 CH,
  3 granules trois fois par jour.
- **Douleurs de gorge quand le temps est humide**
  DULCAMARA 9 CH,
  3 granules trois fois par jour.
- **Violentes douleurs avec ulcérations de la gorge**
  MERCURIUS CORROSIVUS 9 CH,
  3 granules trois fois par jour.
- **Amygdale gauche seule touchée**
  LACHESIS MUTUS 9 CH,
  3 granules trois fois par jour, à ajouter au traitement sélectionné ci-dessus.
- **Amygdale droite seule touchée**
  LYCOPODIUM CLAVATUM 9 CH,
  3 granules trois fois par jour, à ajouter au traitement sélectionné ci-dessus.
- **Menace de phlegmon**
  HEPAR SULFURIS CALCAREUM 9 CH,
  3 granules trois fois par jour, à ajouter au traitement sélectionné ci-dessus.

On peut faire un traitement local par gargarismes avec

CALENDULA T.M.
PHYTOLACCA T.M. } **AA Q.S.P. 15 ML,**
25 gouttes dans un bol d'eau tiède bouillie, deux ou trois fois par jour chez le grand enfant.

Il n'y a pas lieu de s'inquiéter si l'enfant avale un peu de liquide.

Pour les angines à répétition, le médecin établira un traitement homéopathique de fond en fonction du terrain particulier.

En attendant la consultation, on peut donner à l'enfant :

BARYTA CARBONICA 9 CH,
3 granules trois fois par jour.

LES AMYGDALES : DES CHIENS DE GARDE

Les amygdales ne doivent pas être considérées comme de petites masses rondes et inutiles au fond de la gorge. Elles jouent un rôle dans la lutte contre l'infection. Ce sont les chiens de garde des voies aériennes supérieures. Sauf cas particulier, il vaut mieux ne pas les faire enlever chirurgicalement, ni en cas d'angines à répétition, ni sur la simple constatation qu'elles sont grosses ou pleines de trous (amygdales cryptiques). Si on le faisait, on ne guérirait pas pour autant la tendance de l'organisme à avoir des infections à répétition. Celles-ci se manifesteraient ailleurs : on n'aurait fait que déplacer le problème.
Si les amygdales sont très grosses, il faut temporiser avec un traitement homéopathique. À mesure que l'enfant grandira, ses amygdales, tout en restant à leur volume initial, prendront de moins en moins de place dans sa gorge.

Prévention

La prévention des angines à répétition passe par un traitement de fond à faire établir par un médecin homéopathe.

VOIR AUSSI **DIPHTÉRIE, PHLEGMON.**

ANGIOME

DES CAPILLAIRES DILATÉS

Il s'agit de vaisseaux capillaires dilatés en un point quelconque de la peau, formant des taches rouges ou violacées :

- soit sous forme de taches sans relief, dites « angiomes plans » ou (peu gentiment) « taches de vin » ; elles sont de dimensions variables et présentes dès la naissance ;
- soit sous forme de petites framboises surélevées, dites « angiomes tubéreux », qui apparaissent après la naissance.

Éviter le geste local

Il faut éviter les interventions chirurgicales ou la neige carbonique qui laissent des cicatrices alors que beaucoup de ces angiomes, lorsqu'ils sont de taille modeste, régressent spontanément (après le 6e mois).

Pour hâter le processus, donner à l'enfant :

CALCAREA CARBONICA 9 CH,
3 granules trois fois par jour,
10 jours par mois, jusqu'à disparition.

Il n'y a que les angiomes importants d'emblée qui nécessitent une consultation. Dans ce cas, ajouter aux conseils donnés par le médecin :

CROTALUS HORRIDUS 5 CH,
3 granules trois fois par jour, tous les jours, jusqu'à disparition (plusieurs mois seront nécessaires).

ANGOISSE

VOIR **NERVOSITÉ.**

ANIMAL FAMILIER

Les incidents

Quelques incidents peuvent survenir avec les animaux :

- des problèmes d'**allergie** (VOIR CE MOT) aux poils de chien, de chat, de cobaye ; c'est le seul cas où il vaut mieux ne pas avoir d'animal chez soi ;
- éventuellement une morsure ou une griffure (VOIR **Griffes du chat, Morsures et piqûres d'animaux**) ;
- si l'enfant a peur de l'animal, VOIR **Peurs** ;
- si l'enfant est cruel avec l'animal familier, lui donner :

  MERCURIUS SOLUBILIS 9 CH,
  3 granules trois fois par jour,
  pendant quelques semaines.

En cas de décès d'un animal familier, il peut être utile de consulter la rubrique **Dépression nerveuse** (deuil).

UN MEMBRE DE LA FAMILLE

Faire plaisir aux enfants... Quel beau motif pour accueillir un animal au sein de la famille. Avec lui, c'est la nature, parfois un regain d'affectivité et de sécurité qui entrent dans la maison. L'animal familier est un compagnon de jeu idéal, surtout le chien. Presque toujours bien disposé envers l'enfant, proche de lui par la taille, il contribue à son équilibre et à son éducation. Sa présence est souhaitable chaque fois que le mode de vie familial le permet et si tout le monde est d'accord.

ANOREXIE MENTALE

MAIGRE ET BRILLANTE

« Anorexie » est le nom scientifique utilisé par les médecins pour désigner le manque d'**appétit** (VOIR CE MOT). L'anorexie mentale en est un cas très particulier. La forme la plus habituelle est celle qui survient parfois chez la jeune fille d'un niveau intellectuel brillant, surtout vers 16 ou 17 ans. Exceptionnellement, on la rencontrera chez le nourrisson, le grand enfant, l'adolescent de sexe masculin, voire la jeune femme adulte.

PAS D'APPÉTIT, PAS DE RÈGLES

L'anorexie consiste en :

- une restriction progressive de l'alimentation (en l'absence de maladie organique pouvant l'expliquer), cachée aussi longtemps que possible, et pour laquelle l'adolescente fournit des explications « logiques » (lutte contre la cellulite, nécessité de maigrir), même si ces raisons ne sont pas justifiées ; si on la force à manger, elle se fait vomir en cachette ; en fait, la perte d'appétit ne survient que secondairement, il s'agit avant tout d'un refus volontaire de s'alimenter ;
- un amaigrissement, qui, après un certain temps, peut prendre un aspect inquiétant, impressionnant ; une perte d'un tiers du poids est possible et peut atteindre dans les cas dramatiques 50 % (alors qu'au départ de l'affection le poids était normal ou à peu près normal) ;
- un arrêt des règles, qui est constant ;
- une baisse de la tension artérielle, de la température corporelle ;
- des troubles digestifs (langue chargée, haleine fétide, constipation) ;
- la peau se ride, les ongles, les cheveux deviennent cassants, les dents se carient ;
- l'activité intellectuelle est conservée, les études sont généralement poursuivies ;
- et, surtout, la jeune fille ne se plaint de rien et n'a pas envie de consulter.

Rechercher le conflit

L'adolescente qui se réfugie dans l'anorexie mentale a des problèmes avec l'image de son corps. Elle refuse sa féminité. Cet état est souvent lié à des perturbations émotionnelles, voire un choc affectif ou un conflit familial. Les parents doivent persuader la jeune fille d'aller chez le médecin (qui la recevra seule avant de leur parler séparément), l'entourer d'un maximum d'affection et de compréhension (sans chercher eux-mêmes à découvrir le mécanisme en cours), au besoin suggérer une psychothérapie.

L'homéopathie est un soutien très efficace de cet état. Le médecin saura trouver un traitement de fond, souvent **PULSATILLA, NATRUM MURIATICUM** ou **SEPIA OFFICINALIS.**

Le traitement sera long, mais la guérison est très possible si la jeune fille le désire. On pourra l'affirmer lors de la reprise du poids et du retour des règles.

Prévention

Elle est difficile car la personne présentant une telle maladie fait tout pour la cacher à sa famille. Par exemple, elle peut manger à table pour donner le change, puis se faire vomir discrètement.

ANTHRAX

PLUSIEURS FURONCLES JUXTAPOSÉS

Collection purulente sous la peau, due à la confluence de plusieurs furoncles, avec infiltration des tissus environnants.

L'anthrax devrait céder à :

ANTHRACINUM 9 CH,
ARSENICUM ALBUM 9 CH,
LACHESIS MUTUS 9 CH,
3 granules de chaque toutes les heures, en alternance.

Consulter en l'absence de résultat rapide.

ANTIBIOTIQUES

HOMÉOPATHIE OU ANTIBIOTIQUES ?

L'infection fait peur, surtout chez l'enfant. Les parents souhaitent un traitement prompt, efficace, sans danger. Or, lorsqu'il est bien conduit, le traitement homéopathique répond à ces critères. On peut donc, dans certains cas, s'aider des conseils de ce livre pour combattre une maladie infectieuse bénigne, et consulter un médecin pratiquant l'homéopathie dans les cas plus sévères. Chaque fois que celui-ci le jugera nécessaire, il fera appel aux antibiotiques. On imagine mal un médecin homéopathe, même très expérimenté, s'en passer en cas de typhoïde ou de méningite cérébro-spinale. Le médecin homéopathe n'est pas « contre les antibiotiques » mais contre leur emploi systématique, d'autant plus que beaucoup d'affections fébriles de l'enfant sont d'origine virale et ne justifient pas ce traitement.

Les règles à observer

- On évitera les antibiotiques chaque fois qu'on le pourra, sans faire prendre de risque à l'enfant.
- Le mélange antibiotiques/homéopathie n'est pas dangereux, quoique rarement nécessaire.
- C'est toujours l'intérêt de l'enfant et l'avis du médecin qui priment.

ANUS

Selon les petits incidents qui peuvent se voir au niveau de l'anus de l'enfant, on essaiera les médicaments qui suivent.

Démangeaisons
(chez l'enfant il s'agit le plus souvent de vers)

TEUCRIUM MARUM 9 CH,
3 granules trois fois par jour,
jusqu'à disparition de la démangeaison.

VOIR AUSSI PARASITES (VERS).

Eczéma

GRAPHITES 9 CH,
3 granules trois fois par jour.

Localement

Appliquer de la crème au **CALENDULA**, une ou deux fois par jour.
Consulter un homéopathe pour un traitement de fond s'il n'y a pas de résultat rapide.

Fissure anale
Elle se caractérise, outre une ulcération en forme de raquette à l'examen de l'anus, par une douleur vive pendant la défécation, avec éventuellement un peu de sang. La cause la plus fréquente chez l'enfant est la constipation. Un cercle vicieux peut s'instaurer car la présence d'une fissure douloureuse fait que l'enfant se retient et est encore plus constipé.

Lui donner :

GRAPHITES 9 CH,
NITRICUM ACIDUM 9 CH,
RATANHIA 9 CH,
3 granules de chaque trois fois par jour,
en alternance, jusqu'à disparition de la fissure.

Localement

Appliquer de la pommade au **RATANHIA**, une ou deux fois par jour.

VOIR AUSSI CONSTIPATION.

Hémorroïdes
Elles ne sont pas exceptionnelles chez l'enfant. Elles sortent en général, sans saignement ni douleur, lorsqu'il pousse pour aller à la selle.

En attendant l'avis du médecin, donner :

MURIATICUM ACIDUM 9 CH,
3 granules trois fois par jour.

Localement

Appliquer un peu de pommade **AESCULUS COMPOSÉ**, une ou deux fois par jour.

Hémorragie anale

VOIR HÉMORRAGIE.

Incontinence anale

VOIR ENCOPRÉSIE.

Prolapsus rectal
Il s'agit de la sortie de la muqueuse rectale à travers l'anus après la selle. On voit alors un bourrelet rouge, qui peut saigner. Cela est plus impressionnant que grave et rare de nos jours. Il faut remettre doucement et complètement la muqueuse en place, le doigt protégé par un doigtier de caoutchouc enduit de vaseline.

Donner à l'enfant :

PODOPHYLLUM PELTATUM 9 CH,
3 granules trois fois par jour,
pendant les 15 jours qui suivent
la remise en place.

Les injections sclérosantes et la chirurgie seront exceptionnellement nécessaires. L'affection guérira définitivement avant l'âge de 10 ans. Éviter la **constipation** (**VOIR CE MOT**).

Rougeur simple de l'anus
Donner à l'enfant :
PETROLEUM 9 CH,
3 granules trois fois par jour, jusqu'à disparition de la rougeur.

Localement

Appliquer de la pommade au **CALENDULA**, deux fois par jour.

VOIR AUSSI **ÉRYTHÈME FESSIER DU NOURRISSON.**

ANXIÉTÉ

VOIR **NERVOSITÉ.**

APHONIE

VOIR **LARYNGITE.**

APHTES

VOIR **BOUCHE.**

APPENDICITE

UN DIAGNOSTIC DIFFICILE

Les principaux symptômes de l'appendicite sont : douleur du ventre à droite (pas obligatoirement forte) un peu en dessous de la ligne de l'ombilic (nombril), perte de l'appétit, nausées ou vomissements, langue chargée, constipation, fièvre modérément élevée, accélération du pouls. Le médecin complète son diagnostic par un toucher rectal, lequel provoque une douleur dans la région de l'appendice. La palpation du ventre révèle une « défense » de la paroi abdominale ; elle se contracte à cause de la douleur lors de la pression douce.
Attention : tout mal de ventre de l'enfant ne signifie pas obligatoirement appendicite. Rien n'est plus difficile à affirmer que ce diagnostic ; il existe de nombreux cas douteux. Le médecin est donc parfois amené à faire hospitaliser l'enfant sur une simple présomption, afin qu'il soit sous surveillance. On évite ainsi tout risque de **péritonite** (VOIR CE MOT).

Traitement chirurgical
Il n'y a pas de traitement homéopathique de l'appendicite vraie. L'intervention est indispensable.

Pendant le transport en milieu chirurgical, glisser dans la bouche de l'enfant :
PYROGENIUM 9 CH,
3 granules, une seule fois.

Douleur nerveuse
Si l'enfant se plaint d'une douleur dans le ventre, à droite, et que toute appendicite a été formellement éliminée par le médecin, donner :
IGNATIA AMARA 9 CH,
3 granules toutes les heures, jusqu'à disparition de la douleur.

APPÉTIT

Il ne mange pas assez
En cas de perte soudaine de l'appétit chez un enfant qui habituellement mange bien, il faut consulter, car il peut s'agir d'une maladie débutante.
Si le manque d'appétit est chronique, il peut s'agir également d'une maladie nécessitant un diagnostic et un traitement. Il est donc recommandé de prendre l'avis du médecin au moindre doute. Cependant, dans de nombreux cas, celui-ci ne trouvera aucune trace de maladie et pensera alors à un **comportement** (VOIR CE MOT) d'opposition. Beaucoup de parents sont confrontés à ce problème et s'inquiètent. Ils doivent dominer leur anxiété, ne pas la montrer, ne pas forcer l'enfant à manger coûte que coûte, ce qui ne ferait que renforcer sa détermination. Parfois, il s'agit même d'un manque d'appétit estimé mais non réel.

Tranquillement, en surveillant discrètement le poids, faire prendre à l'enfant :
CHINA RUBRA 3 DH,
GENTIANA LUTEA 3 DH,
3 granules de chaque trois fois par jour, pendant quelques semaines. Soigner également la nervosité de l'enfant.

VOIR AUSSI **ANOREXIE MENTALE.**

Il mange trop

Si un bébé mange « trop », il ne faut rien faire, surtout s'il est encore au sein ; la quantité de lait qu'il absorbe correspond sans doute à ses besoins.

Après l'âge de 3 mois, on peut lui donner :

ANTIMONIUM CRUDUM 9 CH,
3 granules trois fois par jour, pendant 3 mois.

Pour le grand enfant qui a faim en permanence, on peut penser à une cause générale : hyperfonctionnement de la glande **thyroïde**, **diabète** sucré (**VOIR CES MOTS**).
La plupart du temps, en fait, il s'agira, soit d'une habitude familiale (on mange « copieusement ») à lui faire perdre si cela est possible, soit de difficultés psychologiques à régler avec l'aide d'un médecin (homéopathe, bien sûr).

En attendant la consultation, donner :

ANTIMONIUM CRUDUM 9 CH,
IGNATIA AMARA 9 CH,
3 granules de chaque trois fois par jour.

VOIR AUSSI ALIMENTATION DU NOURRISSON ET DU JEUNE ENFANT, BOULIMIE, OBÉSITÉ.

ARTHRITE

VOIR RHUMATISMES.

ASCARIS

VOIR PARASITES (VERS).

ASPHYXIE

Asphyxie du nouveau-né

Quand l'accouchement a été un peu long ou qu'un « circulaire du cordon » a provoqué un début d'étranglement du nouveau-né, ou encore lorsque celui-ci a inhalé du mucus au moment de sa naissance, il peut être légèrement asphyxié. Bien sûr, le traitement principal demeure la réanimation par l'équipe spécialisée de la maternité. Si possible, glisser dans la bouche du bébé :

ANTIMONIUM TARTARICUM 5 CH,
CARBO VEGETABILIS 5 CH,
1 granule de chaque, écrasé dans un linge propre au rouleau à pâtisserie, à répéter éventuellement au bout de 1 heure.

Asphyxie par corps étranger dans les voies aériennes

L'enfant a joué avec un petit objet rond (perle, caillou, haricot) et celui-ci s'est fixé dans le nez, le larynx ou les bronches. Ou encore l'enfant a fait une fausse-route alimentaire. Donner immédiatement l'alerte aux services d'urgence.

En attendant l'arrivée des secours, calmer l'anxiété de l'enfant en glissant sous sa langue :

GELSEMIUM SEMPERVIRENS 9 CH,
3 granules.

Pendant ce temps, une autre personne essaiera de faire sortir l'objet inhalé en procédant de la manière suivante : se placer derrière l'enfant, contre lui, poser le poing fermé à mi-chemin entre le creux de l'estomac et le nombril, enserrer ce poing dans l'autre main et donner des coups secs vers le haut (sans toutefois être trop violent afin de ne pas provoquer de lésion).
On peut ne pas avoir assisté à l'accident. Si l'enfant est trop petit pour décrire ce qui arrive, penser au corps étranger des voies aériennes devant les symptômes suivants, apparus subitement : agitation, toux, suffocation, congestion du visage, écoulement nasal d'un seul côté.

Un point particulier mérite d'être connu par les parents : la gaine des cacahuètes est particulièrement toxique pour les bronches. En cas d'inhalation, il faut hospitaliser l'enfant, même si l'on a réussi à faire sortir la cacahuète. Et, bien sûr, ne jamais laisser de cacahuètes à portée des petits enfants.

Asphyxie par le gaz

Il n'y a pas de traitement homéopathique immédiat. On doit alerter les pompiers en composant le 18 et, si l'on est secouriste, pratiquer les premiers soins de réanimation.

Au sortir du service des urgences, pour éviter les séquelles, on donnera à l'enfant :

CARBO VEGETABILIS 9 CH,
3 granules trois fois par jour, pendant 3 mois.

VOIR AUSSI ACCIDENTS.

ASTHME

Maladie d'origine allergique évoluant par crises, due à une inflammation des voies respiratoires et à des spasmes bronchiques. L'asthme de l'enfant peut se soigner par l'homéopathie.

Principaux symptômes de la crise

La survenue est le plus souvent nocturne. On constate un essoufflement avec gêne expiratoire ; l'enfant a du mal à faire sortir l'air de sa poitrine ; il respire plus lentement que d'habitude ; il préfère être assis ; son visage exprime l'anxiété ; il n'a pas de fièvre ; des sifflements se font entendre dans sa poitrine.
Chez le nourrisson, on aura plutôt une bronchite asthmatiforme avec fièvre, toux sèche, respiration rapide et bruyante, battement des ailes du nez. Cela disparaît vers l'âge de 2 ans. L'enfant n'est pas obligatoirement condamné à avoir de l'asthme plus tard.

N'ÉTOUFFEZ PAS L'ENFANT ASTHMATIQUE !

Il est insupportable de voir un enfant – son enfant – littéralement s'asphyxier, avoir du mal à libérer l'air de sa poitrine, montrer un visage tendu et gris. Et cependant, il faut demeurer calme. Ne pas laisser sa propre anxiété aggraver celle de l'enfant. En le surprotégeant, on fixe la maladie.

Traitement de la crise

Donner 3 granules de 5 minutes en 5 minutes ou de quart d'heure en quart d'heure, selon l'intensité de la crise, de l'un des médicaments suivants.

Selon la cause

- Asthme après une piqûre d'insecte
  APIS MELLIFICA 9 CH.
- Asthme après un eczéma apparemment guéri
  ARSENICUM ALBUM 9 CH.
- Asthme après avoir inhalé de la poussière de maison
  BLATTA ORIENTALIS 9 CH.
- Asthme par temps de pluie
  DULCAMARA 9 CH.
- Asthme après la tonte du gazon
  DULCAMARA 9 CH.
- Asthme après une contrariété
  IGNATIA AMARA 9 CH.
- Asthme au cours d'une allergie au pollen
  NATRUM SULFURICUM 9 CH.
- Asthme dû à la présence de moisissures
  NATRUM SULFURICUM 9 CH.
- Asthme après les repas
  NUX VOMICA 9 CH.
- Asthme après une vaccination
  SILICEA 9 CH.

Selon les modalités

- Crise d'asthme améliorée quand l'enfant est penché en avant
  KALIUM CARBONICUM 9 CH.
- Amélioration à genoux, la tête contre le plancher (dans la position de la prière musulmane)
  MEDORRHINUM 9 CH.
- Amélioration quand l'enfant est étendu sur le dos les bras en croix
  PSORINUM 9 CH.
- Aggravation après qu'il a dormi
  LACHESIS MUTUS 9 CH.

Selon les symptômes accompagnateurs

- Asthme avec sensation de brûlure dans la poitrine
  ARSENICUM ALBUM 9 CH.
- Asthme avec agitation
  ARSENICUM ALBUM 9 CH.

- Asthme grave avec épuisement anxieux
ARSENICUM ALBUM 9 CH.
- Asthme avec gros ronflements entendus à distance
ANTIMONIUM TARTARICUM 9 CH.
- Asthme avec sifflements dans la poitrine
IPECA 9 CH.
- Asthme avec nausées
IPECA 9 CH.
- Asthme avec toux
IPECA 9 CH.
- Asthme avec expectoration de petites masses rondes et grises comme du tapioca
KALIUM CARBONICUM 9 CH.
- Asthme avec douleurs piquantes dans la poitrine
KALIUM CARBONICUM 9 CH.
- Asthme avec sensation de chaleur dans la poitrine
PHOSPHORUS 9 CH.
- Bronchite asthmatiforme du nourrisson (avec fièvre et battement des ailes du nez)
FERRUM PHOSPHORICUM 9 CH,
LYCOPODIUM CLAVATUM 9 CH,
3 granules de chaque, de quart d'heure en quart d'heure.

En cas d'hésitation entre deux ou trois des médicaments ci-dessus, les donner en alternance de quart d'heure en quart d'heure. Parfois, l'allopathie (à base de théophylline et de sédatifs doux, exceptionnellement de cortisone) est plus efficace.

Traitement de fond

Dans le domaine de l'asthme, l'homéopathie est irremplaçable en tant que traitement de fond. Le médecin homéopathe déterminera le terrain particulier de l'enfant et lui prescrira un traitement de longue durée, à faire même en l'absence de crise, qui sera ainsi à la fois préventif et curatif.

Parfois, il y aura lieu de supprimer les plumes de la literie, d'éliminer les sources de poussière, d'éloigner l'animal familier (VOIR **Allergie**).

Prévention

La prévention des crises d'asthme se fait non seulement par la prise régulière du traitement homéopathique de fond, mais également par un certain nombre de mesures :
- donner le sein pendant les trois premiers mois de l'enfant ;
- éviter les œufs et le poisson avant l'âge de 12 mois et l'arachide en permanence chez les enfants allergiques ;
- ne pas fumer en leur présence (il faut même s'arrêter dès le début de la grossesse) ;
- éloigner les animaux domestiques quand c'est possible ; cette décision est formellement indispensable quand on a la preuve que les poils de l'animal familier provoquent des crises ;
- aérer régulièrement le logement ;
- aménager la chambre de façon aussi simple que possible ; pas de moquette, peu ou pas de rideaux ; éviter par tous les moyens les « nids à poussière » ;
- recouvrir le matelas d'une housse anti-acariens.

ASTIGMATISME

VOIR **VUE.**

ATHREPSIE

VOIR **MAIGREUR.**

ATOPIE

L'atopie est une prédisposition, un terrain d'origine génétique, qui consiste en une réaction immunitaire excessive vis-à-vis de protéines habituellement bien tolérées.

Le risque qu'un enfant présente un terrain atopique varie en fonction de la santé de ses parents.

L'enfant a :

- deux parents atopiques,
son risque d'être atopique est de 70 % ;
- un parent atopique,
son risque d'être atopique est de 58 % ;
- aucun parent atopique,
son risque d'être atopique est de 15 %.

Les principaux symptômes sont :

- la dermite atopique, appelée autrefois « eczéma constitutionnel », qui consiste en une inflammation chronique de la peau ; elle débute après l'âge de 3 mois ; l'éruption prédomine au niveau des joues, du lobe de l'oreille, du pli derrière les oreilles et des plis de flexion des articulations (pli du coude, creux du genou) ; elle favorise le développement des virus comme celui qui est responsable des ***Molluscum contagiosum*** et de l'**herpès** (VOIR CES MOTS) et de microbes comme le staphylocoque ;
- l'eczéma de contact ;
- l'urticaire ;
- de fréquents symptômes respiratoires, en particulier une rhinite allergique ;
- des allergies alimentaires (sans qu'elles se manifestent obligatoirement par des symptômes).

Traitement homéopathique

Donner 3 granules de l'un des médicaments suivants, trois fois par jour jusqu'à guérison ou amélioration nette.

- **Eczéma atopique ancien**
ARSENICUM ALBUM 9 CH.
- **Eczéma atopique avec surinfection, localisation aux plis articulaires**
GRAPHITES 9 CH.
- **Surinfection par le staphylocoque doré**
HEPAR SULFURIS CALCAREUM 9 CH.

Le principal médicament de fond, généralement prescrit par le médecin, est **LYCOPODIUM CLAVATUM.**

Prévention

La prévention des complications de la maladie atopique chez les enfants se fait par le biais de l'alimentation et une intervention sur l'environnement.
Ces deux points doivent être particulièrement surveillés chez les nouveau-nés et nourrissons qui présentent un risque élevé de développer des symptômes.

L'allaitement maternel est fortement recommandé chez tous les nouveau-nés, mais plus particulièrement dans ce cas. Il doit être poursuivi jusqu'à l'âge de 4 voire 6 mois.

À partir du 4e mois, les aliments doivent être introduits un par un sur une période de 3 à 4 jours, afin de pouvoir observer une éventuelle réaction lors des premiers essais. Il vaut mieux retarder l'introduction des aliments dérivés du lait (commencer vers l'âge de 9 à 12 mois), des fruits exotiques (12 mois), de même que des œufs (blanc et jaune) et du poisson (vers 12 mois également).

L'arachide et les oléagineux (noix, noisettes, amandes) doivent être évités le plus longtemps possible, en tout cas *jamais* essayés avant l'âge de 3 ans.

En ce qui concerne l'environnement, les règles sont difficiles à établir car elles dépendent de chaque enfant. Néanmoins, il est prudent d'éliminer systématiquement tout ce qui peut l'être assez facilement, comme les acariens, les moisissures, les blattes... Il faut éviter d'acquérir un animal à fourrure (chat, chien, lapin, hamster, etc.), bien que pour certains l'exposition précoce (dès la naissance) soit moins nuisible que si elle se fait plus tardivement.

Quant au tabagisme passif, toujours nocif par ailleurs, il semble qu'il n'ait directement d'influence que chez les enfants ayant génétiquement une sensibilité particulière à la fumée.

VOIR AUSSI **ALLERGIE.**

ATTENTION (DIFFICULTÉ DE L')

VOIR ÉCOLE.

AUDITION

VOIR OTITE, SURDITÉ.

AUTISME

VOIR PSYCHOSE.

AUTOMOBILE (MALADE EN)

VOIR TRANSPORTS.

AVALER (DIFFICULTÉS POUR)

VOIR ANGINE, COMPORTEMENT.

AVION (MALADE EN)

VOIR TRANSPORTS.

B

BAGARREUR

VOIR COMPORTEMENT.

BAIN

VOIR FIÈVRE, HYGIÈNE DU NOURRISSON.

BALANITE

VOIR VERGE.

BALLONNEMENT ABDOMINAL

UNE SIMPLE FERMENTATION

Dans les régions tempérées, le ballonnement abdominal des enfants, le plus souvent bénin, est dû à une fermentation intestinale.

Chez le nourrisson

Donner :

CALCAREA CARBONICA 9 CH,
3 granules trois fois par jour, jusqu'à disparition.

Chez le plus grand enfant

Donner, selon la localisation, 3 granules de l'un des médicaments suivants, jusqu'à disparition des troubles.

- Au niveau de l'estomac
  CARBO VEGETABILIS 9 CH.
- Dans la partie inférieure du ventre
  LYCOPODIUM CLAVATUM 9 CH.
- À la fois au niveau de l'estomac et du ventre
  CHINA RUBRA 9 CH.

Prévention

La prévention du ballonnement passe par un régime pauvre en aliments à fibres (fruits, légumes, céréales, pains fabriqués à partir de graines entières) mais uniquement de façon passagère, pendant les périodes de ballonnement. En période normale, l'alimentation de l'enfant doit être diversifiée.

VOIR AUSSI ÉRUCTATIONS.

BASEDOW (MALADIE DE)

VOIR THYROÏDE.

BATEAU (MALADE EN)

VOIR TRANSPORTS.

BATTU (ENFANT)

VOIR MALTRAITANCE, SECOUÉ (BÉBÉ).

BAVE ABONDANTE

VOIR SALIVE.

BEC-DE-LIÈVRE

VOIR MALFORMATIONS.

BÉGAIEMENT

VOIR LANGAGE.

BERCE (SE)

VOIR COMPORTEMENT.

BLÉPHARITE

Inflammation du bord des paupières.

VOIR PAUPIÈRES.

BLÉSITÉ

VOIR **LANGAGE.**

BLESSURES

LES PREMIERS SOINS

Donner à l'enfant 3 granules trois fois par jour d'un ou de plusieurs des médicaments suivants.

Ampoule

CANTHARIS 9 CH.

Localement

Appliquer de la pommade au **CALENDULA**, deux fois par jour.

Bosse

ARNICA MONTANA 9 CH.

Localement

ARNICA MONTANA T.M.,
en compresse aussitôt que possible après le choc, pour éviter la formation d'une bosse.

Brûlure

Chez l'enfant, dans 80 % des cas, il s'agit du résultat d'une aspersion par un liquide bouillant. Pour les brûlures étendues, il faut évidemment hospitaliser.

Pour les petites brûlures, il suffira de donner :

CANTHARIS 9 CH.

Localement

Ne pas percer la cloque s'il s'en forme une. Appliquer deux fois par jour de la vaseline au **CALENDULA.**

Cicatrices

VOIR CE MOT.

Claquage musculaire

RHUS TOXICODENDRON 9 CH.

Contusion sans plaie

VOIR **BOSSE (ci-dessus), HÉMATOME (ci-dessous).**

Coupure

- Si les bords sont nets
  STAPHYSAGRIA 9 CH.
- Si les bords sont lacérés
  ARNICA MONTANA 9 CH.

Localement

Appliquer une compresse avec quelques gouttes de **CALENDULA T.M.**, deux fois par jour.

Doigts écrasés

HYPERICUM PERFORATUM 9 CH.

Ecchymoses

VOIR **HÉMATOME (ci-dessous).**

LES PETITS ACCIDENTS FONT PARTIE DE L'APPRENTISSAGE DE L'ENFANT

Malheureusement, c'est en tombant, en se piquant, en se brûlant que l'enfant va apprendre à connaître les limites de ses gestes. Plus grand, il risque de revenir de l'école avec une bosse ou une coupure. Il faut admettre un certain nombre de ces accidents, tout en essayant de surveiller l'enfant, de l'éduquer, de lui expliquer comment les éviter.

Attention surtout à l'électricité, aux escaliers, aux objets placés en hauteur sur un meuble, aux armes, aux cheminées, aux piscines, aux produits ménagers et aux médicaments chimiques.

Que d'embûches sur le chemin de la vie ! Tâchons de le protéger dans le calme.

VOIR AUSSI **ACCIDENTS.**

Entorse, foulure
Élongation de l'un des ligaments d'une articulation (notamment du genou ou de la cheville). L'avis d'un médecin peut être nécessaire pour éliminer une entorse grave ou une fracture.

En cas d'entorse bénigne, donner :
ARNICA MONTANA 9 CH,
RHUS TOXICODENDRON 9 CH,
RUTA GRAVEOLENS 9 CH,
3 granules de chaque trois fois par jour, pendant 10 jours.

Localement

Appliquer une compresse avec quelques gouttes d'**ARNICA MONTANA T.M.**, deux fois par jour, sauf en cas de plaie associée.

Fracture
Une fois le traitement orthopédique réalisé par le spécialiste (plâtre ou tout autre mode de contention) ou l'opération terminée (en cas de fracture ouverte), pour aider à la consolidation, donner :
SYMPHYTUM OFFICINALE 9 CH,
3 granules trois fois par jour
et
CALCAREA PHOSPHORICA 6 DH,
2 comprimés trois fois par jour, pendant 1 mois.

Beaucoup de fractures chez les enfants sont bénignes et guérissent sans déformation séquellaire. Elles sont dites « en bois vert ».

En cas de fracture de la clavicule lors d'une naissance difficile, il est possible de mettre sur la langue du nouveau-né :
SYMPHYTUM OFFICINALE 9 CH,
3 granules (écrasés au rouleau à pâtisserie dans un linge propre) deux fois par jour, pendant 10 jours.

Gelure
SECALE CORNUTUM 9 CH.

Localement

Appliquer une compresse avec quelques gouttes d'**HYPERICUM PERFORATUM T.M.**, deux fois par jour.

Hématome, ecchymoses, contusion
Après un coup, un peu de sang s'est répandu hors des vaisseaux capillaires dans le muscle environnant.

Donner :
ARNICA MONTANA 9 CH.

Localement

Appliquer une compresse avec quelques gouttes d'**ARNICA MONTANA T.M.**, deux fois par jour, sauf s'il y a une plaie associée. En cas d'hématomes spontanés à répétition, consulter ; il peut s'agir d'une maladie du sang.

Hémorragie après un coup
ARNICA MONTANA 9 CH.
Voir le médecin en cas d'hémorragie importante ou persistante.

Morsures d'animaux
VOIR **MORSURES ET PIQÛRES D'ANIMAUX.**

Œil (traumatisme)
VOIR **YEUX.**

Panaris
VOIR CE MOT.

Piqûres par écharde, aiguille, clou, épine
LEDUM PALUSTRE 9 CH.

Localement

Appliquer une compresse avec quelques gouttes de **LEDUM PALUSTRE T.M.**

VOIR AUSSI **MORSURES ET PIQÛRES D'ANIMAUX.**

Plaies bénignes
LEDUM PALUSTRE 9 CH.

Localement

Nettoyer avec un peu de **CALENDULA T.M.**

Plaies importantes
Elles nécessitent l'avis d'un médecin.
Demander également un avis pour toute plaie, même minime, si la vaccination antitétanique de l'enfant n'est pas à jour.

Plaie traînante
SILICEA 9 CH.

Traumatisme fermé (sans plaie)
VOIR TRAUMATISMES.

Prévention

VOIR ACCIDENTS.

BOITERIE

Les chaussures
Il faut d'abord penser à des petites causes qui pourraient passer inaperçues. Une chaussure mal adaptée, trop petite, peut faire boiter un enfant. Il peut aussi y avoir un caillou dans sa chaussure et l'enfant ne pas être en âge de le dire.

La chute
L'enfant peut avoir fait une chute et ne pas s'en souvenir, ou ne pas vouloir le dire.

En cas de boiterie récente (un jour ou deux), lui donner :

ARNICA MONTANA 9 CH,
3 granules trois fois par jour.

Au-delà de 2 jours, consulter.

La verrue plantaire
Il faut aussi s'assurer que sa plante de pied est bien lisse.

Si l'on découvre une verrue, donner :

NITRICUM ACIDUM 9 CH,
3 granules trois fois par jour,
jusqu'à disparition.

Sinon consulter

En cas de boiterie persistante, il faut consulter. Le médecin portera un diagnostic précis après examen de l'enfant et éventuellement radiographies et analyses de laboratoire.

Les causes médicales les plus fréquentes sont :

- une arthrite inflammatoire de la hanche, ou rhume de hanche, souvent dans les suites d'une rhinopharyngite ;
- une infection articulaire ;
- une atteinte du cartilage d'une des articulations, nécessitant une surveillance orthopédique ;
- une malformation (luxation congénitale de hanche), mais en général le diagnostic aura été porté dès la naissance et un traitement orthopédique entrepris avant la marche.

VOIR AUSSI **HANCHE, PIEDS DÉFORMÉS, RHUME DE HANCHE.**

BOSSE

VOIR BLESSURES.

BOSSE SÉRO-SANGUINE

UN CHAPEAU DE CLOWN

Au moment de la naissance (spécialement après un accouchement à la ventouse), le bébé peut présenter une bosse, un hématome sous-cutané dû à la présence de sang entre les os du crâne et le cuir chevelu. Cela donne à sa tête un aspect en chapeau de clown, impressionnant pour les parents mais tout à fait bénin.

Donner :

ARNICA MONTANA 12 CH,
1 dose-poudre dans un peu d'eau,
à ne pas répéter.

BOUCHE

Divers troubles peuvent se voir au niveau de la bouche d'un enfant.

Les aphtes
Ces petites ulcérations douloureuses, assez fréquentes, durent de 1 à 2 semaines et sont volontiers récidivantes.

Chez le nourrisson, ils réagissent en général à :

BORAX 9 CH,
3 granules trois fois par jour (éventuellement fondus dans un peu d'eau).

Il faut les faire disparaître au plus vite car ils empêchent le nourrisson de s'alimenter normalement.

Chez le grand enfant, donner, en fonction des symptômes, 3 granules trois fois par jour de l'un des médicaments suivants, jusqu'à guérison.

- **Aphtes avec sensation de brûlure dans la bouche, améliorée par la chaleur**
  ARSENICUM ALBUM 9 CH.
- **Aphtes avec salivation abondante et mauvaise haleine**
  MERCURIUS SOLUBILIS 9 CH.
- **Aphtes avec douleurs piquantes**
  NITRICUM ACIDUM 9 CH.
- **Aphtes avec exsudation d'un liquide jaunâtre**
  SULFURICUM ACIDUM 9 CH.

Localement

Dans tous les cas, badigeonner de **PLANTAGO T.M.** dilué dans un peu d'eau tiède bouillie.

Prévention

En période d'aphtes, il faut éviter le gruyère, les bananes et les noix.

La gingivite

Donner 3 granules trois fois par jour de l'un des médicaments ci-dessous, jusqu'à retour de la gencive à la normale.

- **En cas de gingivite d'origine allergique**
  APIS MELLIFICA 9 CH.
- **Pour l'abcès des gencives**
  HEPAR SULFURIS CALCAREUM 9 CH.
- **Si les gencives sont violettes**
  LACHESIS MUTUS 9 CH.
- **Si elles sont enflées et spongieuses**
  MERCURIUS SOLUBILIS 9 CH.
- **Si elles saignent**
  PHOSPHORUS 9 CH.

Faire utiliser par l'enfant un dentifrice à base de **CALENDULA**.

Prévention

La prévention de la gingivite se fait à l'aide d'un brossage régulier et efficace des dents.

Un mauvais goût dans la bouche

Donner :

PULSATILLA 9 CH,
3 granules trois fois pour jour, pendant quelques jours.

Le muguet ou candidose

Il s'agit d'une inflammation de la bouche par une levure, appelée *Candida albicans*, survenant assez souvent dans les semaines qui suivent la naissance. On reconnaît le muguet aux plaques blanchâtres adhérant à la muqueuse buccale, qui est elle-même rouge vif. Quand on regarde à l'intérieur de la bouche du bébé, on dirait que la peau du lait est restée sur la muqueuse, mais la différence est facile à faire : la peau du lait s'enlève aisément, contrairement à la plaque de muguet. Il faut soigner rapidement avant que le bébé ne refuse de téter.

Lui donner :

MONILIA ALBICANS 9 CH,
MERCURIUS SOLUBILIS 9 CH,
3 granules de chaque trois fois par jour, jusqu'à disparition des plaques (éventuellement faire fondre les granules dans un peu d'eau, ou les écraser).

Localement

Nettoyer l'intérieur de la bouche avec une compresse imbibée d'eau bicarbonatée.
Faire bouillir les tétines après chaque biberon pour éviter le réensemencement.

Prévention

La prévention du muguet se fait à l'aide d'un traitement de fond homéopathique établi par un médecin.

La stomatite

Il s'agit d'une inflammation de toute la bouche, d'origine infectieuse. La gorge peut être atteinte. Il y a parfois de la fièvre.

Dans ce cas, donner :

BORAX 9 CH,
MERCURIUS SOLUBILIS 9 CH,
3 granules de chaque trois fois par jour, pendant 6 à 8 jours.

Localement

Badigeonner de **PLANTAGO T.M.**, dilué dans un peu d'eau, trois fois par jour.
Penser à la possibilité que l'enfant ait ingéré un produit toxique et consulter au moindre doute.

VOIR AUSSI **DENTS, HALEINE (MAUVAISE), HERPÈS, LANGUE, LÈVRES, PERLÈCHE, PICA.**

BOUDEUR

VOIR **COMPORTEMENT.**

BOUILLAUD (MALADIE DE)

VOIR **RHUMATISMES.**

BOULIMIE

Il s'agit d'épisodes répétés et irrépressibles de frénésie alimentaire avec consommation massive et rapide de nourriture en grande quantité. L'ingestion se fait généralement en cachette, de manière indépendante des repas. Elle est suivie de vomissements provoqués, destinés à éviter la prise de poids. Les accès de boulimie alternent assez souvent avec des périodes d'anorexie mentale chez la même personne.

En attendant une consultation, obligatoire dans tous les cas, donner à l'adolescent(e) :

IGNATIA AMARA 9 CH,
NATRUM MURIATICUM 9 CH,
3 granules de chaque trois fois par jour.

VOIR **ANOREXIE MENTALE, APPÉTIT.**

BOUTONS DE CHALEUR

DES TÊTES D'ÉPINGLE

Au début de l'été, le nourrisson peut avoir dans le cou ou sur les épaules de minuscules boutons rosés, survenant quand il a beaucoup transpiré. Ils sont de la taille d'une tête d'épingle.
Lui donner :

ACONITUM NAPELLUS 9 CH,
3 granules trois fois par jour (éventuellement à faire fondre dans un peu d'eau), jusqu'à disparition.

Il ne faut rien appliquer sur la peau, ni produit asséchant, ni crème hydratante. Un simple lavage à l'eau de source est suffisant.

Prévention

Habiller le nourrisson légèrement si le temps est chaud.

VOIR AUSSI **SUDAMINA.**

BOUTONS DE FIÈVRE

VOIR **HERPÈS.**

BRONCHIOLITE

La bronchiolite, ou bronchite asthmatiforme ou bronchite capillaire, est une infection virale assez sévère. Elle atteint le nourrisson et le jeune enfant jusqu'à 3 ans, et revient chaque hiver par petites épidémies, généralement dans les suites d'une rhinopharyngite.
Les symptômes en sont : fièvre à plus de 39 °C, gêne respiratoire importante avec respiration rapide, sifflements ou ronflements dans la poitrine, thorax distendu, toux incessante, battement des ailes du nez, congestion de la face (qui peut être bleue).
La règle est l'hospitalisation pour tous les enfants de moins de 3 mois, pour un traitement énergique et une oxygénation.

Si, pour une raison ou une autre, cela est impossible, ainsi que chez les enfants plus grands, faire fondre dans un grand verre d'eau :

CARBO VEGETABILIS 9 CH,
LYCOPODIUM CLAVATUM 9 CH,
PHOSPHORUS 9 CH,
10 granules de chaque, agiter vigoureusement et donner 1 cuillerée à café toutes les demi-heures ou toutes les heures jusqu'à amélioration.

Prévention

La bronchiolite est très contagieuse. Il faut donc prendre un certain nombre de précautions (toute l'année, bien sûr, mais spécialement en période d'épidémie) :

- se laver systématiquement les mains à l'eau et au savon avant de s'occuper d'un bébé ;
- veiller à aérer correctement et quotidiennement sa chambre ;
- ne pas embrasser un enfant en bas âge lorsqu'on est enrhumé ;
- ne pas échanger les biberons, sucettes, couverts entre enfants, même s'ils sont frères et sœurs ;
- éviter la fréquentation d'un lieu enfumé avec un bébé ;
- éviter la crèche, lorsque c'est possible, en période d'épidémie.

VOIR AUSSI **RHINOPHARYNGITE.**

BRONCHITE

TOUX N'EST PAS SYNONYME DE BRONCHITE

Dès qu'un enfant tousse, on a tendance à parler de bronchite. Or, ce n'est pas toujours le cas. La bronchite comporte, bien sûr, une toux (sèche puis grasse) parmi ses symptômes, mais la **toux** (VOIR CE MOT) peut avoir une autre cause.
La bronchite est une infection des bronches (d'origine virale ou bactérienne). Elle s'accompagne de fièvre (autour de 39 °C). Le médecin perçoit des râles (bruits anormaux) à l'auscultation de la poitrine. Le crachat purulent, un autre signe de bronchite, ne se voit que chez le grand enfant (et l'adulte). Le petit enfant ne sait pas cracher. Devant la difficulté et la nécessité d'un diagnostic précis, il est recommandé de consulter. L'homéopathe saura soigner la plupart des cas de bronchite sans avoir recours aux antibiotiques. Si l'on est éloigné de tout médecin homéopathe, on pourra essayer le traitement suivant.

Donner systématiquement :

FERRUM PHOSPHORICUM 9 CH,
HEPAR SULFURIS CALCAREUM 9 CH,
3 granules de chaque trois fois par jour.

Selon les symptômes, ajouter 3 granules trois fois par jour jusqu'à guérison de l'un des médicaments suivants.

- **En cas de bronchite avec gros ronflements dans la poitrine, étouffement par les mucosités, somnolence**
  ANTIMONIUM TARTARICUM 9 CH.
- **En cas de bronchite avec sifflements dans la poitrine**
  IPECA 9 CH.
- **En cas de bronchite avec petite toux sèche**
  BRYONIA ALBA 9 CH.
- **En cas de bronchite avec gros crachats jaunes**
  MERCURIUS SOLUBILIS 9 CH.
- **En cas de bronchite avec crachats jaune verdâtre filants**
  KALIUM BICHROMICUM 9 CH.
- **En cas de bronchite traînante**
  KALIUM BICHROMICUM 9 CH.

Prévention de la bronchite aiguë à répétition

La bronchite à répétition relève de l'homéopathie. Consulter.
Le médecin donnera un traitement de terrain adapté à chaque cas, recherchera un foyer infectieux éventuel constituant le point de départ des rechutes (une sinusite par exemple), et s'assurera qu'il n'y a pas de bronchite chronique.

VOIR AUSSI **DILATATION DES BRONCHES.**

BRONCHITE ASTHMATIFORME

VOIR **BRONCHIOLITE.**

BRONCHOPNEUMOPATHIES

LES DIVERSES FORMES D'INFECTION DES POUMONS

Derrière le nom savant de bronchopneumopathies, on regroupe diverses infections des poumons et des bronches :

- **bronchite** (**VOIR CE MOT**) ;
- **bronchiolite** (**VOIR CE MOT**) ;
- broncho-alvéolite ;
- bronchopneumonie ;
- congestion pulmonaire ;
- pneumonie atypique, pneumopathie virale.

Le médecin saura différencier ces maladies et établir le traitement. Il faut montrer l'enfant au moindre doute, spécialement en cas de fièvre, toux, battement des ailes du nez, point de côté chez le grand enfant, essoufflement, rhinopharyngite traînante.
L'homéopathie sera efficace dans beaucoup de ces cas.

VOIR AUSSI VACCINATION.

BRUCELLOSE

LA FIÈVRE ONDULANTE

Infection bactérienne provenant d'une contamination par les animaux de ferme, encore appelée « fièvre de Malte », la brucellose atteint plus les adultes que les enfants. Elle n'est pas contagieuse d'une personne à l'autre mais après contact avec un animal infecté ou ingestion de son lait (le lait de chèvre principalement).
Le premier symptôme est une fièvre à 39-40 °C, qui dure quelques jours, disparaît, revient, et ainsi de suite par plateaux successifs. Il peut y avoir également de la fatigue, de la constipation, des maux de tête, des douleurs articulaires, des sueurs, une vague éruption. Si le diagnostic n'est pas fait, ces manifestations peuvent continuer pendant plusieurs mois.

Le traitement repose sur les antibiotiques.

On peut y adjoindre sans danger :

HEPAR SULFURIS CALCAREUM 9 CH,
3 granules trois fois par jour, jusqu'à guérison.

Prévention

Elle consiste avant tout en la détection des animaux infectés par les services vétérinaires.

BRÛLURES

VOIR BLESSURES.

BRUXISME

VOIR DENTS.

BULLES

DE GROSSES CLOQUES

Devant la survenue spontanée de grosses cloques sur la peau, encore appelées « bulles » par les médecins, il faut consulter immédiatement ; il s'agit assez souvent d'un pemphigus, maladie bénigne due au microbe staphylocoque.

Dans certains cas, peuvent suffire :

CANTHARIS 5 CH,
HEPAR SULFURIS CALCAREUM 5 CH,
3 granules de chaque trois fois par jour, jusqu'à guérison.

Mais un diagnostic précis de la cause est préférable. Voir un médecin, homéopathe si possible.

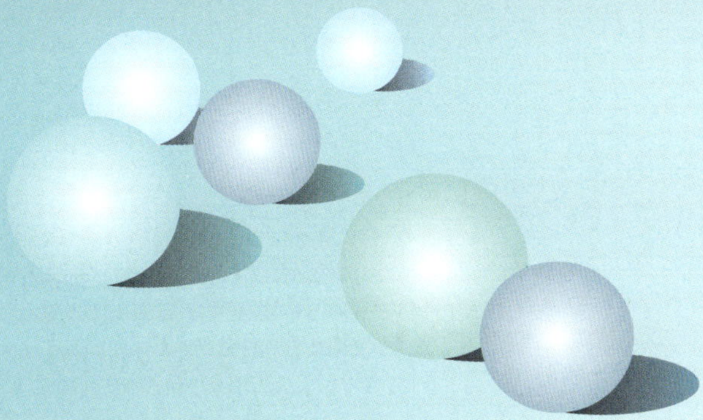

C

CALCULS

Calculs des voies urinaires, ou lithiase rénale
Plus rares chez l'enfant que chez l'adulte, les calculs urinaires peuvent cependant se voir. Ils provoquent des douleurs, des émissions de sang dans les urines, une infection urinaire (**VOIR** Urinaire). Parfois, on a la surprise de trouver du « sable » dans les couches du nourrisson.
Dans tous les cas, on peut consulter un médecin homéopathe qui :
- recherchera la cause (malformation, anomalie de la circulation du calcium, etc.) ;
- entreprendra un traitement homéopathique si le calcul est situé dans l'uretère ;
- préparera l'enfant à l'intervention chirurgicale si le calcul siège dans le rein lui-même ;
- évitera les récidives grâce à un traitement de fond à long terme.

VOIR COLIQUE NÉPHRÉTIQUE.

Calculs des voies biliaires
Ils sont exceptionnels chez l'enfant.

CANDIDOSE

VOIR BOUCHE (MUGUET).

CANNABIS

VOIR DROGUE.

CAPRICIEUX

VOIR COMPORTEMENT.

CARACTÉRIEL (ENFANT)

VOIR COMPORTEMENT.

Caractère et homéopathie

L'homéopathie ne modifie pas le caractère
L'homéopathie permet seulement d'atténuer les expressions de caractère trop marquées, celles qui aboutissent à un comportement pénible pour l'enfant et pour son entourage. Elle aidera les parents dans leur rôle d'éducateurs. Elle n'est pas, en elle-même, la réponse à toutes les situations. Bien souvent, une meilleure compréhension affectueuse de l'enfant sera nécessaire. Il faut que quelque chose bouge dans la famille, aussi bien du côté des parents que chez l'enfant. C'est ainsi que celui-ci deviendra plus sociable.
Sur le plan du traitement, rien ne vaut une consultation chez un médecin homéopathe : il déterminera la stratégie thérapeutique en fonction du terrain particulier. En attendant, on peut toujours essayer l'un des conseils donnés dans ce livre. Cela sera suffisant dans les cas de problèmes récents.

CARIES DENTAIRES

VOIR DENTS.

CATARACTE

VOIR YEUX.

CAUCHEMARS

VOIR SOMMEIL.

CÉPHALÉE

VOIR TÊTE (MAL DE).

CÉRUMEN

VOIR OREILLES.

CHALAZION

VOIR PAUPIÈRES.

CHALEUR (COUP DE)

LE GRAND RISQUE : LA DÉSHYDRATATION

Il s'agit de la survenue d'une fièvre chez un nourrisson ou un enfant de moins de 2 ans qui a été exposé à un excès de chaleur (pièce trop chauffée et mal aérée, chaleur excessive de l'été, voiture fermée, excès de vêtements). L'enfant est rouge et en sueur. La **déshydratation** (VOIR CE MOT) le guette ou est déjà amorcée. Sa température est au-dessus de 40 °C. Parfois, l'enfant est à demi conscient et inerte. Sa peau « garde le pli ».

Si l'enfant va très mal, il faut le faire hospitaliser de toute urgence en lui donnant à boire et en le déshabillant pendant le transport.

S'il est simplement rouge et reste conscient, le mettre dans un bain inférieur de 1 °C à sa température corporelle, lui donner à boire à volonté et faire fondre dans sa bouche :

BELLADONNA 5 CH,
3 granules de 5 minutes en 5 minutes, ou de quart d'heure en quart d'heure, selon l'intensité des symptômes.

Prévention

L'été, s'il fait très chaud, habiller l'enfant légèrement, lui donner régulièrement à boire (de l'eau sucrée), ne pas le laisser dans une voiture au soleil.
L'hiver, se méfier des appartements surchauffés ; mettre un humidificateur dans sa chambre.

VOIR AUSSI BOUTONS DE CHALEUR, SUDAMINA.

CHAMPIGNONS DE LA PEAU

VOIR PARASITES.

CHÉLOÏDES

VOIR CICATRICES.

CHEVELU (CUIR)

Les croûtes de lait

Il s'agit de la séborrhée du nourrisson, faite de squames épaisses qui apparaissent pendant les premières semaines de la vie. Elles sont dues à une abondante sécrétion des glandes du cuir chevelu. Cela n'a rien à voir avec la qualité du lait, ni avec l'eczéma.

Donner :

CALCAREA CARBONICA 9 CH,
HEPAR SULFURIS CALCAREUM 9 CH,
3 granules de chaque trois fois par jour (à faire éventuellement fondre dans un peu d'eau), jusqu'à guérison.

Localement

Utiliser de la vaseline salicylée ou de l'huile d'amande douce pour enlever délicatement les croûtes.

Les démangeaisons du cuir chevelu sans cause

OLEANDER 9 CH,
3 granules trois fois par jour, jusqu'à disparition du symptôme.

L'eczéma du cuir chevelu

GRAPHITES 9 CH,
VIOLA TRICOLOR 9 CH,
3 granules de chaque trois fois par jour, en attendant un traitement de fond établi par un médecin homéopathe.

Les loupes

Il s'agit de kystes bénins des glandes du cuir chevelu. On ne fait rien si la grosseur est cachée par les cheveux.

Si elle est apparente, la faire enlever chirurgicalement et donner, pour éviter les récidives :

BARYTA CARBONICA 9 CH,
3 granules trois fois par jour, pendant quelques mois.

Le psoriasis

VOIR CE MOT.

CHEVEUX

La chute diffuse des cheveux, ou alopécie

Elle a des causes multiples : infectieuse, médicamenteuse, parasitaire (VOIR Teigne, CI-DESSOUS), nerveuse.
Il faut donc consulter. En attendant, donner :

PHOSPHORICUM ACIDUM 9 CH,
3 granules trois fois par jour.

La pelade

Il s'agit de la chute des cheveux en une ou plusieurs plaques rondes localisées. Elle est en principe d'origine nerveuse.

S'inspirer de la rubrique **Nervosité** et ajouter systématiquement :

FLUORICUM ACIDUM 9 CH,
3 granules trois fois par jour, jusqu'à guérison.

Les cheveux gras

Ne pas faire de shampooing plus d'une fois par semaine, cela ne fait qu'augmenter par réaction la production du sébum, substance responsable des cheveux gras.

Donner :

PHOSPHORICUM ACIDUM 9 CH,
3 granules trois fois par jour, jusqu'à amélioration.

Les pellicules

Elles sont dues à une desquamation du cuir chevelu lorsque celui-ci est trop sec. Parfois, il y a une lésion dermatologique : **eczéma**, **parasites** (champignons), **psoriasis** (VOIR CES MOTS).

Pour les pellicules sans cause apparente, donner :

PHOSPHORICUM ACIDUM 9 CH,
3 granules trois fois par jour, jusqu'à amélioration.

Les cheveux secs

THUYA OCCIDENTALIS 9 CH,
3 granules trois fois par jour, jusqu'à amélioration.

La teigne

Maladie épidémique de l'enfant survenant par contagion scolaire. Elle se voit entre 3 et 15 ans. Elle est due à diverses variétés de champignons microscopiques que l'analyse permet d'identifier. On observe des plaques arrondies recouvertes de squames au milieu desquelles les cheveux sont clairsemés et cassés court (dans la plaque de **pelade**, VOIR PLUS HAUT, il n'y a ni squames ni cheveux).

Un traitement local « chimique » est indispensable pour détruire les champignons. Y ajouter :

MEZEREUM 9 CH,
3 granules trois fois par jour, jusqu'à amélioration.

La trichotillomanie

L'enfant arrache ses cheveux.

VOIR COMPORTEMENT (CHEVEUX).

Il mange ses cheveux

VOIR COMPORTEMENT (CHEVEUX).

QUEL SHAMPOOING ?

Les cheveux de l'enfant n'aiment ni les détergents que sont les savons courants, ni l'alcool contenu dans les lotions. Le shampooing pour bébé (même chez le grand enfant) sera donc seul utilisé, une fois par semaine.

CHOLÉRA

Cette maladie due à un microbe, le *Vibrio cholerae*, consiste en une diarrhée très importante avec menace de grave déshydratation, qui doit être traitée rapidement. Elle sévit de manière plus ou moins permanente dans certains pays, en particulier en Asie.
Il existe un traitement homéopathique efficace, mais il est préférable de faire hospitaliser l'enfant pour une surveillance et une réhydratation énergique. Si l'on est dans un pays démuni de ressources hospitalières, donner 3 granules toutes les heures du médicament sélectionné.

- **Au début de la maladie, surtout s'il y a état de choc (perte des forces, pâleur du visage, corps froid)**
  CAMPHORA 9 CH.
- **S'il y a état d'agitation**
  ARSENICUM ALBUM 9 CH.
- **Si le grand enfant se plaint de crampes**
  CUPRUM METALLICUM 9 CH.
- **S'il y a prédominance de la diarrhée sur les autres symptômes, avec sueurs froides**
  VERATRUM ALBUM 9 CH.
- **Si la diarrhée sent très mauvais**
  ARSENICUM ALBUM 9 CH.

En cas de doute, alterner toutes les demi-heures deux ou trois des médicaments ci-dessus.
Ne pas confondre le choléra avec ce que l'on appelait autrefois le choléra infantile, qui est en fait la **gastro-entérite** (**VOIR CE MOT**).

Prévention

Lorsqu'on part en voyage dans un pays à risque, quelques précautions élémentaires sont à prendre, pour les enfants comme pour les adultes. Le choléra se transmet par l'eau et les aliments, il faut donc :
- manger des aliments bien cuits et encore chauds au moment où il sont servis ;
- ne boire que de l'eau bouillie ou traitée avec du chlore, ou encore embouteillée de façon commerciale dans des contenants scellés ;
- éviter la glace, à moins qu'elle ne soit faite d'eau purifiée ;
- faire bouillir le lait non pasteurisé ; ne pas manger de produits laitiers non pasteurisés, ni de crèmes glacées ;
- éviter de consommer des aliments crus, surtout les crustacés et les salades ; on peut manger des fruits et les légumes si on les a pelés soi-même ; éviter de consommer des aliments vendus dans la rue ;
- se laver systématiquement les mains avant de manger ou de boire.

VOIR AUSSI DÉSHYDRATATION AIGUË DU NOURRISSON.

CHORÉE

LA DANSE DE SAINT-GUY

La chorée, ou danse de Saint-Guy, est une maladie infectieuse due au streptocoque, microbe également responsable du rhumatisme articulaire aigu. Ces deux maladies sont actuellement exceptionnelles.
La chorée atteignait autrefois plus spécialement les filles. Elle provoquait des petits mouvements anormaux, involontaires, en saccades, et des grimaces. Ces mouvements n'étaient jamais les mêmes, contrairement aux tics, qui sont stéréotypés.
Si l'on craint une chorée, il faut consulter.

En attendant, donner à l'enfant :
MYGALE LASIODORA 9 CH,
3 granules trois fois par jour.

CHUTE DES CHEVEUX

VOIR CHEVEUX.

CICATRICES

Pour atténuer d'éventuelles cicatrices ou traiter leurs complications, donner 3 granules trois fois par jour de l'un des médicaments suivants, selon la cause, l'aspect, le symptôme, jusqu'à amélioration.

Bourgeonnement
GRAPHITES 9 CH.

Localement

Appliquer de la pommade au **GRAPHITES** ; comme elle est noire, il est préférable de l'utiliser la nuit sous une compresse solidement fixée.

Chéloïdes (mauvaises cicatrices surélevées)
GRAPHITES 9 CH.

On peut également donner ce médicament à titre préventif si l'enfant cicatrise habituellement mal.

Localement

VOIR **BOURGEONNEMENT (ci-dessus).**

- Cicatrice de brûlure
CAUSTICUM 9 CH.
- Cicatrice rouge
LACHESIS MUTUS 9 CH.
- Cicatrice bleue
SULFURICUM ACIDUM 9 CH.
- Démangeaison au niveau d'une cicatrice
FLUORICUM ACIDUM 9 CH.
- Cicatrice douloureuse par temps sec
CAUSTICUM 9 CH.
- Cicatrice douloureuse par temps humide
PHYTOLACCA DECANDRA 9 CH.
- Cicatrice douloureuse lors des changements de temps
NITRICUM ACIDUM 9 CH.
- Cicatrice douloureuse le long d'un trajet nerveux
HYPERICUM PERFORATUM 9 CH.
- Cicatrice entourée d'une série de vésicules
FLUORICUM ACIDUM 9 CH.
- Prévention de la mauvaise cicatrisation après intervention chirurgicale
STAPHYSAGRIA 9 CH,
à poursuivre pendant toute la durée de la cicatrisation.
- Cicatrice qui se rouvre, suppure
SILICEA 9 CH.
- Cicatrice qui saigne
LACHESIS MUTUS 9 CH.

CINQUIÈME MALADIE

Encore appelée « mégalérythème épidémique », la cinquième maladie est due à un virus, le *Parvovirus B19* qui se propage par petites épidémies, et ressemble à la rubéole. L'incubation est de 8 à 10 jours. Il s'agit d'une maladie éruptive bénigne, qui se présente sous forme de petites taches rosées descendant des joues aux membres et au tronc. Elle régresse spontanément.

On peut hâter la guérison en donnant :
PULSATILLA 9 CH,
3 granules trois fois par jour,
pendant 5 ou 6 jours.

Cette maladie ressemble également à la sixième maladie, ou **roséole infantile** (VOIR CE MOT).

CIRCONCISION

VOIR **VERGE.**

CLAUSTROPHOBIE

VOIR **COMPORTEMENT.**

CLIGNEMENTS DES YEUX

VOIR **TICS.**

CŒLIAQUE (MALADIE)

LA MALABSORPTION DE CERTAINES FARINES

Il s'agit d'une maladie du nourrisson due à l'intolérance à une protéine particulière, la gliadine, contenue dans les céréales, et plus spécialement dans la partie de celles-ci appelée gluten. Elle apparaît quelques semaines à quelques mois après l'introduction des farines dans l'alimentation. Elle est la conséquence d'une prédisposition génétique.

Le nourrisson a des selles volumineuses, pâteuses, graisseuses, fréquentes, d'odeur fétide. Son ventre est flasque ou ballonné, son thorax étroit. Il a un retard de taille et de poids. Ses membres sont grêles. Il est pâle, anémique, apathique, voire triste. Il n'a pas faim. Cela est le tableau complet. Mais le mécanisme de la maladie (intolérance à la gliadine) est bien connu des médecins, et, de nos jours, on voit surtout des formes frustes car l'on sait détecter précocement la maladie.

PROSCRIRE LES FARINES CONTENANT DE LA GLIADINE

Le traitement consiste avant tout en un régime excluant la gliadine du gluten. On doit proscrire les produits à base de blé, de seigle, d'avoine, d'orge : pain, pâtes, pâtisseries, plats cuisinés tout prêts.
Le pédiatre donnera la liste des produits du commerce ne contenant pas de gliadine et indiquera le régime à faire suivre à l'enfant jusqu'à l'âge de 5 ans environ.
Ensuite, on pourra introduire progressivement les farines classiques, sous surveillance médicale. Un jour, l'enfant pourra manger de tout, sans risque.

Traitement homéopathique

En plus du régime, un traitement homéopathique permettra de garantir un bon état général. **LYCOPODIUM CLAVATUM, PHOSPHORUS, SILICEA** sont les médicaments les plus indiqués selon les cas. Consulter.

En attendant la consultation, donner à l'enfant :

CHINA RUBRA 5 CH,
3 granules trois fois par jour.

Prévention

Le régime sans gluten est non seulement utile pour faire disparaître les symptômes, mais il est le principal traitement préventif de l'incidence de la maladie sur l'état général.

VOIR AUSSI **GÉNÉTIQUES (MALADIES).**

CŒUR

En cas de palpitations

ACONITUM NAPELLUS 9 CH,
3 granules tous les quarts d'heure ou toutes les demi-heures, tout en demandant l'avis d'un médecin.

En cas de souffle au cœur

La surveillance médicale est indispensable. Il faut seulement savoir que :

NAJA TRIPUDIANS 9 CH,
3 granules trois fois par jour, pendant quelques mois, améliore l'état général des porteurs de souffle cardiaque (enfants ou adultes).

Le rhumatisme articulaire aigu (VOIR **Rhumatismes**) ne se rencontre presque plus ; ses complications cardiaques sont exceptionnelles. En cas de souffle dû à une malformation cardiaque, une opération est souvent nécessaire.

Si elle est repoussée à une date ultérieure, donner à l'enfant :

ARNICA MONTANA 12 CH,
1 dose deux fois par semaine jusqu'à la date de l'intervention.

Lorsque le moment de l'opération est arrivé, se reporter à la rubrique **Intervention chirurgicale.**

Il existe des souffles cardiaques sans gravité que le médecin entend à l'auscultation sans que l'enfant ne soit pour autant porteur d'une malformation ou de séquelles de rhumatisme articulaire aigu. Fréquent, ce type de souffle, dit anorganique, n'empêche pas l'enfant de mener une vie tout à fait normale.

Le sport chez l'enfant cardiaque

L'autorisation de pratiquer une activité sportive doit faire l'objet d'une concertation entre le cardiologue et les parents. S'il est grand, l'enfant donnera également son avis. Cela permettra de choisir le sport adapté au cas particulier. Beaucoup d'enfants peuvent faire du sport (sous contrôle médical), ce qui est très bénéfique puisque le cœur est ainsi entraîné à l'effort.

COLÉREUX (ENFANT)

VOIR COMPORTEMENT.

COLIBACILLOSE

VOIR URINAIRE (INFECTION).

COLIQUE ABDOMINALE

VOIR VENTRE (MAL DE).

COLIQUE HÉPATIQUE

Elle est exceptionnelle chez l'enfant.

COLIQUE NÉPHRÉTIQUE

Les **calculs** (VOIR CE MOT) des voies urinaires peuvent exister chez l'enfant. S'ils provoquent des douleurs, ou coliques néphrétiques, mettre dans un grand verre d'eau 5 granules de chacun des médicaments suivants :

ARNICA MONTANA 9 CH,
BELLADONNA 9 CH,
BERBERIS VULGARIS 9 CH,
CALCAREA CARBONICA 9 CH,
LYCOPODIUM CLAVATUM 9 CH,
OCIMUM CANUM 9 CH,
PAREIRA BRAVA 9 CH.
Agiter énergiquement et donner 1 cuillerée à café de quart d'heure en quart d'heure ou d'heure en heure, selon l'intensité de la douleur.

Prévention

Veiller à ce que l'enfant boive régulièrement. Il faut être particulièrement vigilant en été.

COLITE

L'INFLAMMATION DU GROS INTESTIN

La colite est une inflammation du gros intestin qui se voit chez le grand enfant ou l'adolescent anxieux. Douleurs et constipation (ou bien alternance de diarrhée et de constipation) en sont les principaux symptômes. Le diagnostic est confirmé par la radiographie simple de l'abdomen et l'échographie.

Le traitement de fond par un médecin homéopathe est indispensable.

En attendant la consultation, donner :

MAGNESIA PHOSPHORICA 9 CH,
NATRUM SULFURICUM 9 CH,
THUYA OCCIDENTALIS 9 CH,
3 granules de chaque trois fois par jour.

Prévention

Pendant les crises, il faut réduire la consommation de crudités, choux, féculents, desserts lactés. En dehors des crises, l'alimentation doit être normale.

VOIR AUSSI NERVOSITÉ.

Colonie de vacances

Il pleure au moment de quitter ses parents

C'est peut-être la première fois qu'il (elle) quitte le milieu familial. Il s'accroche un peu aux bras de ses parents. 3 granules de **PULSATILLA 9 CH** l'aideront à mieux vivre les premières heures de la séparation.

COLONNE VERTÉBRALE

Des déformations de la colonne vertébrale peuvent se voir à tout âge, mais principalement au moment de la puberté.

La scoliose

C'est la déformation de la colonne sur le plan latéral (déformation en « s »), avec rotation de certaines vertèbres sur leur axe. Lorsque l'enfant est penché en avant, on remarque une élevure à droite ou à gauche de la région incurvée. La scoliose est plus fréquente chez les filles que chez les garçons.

La cyphose
C'est l'arrondissement (en particulier au niveau du dos), ou courbure à convexité postérieure, c'est-à-dire d'avant en arrière.

La lordose
C'est au contraire le creusement (en particulier de la région lombaire), ou courbure à concavité postérieure. Quelquefois, il s'agit simplement d'une mauvaise attitude, dite attitude scoliotique, pas toujours facile à corriger par la simple remontrance (« Tiens-toi droit » est une formule qui a déçu plus d'un parent), ni par la gymnastique corrective (car l'enfant ne s'applique que pendant la séance chez le kinésithérapeute et oublie ensuite ce qu'il a appris). Mais de toute façon ce n'est pas grave.

Traitement

S'il s'agit d'une authentique déformation, en particulier d'une scoliose, le chirurgien orthopédique spécialisé est seul à même de surveiller le cas et de décider de la meilleure thérapeutique : plâtre (rarement utilisé de nos jours), corset plastifié, gymnastique, opération. L'homéopathe interviendra en complément pour aider l'enfant ou l'adolescent à supporter un traitement long et difficile.

- **En cas de plâtre ou de corset plastifié**
  ARNICA MONTANA 12 CH,
  1 dose par semaine, tout au long du traitement.
- **En cas d'intervention chirurgicale, voir la rubrique correspondante.**

La maladie de Scheuermann, ou épiphysite de croissance
Il s'agit d'une maladie bénigne de l'adolescence, sorte de trouble de croissance des vertèbres, qui sont déformées et parfois douloureuses. Contrairement à la scoliose, elle se voit surtout chez les garçons, entre l'âge de 14 et 17 ans.

Donner :
CALCAREA PHOSPHORICA 6 DH,
2 comprimés trois fois par jour, systématiquement pendant quelques mois.

Ajouter :

- **Si les douleurs sont calmées par le mouvement**
  RHUS TOXICODENDRON 9 CH,
  3 granules trois fois par jour.
- **Si les douleurs sont aggravées par le mouvement**
  BRYONIA ALBA 9 CH,
  3 granules trois fois par jour.

Non traitée, la maladie de Scheuermann peut aboutir à une cyphose. Une surveillance médicale est donc recommandée.

Prévention

Le dépistage précoce permet de traiter l'enfant avant que n'apparaissent des déformations importantes de la colonne vertébrale. Il faut donc signaler au médecin toute anomalie dans la façon dont il se tient, quitte à apprendre qu'il s'agit en fait d'une simple attitude et non d'une altération organique.

COMPLEXE

VOIR **COMPORTEMENT.**

COMPORTEMENT

Agité
VOIR **HYPERACTIF (ci-dessous).**

Agressif
L'enfant qui cherche l'affrontement – en paroles ou en gestes – sera calmé par 3 granules trois fois par jour de l'un des médicaments ci-après.

- S'il mord
  STRAMONIUM 9 CH.
- S'il jette tous les objets à la figure
  STAPHYSAGRIA 9 CH.
- S'il frappe
  MERCURIUS SOLUBILIS 9 CH.
- S'il jure
  ANACARDIUM ORIENTALE 9 CH.

- S'il dit « non » à tout
  HYOSCYAMUS NIGER 9 CH.

VOIR AUSSI L'ENFANT COLÉREUX, GROSSIER, OPPOSITION (ci-dessous).

Amour (besoin d')
Certains enfants se croient mal-aimés. Parfois, ils n'expriment pas cette impression. Parfois, ils réclament des marques particulières d'affection, des caresses. Ils demandent sans cesse : « M'aimes-tu ? » et s'arrangent pour obtenir un câlin supplémentaire. Il faut, bien sûr, entrer dans leur jeu, même si ce n'est pas toujours « le moment ».

S'ils sont insatiables, leur donner :
PULSATILLA 9 CH,
3 granules trois fois par jour, 20 jours par mois, pendant quelques mois.

Avaler (refuse d')
Certains enfants accumulent de la nourriture dans leur bouche sans l'avaler, ou bien l'avalent seulement de temps en temps, quand ils ne peuvent faire autrement. Il s'agit rarement d'une maladie organique en cours mais le plus souvent d'un trouble du comportement. Il faut rester calme, ne pas sembler accorder à cet état une attention particulière. Donner :
BARYTA CARBONICA 9 CH,
NATRUM MURIATICUM 9 CH,
3 granules de chaque trois fois par jour, 20 jours par mois, jusqu'à cessation.

Bagarreur
L'enfant trop bagarreur (un minimum d'agressivité vis-à-vis des frères et sœurs ou des camarades lui est nécessaire pour s'affirmer) sera calmé par :
MERCURIUS SOLUBILIS 9 CH,
3 granules trois fois par jour, 20 jours par mois, pendant quelques mois.

Berce (se)
Il se berce la nuit tout en dormant. Ce symptôme n'est pas grave mais bien agaçant pour les parents. Il faut savoir qu'il correspond à un sentiment de carence affective (peut-être imaginaire ?).

Donner à l'enfant :
PULSATILLA 9 CH,
3 granules au coucher, jusqu'à cessation.

Boudeur
C'est une façon pour l'enfant de montrer son mécontentement sans en donner la raison. Pour l'aider à mieux communiquer, lui donner 3 granules trois fois par jour, pendant quelques mois, du médicament sélectionné.

- **S'il a des sautes d'humeur (il boude de temps à autre)**
  IGNATIA AMARA 9 CH.
- **S'il boude de façon habituelle**
  NATRUM MURIATICUM 9 CH.

L'ENFANT CARACTÉRIEL : UN ENFANT QUI SOUFFRE

Un enfant caractériel est, selon la définition communément admise, un enfant ayant des troubles d'adaptation aux milieux qu'il fréquente (familial, scolaire, social), présentant une intensité pathologique. C'est surtout un enfant qui souffre, qui n'a pu trouver d'autres moyens de s'exprimer. Quelquefois il n'est pas aimé, quelquefois il l'est trop. Le plus souvent, il a l'impression de ne pas l'être. Cet enfant ne doit pas être classé comme irrécupérable. Il est indispensable de le montrer à un médecin, qui pourra l'aider par un traitement homéopathique de longue durée.
Les parents doivent également essayer de changer d'attitude envers lui, même s'ils ont l'impression d'avoir toujours agi pour le mieux. Il faudra du temps et beaucoup d'amour, même non payé de retour.
VOIR AUSSI CARACTÈRE.

Brise-tout

Il casse ses jouets et tout ce qu'on lui met dans la main :

STRAMONIUM 9 CH,
3 granules trois fois par jour, 20 jours par mois, pendant quelques mois, vous aideront à lui apprendre à se contrôler.

Capricieux

Donner 3 granules trois fois par jour, 20 jours par mois, pendant quelques mois, du médicament choisi.

- Si l'enfant exige un objet qu'il rejette aussitôt qu'il l'a obtenu **CHAMOMILLA VULGARIS 9 CH.**
- Si l'enfant pousse des soupirs pendant son caprice **IGNATIA AMARA 9 CH.**
- Si l'enfant a tendance à frapper sa tête contre le sol (sans paraître se faire mal) à chaque caprice **STRAMONIUM 9 CH.**

VOIR AUSSI L'ENFANT COLÉREUX.

Cheveux

L'enfant arrache et/ou mange ses cheveux. Cette tendance porte le nom de « trichotillomanie ». Donner le plus de soins affectifs possible et :

TARENTULA HISPANICA 9 CH,
3 granules trois fois par jour, 20 jours par mois, jusqu'à cessation.

Claustrophobie

Il n'aime pas être enfermé ou a peur dans les tunnels.

Lui donner :

ARGENTUM NITRICUM 9 CH,
3 granules chaque fois que la situation l'exige.

Complexe

Ce terme d'origine freudienne recouvre des situations variables que seul un médecin peut dénouer. On consultera à la fois un homéopathe et un pédopsychiatre (médecin psychologue pour enfants).

L'ENFANT COLÉREUX

La colère (mouvement d'humeur qui se situe à un degré au-dessus de l'irritabilité) est une réaction nécessaire à l'enfant : au cours de l'éducation qu'il reçoit, il éprouve parfois le besoin de voir jusqu'où il peut aller. C'est un moyen comme un autre de tester la réaction des parents. Ceux-ci doivent rester calmes et négliger une petite colère. En revanche, l'enfant irascible recevra :

NUX VOMICA 9 CH,
3 granules trois fois par jour, 20 jours par mois, pendant quelques mois.

VOIR AUSSI CAPRICIEUX (ci-dessus), IRRITABLE (ci-dessous).

Confiance en soi (manque de)

À l'enfant qui manque de confiance en lui, donner 3 granules trois fois par jour, 20 jours par mois, pendant quelques mois du médicament choisi.

- S'il recommence plusieurs fois ses devoirs **SEPIA OFFICINALIS 9 CH.**
- S'il juge mal le résultat de ce qu'il fait, dit qu'il n'y arrivera pas alors qu'il réussit très bien lorsqu'on le pousse un peu **SILICEA 9 CH.**

Cruel avec les animaux

VOIR ANIMAL FAMILIER.

Désobéissant

VOIR OPPOSITION (ci-dessous).

Douillet

L'enfant qui ne supporte pas la moindre douleur sera calmé par :

CHAMOMILLA VULGARIS 9 CH,
3 granules chaque fois qu'il se plaint.

Exubérant

VOIR MOQUEUR (ci-dessous).

Feu (tendance à mettre le)
L'enfant qui est fasciné par le feu recevra seulement des conseils éclairés de prudence.

L'enfant pyromane commet un acte sérieux et doit recevoir un traitement :

HEPAR SULFURIS CALCAREUM 9 CH,
3 granules trois fois par jour, 20 jours par mois, pendant quelques mois.

Grognon
L'enfant jamais content sera calmé par :

ANTIMONIUM CRUDUM 9 CH,
3 granules trois fois par jour, 20 jours par mois, pendant quelques mois.

Grossier
Outre l'éducation, qui ne peut être trop rigide dans le contexte actuel (il ne peut avoir un vocabulaire différent de celui qu'il entend à l'école, à la télévision, dans les conversations courantes), l'enfant par trop grossier recevra :

ANACARDIUM ORIENTALE 9 CH,
3 granules trois fois par jour, 20 jours par mois, pendant quelques mois.

Hyperactif, agité, instable, touche-à-tout
L'enfant hyperactif ne tient pas en place, touche à tout, n'est pas capable d'avoir une activité suivie. Choisir un ou plusieurs des médicaments qui suivent, à raison de 3 granules de chaque trois fois par jour, 20 jours par mois, pendant quelques mois, en fonction du comportement.

L'ENFANT FUGUEUR

La fugue est un des moyens que peut utiliser un enfant ou un adolescent en conflit avec son entourage. Associée à d'autres troubles du comportement, elle est sujette à récidives. Elle mérite plus qu'un traitement homéopathique. Celui-ci sera cependant une aide précieuse :

LYCOPODIUM CLAVATUM 9 CH,
3 granules trois fois par jour, 20 jours par mois, pendant quelques mois.

- Si l'enfant hyperactif a des tics
  AGARICUS MUSCARIUS 9 CH.
- Si l'enfant est précipité dans tout ce qu'il fait
  ARGENTUM NITRICUM 9 CH.
- S'il n'a pas conscience du danger
  AURUM METALLICUM 9 CH.
- S'il s'agit d'un enfant irritable, exigeant, qui rejette les objets dès qu'il les a obtenus
  CHAMOMILLA VULGARIS 9 CH.
- S'il s'agit d'un enfant à l'intelligence vive, à la forte personnalité, opposant, qui n'a peur de rien, veut tout faire par lui-même
  LYCOPODIUM CLAVATUM 9 CH.
- S'il s'agit d'un enfant qui présente en outre une dyslexie
  LYCOPODIUM CLAVATUM 9 CH.
- S'il s'agit d'un enfant impulsif
  NUX VOMICA 9 CH.
- S'il s'agit d'un enfant querelleur, imaginatif
  SULFUR 9 CH.
  (Demander l'avis d'un homéopathe s'il est sujet à l'eczéma.)
- Si l'hyperactivité est calmée par la musique
  TARENTULA HISPANICA 9 CH.

Imaginatif, bâtisseur de châteaux en Espagne
À l'enfant qui prend ses désirs pour des réalités, affabule, raconte des histoires en les présentant comme si elles lui étaient arrivées, donner :

SULFUR 9 CH,
3 granules trois fois par jour, 20 jours par mois, pendant quelques mois.
(Demander l'avis d'un homéopathe s'il est sujet à l'eczéma.)

Impulsif
L'enfant réagit brutalement à toutes les situations, sans réfléchir, même s'il en a l'âge.

Lui donner :

NUX VOMICA 9 CH,
3 granules trois fois par jour, 20 jours par mois, pendant quelques mois.

Infantile, puéril

- **Il joue à des jeux de bébé, plus infantiles que ne le voudrait son âge réel**
  Lui donner :
  BARYTA CARBONICA 9 CH,
  3 granules trois fois par jour, 20 jours par mois, pendant quelques mois.

- **Il régresse, fait le bébé**

Par exemple, il réclame un biberon parce qu'il veut imiter la petite sœur ou le petit frère qui vient de naître. Jouer d'abord le jeu avant de lui donner :
  PULSATILLA 9 CH,
  3 granules trois fois par jour, pendant quelques jours.

Instabilité psychomotrice

VOIR HYPERACTIF (ci-dessus).

Irritable

Donner, au moment des accès, 3 granules trois fois par jour de l'un des médicaments suivants.

- S'il est irritable et capricieux
  CHAMOMILLA VULGARIS 9 CH.

- S'il est irritable au bord de la mer
  NATRUM MURIATICUM 9 CH.

- S'il est irritable au moment d'une crise de vers
  CINA 9 CH.

- S'il est irritable à la moindre cause avec impatience et autoritarisme
  NUX VOMICA 9 CH.

VOIR AUSSI CAPRICIEUX, L'ENFANT COLÉREUX (ci-dessus).

Kleptomane

VOIR VOLEUR (ci-dessous).

Lavé (déteste être)

VOIR HYGIÈNE DU NOURRISSON (BAIN).

Lent

La lenteur peut être constitutionnelle : dans ce cas, elle ne répondra pas à la thérapeutique.

L'ENFANT JALOUX

La jalousie provient du désir de l'enfant de surpasser ses frères et sœurs en matière d'affection parentale. Un peu de jalousie n'a rien d'anormal.
En cas de jalousie exagérée seulement, donner :
  HYOSCYAMUS NIGER 9 CH,
  3 granules trois fois par jour, 20 jours par mois, pendant quelques mois.

Au moment d'une naissance, laisser l'enfant plus grand se comporter « comme un bébé » s'il en manifeste le désir ; par exemple, en lui accordant le biberon réclamé. Ensuite, lui montrer progressivement les avantages qu'il y a à se comporter « comme un grand ».

Dans d'autres cas, un traitement homéopathique est possible, mais les médicaments entre lesquels il faut choisir sont nombreux. Consulter un médecin homéopathe.

Maladroit

Il faut consulter si un enfant habituellement adroit devient soudain malhabile, laisse tomber les objets.

Contre la maladresse habituelle, donner :
  NATRUM MURIATICUM 9 CH,
  3 granules trois fois par jour, 20 jours par mois, pendant 3 mois.

Masturbation

VOIR SEXUELS (PROBLÈMES).

Menteur

- **Avant l'âge de 7 ans**

Il ne s'agit pas de mensonge mais d'exploration systématique de l'imaginaire. L'enfant fabule parce qu'il ne connaît pas ses limites mais il n'a pas l'intention de tromper.

- **Au-delà de 7 ans**

On peut parler de mensonge. Cependant, il ne faut pas traiter directement l'enfant de menteur.

Mieux vaut essayer de comprendre pourquoi il choisit ce mode d'expression, quelle tension interne le pousse à agir de la sorte.

De plus, l'aider avec :

OPIUM 9 CH,
3 granules trois fois par jour, 20 jours par mois, pendant quelques mois.

Méticuleux

VOIR NOUVEAUTÉ (N'AIME PAS LA) (ci-dessous).

Moqueur

- **L'enfant « fait le pitre », amuse la classe ou la famille**
  HYOSCYAMUS NIGER 9 CH,
  3 granules trois fois par jour, 20 jours par mois, pendant quelques mois.
- **Il cherche à se faire remarquer, il est franchement exubérant**
  MOSCHUS 9 CH,
  3 granules trois fois par jour, 20 jours par mois, pendant quelques mois.

Mord

VOIR AGRESSIF (ci-dessus).

Mutisme

L'enfant replié sur lui-même, qui ne participe pas spontanément aux conversations ou aux activités du milieu familial, pourra bénéficier de :

NATRUM MURIATICUM 9 CH,
3 granules trois fois par jour, 20 jours par mois, pendant quelques mois.

VOIR AUSSI BOUDEUR (ci-dessus).

Nouveauté (n'aime pas la)

- **Il aime l'ordre, le rangement et tout ce qui l'enferme dans sa routine.**
  Lui donner :
  ARSENICUM ALBUM 9 CH,
  3 granules trois fois par jour, 20 jours par mois, pendant quelques mois.
- **L'enfant qui n'aime pas entreprendre une activité nouvelle pourra bénéficier de :**
  SEPIA OFFICINALIS 9 CH,
  3 granules trois fois par jour, 20 jours par mois, pendant quelques mois.

Ongles (se ronge les)

Cela ne se soigne pas par la répression mais en aidant l'enfant à chasser l'anxiété.

VOIR NERVOSITÉ.

Opposition

L'enfant qui dit systématiquement « non », conteste plus ou moins ouvertement, refuse d'obéir, a en même temps besoin de confiance en lui et de sécurité.

Sur le plan homéopathique, on peut l'aider avec :

LYCOPODIUM CLAVATUM 9 CH,
3 granules trois fois par jour, 20 jours par mois, pendant quelques mois.

Si cela ne suffit pas, consulter un médecin homéopathe.
L'opposition peut se traduire par trois perturbations essentielles : **anorexie, encoprésie** (**VOIR CES MOTS**), **retard scolaire** (**VOIR ÉCOLE**).

Orgueilleux

- **S'il veut toujours être le premier, particulièrement en classe**
  LYCOPODIUM CLAVATUM 9 CH,
  3 granules trois fois par jour, 20 jours par mois, pendant quelques mois ; cela le rendra plus simple avec l'entourage, sans diminuer ses résultats.
- **S'il se croit mieux que les autres à tous points de vue**
  PLATINA 9 CH,
  3 granules trois fois par jour, 20 jours par mois, pendant quelques mois.

Paresseux

La paresse n'existe pas. Il s'agit certainement d'un enfant fatigué, anxieux (en cas de paresse inhabituelle) ou dont l'éducation est encore à parfaire. La consultation d'un homéopathe permettra de l'aider.

Peureux

VOIR PEURS.

Pleurnichard

Si l'enfant pleure pour des bagatelles, lui donner :

PULSATILLA 9 CH,
3 granules trois fois par jour, 20 jours par mois, pendant quelques mois.

Précipité

S'il veut toujours avoir terminé ce qu'il entreprend presque avant de l'avoir commencé, le calmer avec :

ARGENTUM NITRICUM 9 CH,
3 granules trois fois par jour, 20 jours par mois, pendant quelques mois.

Pyromanie

VOIR FEU (TENDANCE À METTRE LE) (ci-dessus).

Rougit facilement

Un enfant émotif, qui rougit facilement, doit être aidé avec l'un des médicaments suivants, à raison de 3 granules trois fois par jour, 20 jours par mois, pendant quelques mois.

- **S'il rougit du visage**
  PULSATILLA 9 CH.
- **S'il rougit du cou et de la poitrine lors du déshabillage**
  NATRUM MURIATICUM 9 CH.

Bien sûr, il ne faut pas lui faire remarquer cette particularité émotive.

Susceptible, se vexe facilement

Lui donner :

STAPHYSAGRIA 9 CH,
3 granules trois fois par jour, 20 jours par mois, pendant quelques mois.

Tape sa tête contre les murs ou le plancher

Au cours d'un caprice, il se tape la tête sans avoir l'air de se faire mal. Le calmer avec :

STRAMONIUM 9 CH,
3 granules chaque fois qu'il est énervé.

Timide

L'enfant timide peut être aidé par un médecin homéopathe. Les principaux médicaments parmi lesquels celui-ci aura à choisir sont **BARYTA CARBONICA, NATRUM MURIATICUM, PULSATILLA, SEPIA, SILICEA.**

Touche-à-tout

VOIR HYPERACTIF (ci-dessus).

Urine sur lui

- **À l'enfant qui perd quelques gouttes d'urine dans son slip, donner :**
  CAUSTICUM 9 CH,
  3 granules trois fois par jour, jusqu'à cessation.
- **L'enfant mouille son lit la nuit**

VOIR ÉNURÉSIE.

Violent

VOIR AGRESSIF (ci-dessus).

IL SUCE ENCORE SON POUCE

Il a commencé à sucer son pouce au moment de la première éruption dentaire. C'était un moyen de soulager sa gencive enflammée. La persistance du phénomène correspond à un besoin de se rassurer. Il ne faut pas lui faire remarquer qu'il suce son pouce et ne pas être répressif. Il vaut mieux essayer de détourner le geste sans attirer son attention.

Ajouter :

PULSATILLA 9 CH,
3 granules matin et soir, aussi longtemps que nécessaire.

Au-delà de 5 ans, il faut soigner l'anxiété éventuelle.

VOIR NERVOSITÉ.

VOLEUR, CHAPARDEUR, KLEPTOMANE : TOUT DÉPEND DE L'ÂGE

Le jeune enfant n'a aucun sens de la propriété ; il s'empare de tout objet à sa portée sans avoir la notion, purement sociale, de vol. On ne peut parler de vol qu'après l'âge de 6 ans. Les vols au sein de la famille (il chipe de l'argent) doivent être pris en charge à huis clos. Ils traduisent le plus souvent une carence affective (imaginaire ou non). Les vols en milieu scolaire posent des problèmes qui concernent plus de personnes. Il faut être ferme, en raison du risque de contagion, mais rester discret chaque fois que c'est possible. Un traitement homéopathique peut aider.
En attendant la consultation, toujours nécessaire, donner :

SULFUR 9 CH,
3 granules trois fois par jour.
(Demander l'avis d'un homéopathe si l'enfant est sujet à l'eczéma.)

Prévention

L'enfant est guidé par ses émotions. La prévention des troubles du comportement passe par la communication afin de mieux comprendre ce qui se joue en lui et lui apprendre à gérer ses élans affectifs.

VOIR AUSSI APPÉTIT, ÉCOLE, NERVOSITÉ, PEURS, PUBERTÉ, SEXUELS (PROBLÈMES), SOMMEIL, SPASME DU SANGLOT, TICS, TRAC.

CONFIANCE EN SOI (MANQUE DE)

VOIR COMPORTEMENT.

CONGESTION PULMONAIRE

VOIR BRONCHOPNEUMOPATHIES.

CONJONCTIVITE

VOIR YEUX.

CONSTIPATION

Les laxatifs doivent être proscrits, à l'exception de l'huile de paraffine.

Constipation chronique
Si la constipation est chronique, consulter un médecin homéopathe.

Constipation passagère
Si la constipation est passagère, donner à l'enfant 3 granules trois fois par jour pendant quelques jours de l'un des médicaments qui suivent.

- Nécessité de gros efforts, même pour une selle molle
  ALUMINA 9 CH.
- Constipation au moment de l'adjonction des farines au régime du nourrisson
  BRYONIA ALBA 9 CH.
- L'enfant ne défèque pas quand il est sur son pot, mais une selle s'échappe quand il se remet debout
  CAUSTICUM 9 CH.
- Constipation par fissure anale
  GRAPHITES 9 CH.
- Grosses selles avec traînées de mucus
  GRAPHITES 9 CH.
- Constipation avec faux besoins inefficaces
  NUX VOMICA 9 CH.
- Constipation avec douleurs dans le ventre
  NUX VOMICA 9 CH.
- Aspect de billes rondes comme des crottes de mouton
  MAGNESIA MURIATICA 9 CH.
- Constipation par peur d'aller aux toilettes
  ARGENTUM NITRICUM 9 CH.

ÉDUQUER SANS « DRESSER »

Le bébé nourri au sein a plusieurs selles par jour, de couleur jaune clair. Celui élevé au biberon en a un peu moins, sans qu'il soit possible de donner de chiffres précis, puisque cela varie d'un nourrisson à l'autre. Exceptionnelle chez le nourrisson (la mise en place du thermomètre suffit à déclencher le réflexe), la constipation doit alors motiver une consultation (après 24 heures sans selle). En effet, il ne faut pas négliger l'éventualité d'une cause organique (fissure anale, hernie, mégacôlon, intolérance au lait, etc.).
La mise sur le pot (vers 1 an) ne doit pas correspondre à un « dressage » mais à une éducation, tranquille, et sans inculquer la peur de ne pas évacuer. Une selle tous les 2 jours est acceptable si l'enfant se porte bien.

Le suppositoire ?
Le suppositoire à la glycérine, parfaitement anodin, est autorisé à condition qu'il ne devienne pas une nécessité réflexe.

Le lavement évacuateur
Le lavement peut être utilisé, à titre exceptionnel, si les petits moyens mentionnés cidessus ont échoué. Mettre 10 à 20 ml d'huile de paraffine dans 50 cl d'eau tiède bouillie.

Conseils diététiques pour un enfant constipé

Il faut lui donner des jus de fruits, des légumes frais. Chez le grand enfant, on peut ajouter des pruneaux, de la rhubarbe.

VOIR AUSSI ANUS (PROLAPSUS RECTAL).

CONTESTATION

VOIR COMPORTEMENT (OPPOSITION).

CONTRACEPTION

Pour les problèmes de contraception lors de l'adolescence,

VOIR PUBERTÉ.

CONTUSIONS

VOIR BLESSURES.

CONVALESCENCE

Après une maladie infectieuse, donner à l'enfant :

AVIAIRE 9 CH,
PULSATILLA 9 CH,
SULFUR IODATUM 9 CH,
3 granules de chaque trois fois par jour, pendant 15 jours.

CONVULSIONS

UN ENFANT NORMAL PEUT AVOIR DES CONVULSIONS FÉBRILES

Des convulsions peuvent se produire chez un enfant normal et jusque-là bien portant lorsque la température corporelle dépasse 40 °C. Les membres sont pris de secousses, les yeux tournent, l'enfant est sans conscience, mais au bout de quelques minutes tout rentre dans l'ordre.
Ce tableau est très impressionnant ; il n'y aura pas de suites graves si l'on agit efficacement, et dans l'ordre suivant :

- garder son sang-froid ;
- appeler le médecin ;
- mettre l'enfant dans un bain inférieur de 1 °C à sa température corporelle, et l'y laisser jusqu'à l'arrivée du médecin, en maintenant l'eau du bain à bonne température ;
- mettre sous la langue de l'enfant, quel que soit son âge :
  BELLADONNA 5 CH,
  3 granules toutes les 2 minutes.

Les convulsions sont dues à une réaction du système nerveux à la fièvre. Elles se produisent chez 3 à 4 % des enfants entre 1 et 5 ans. Dans la plupart des cas, il n'y a pas de lésion, et l'on ne devra redouter aucune séquelle.

Les autres causes

Les causes purement nerveuses existent, en particulier le **spasme du sanglot** (VOIR CE MOT).

Les causes plus graves de convulsions sont l'**encéphalite**, l'**épilepsie**, la **méningite**, les **intoxications** accidentelles, la **vaccination** anticoquelucheuse (VOIR CES MOTS).

COQUELUCHE

IL MÉDITE SA QUINTE

Maladie infectieuse due au bacille de Bordet-Gengou, la coqueluche se caractérise, après une incubation de 1 à 2 semaines, par des accès de toux.

L'enfant commence par se tenir immobile car il sent venir l'accès (il « médite » sa quinte), puis il a de cinq à vingt secousses expiratoires, enfin il vomit des aliments ou des glaires ressemblant à du blanc d'œuf. Habituellement, il n'a pas de fièvre. Son visage est congestionné, son thorax se bloque. Quand il commence à étouffer, une reprise inspiratoire bruyante a lieu : c'est le « chant du coq ». L'état général reste bon, quoique l'enfant puisse être fatigué par sa toux.

La coqueluche du nourrisson

La coqueluche peut être grave chez l'enfant de moins de 1 an. Il n'y a pas d'immunité transmise par la mère : un nouveau-né peut contracter la coqueluche. On évitera donc à tout prix qu'il soit en contact avec des enfants porteurs de la maladie, du moins s'il n'est pas vacciné. En cas de coqueluche chez un nourrisson, consulter un médecin homéopathe, car si on laisse évoluer l'affection, l'état général sera atteint.

La coqueluche du grand enfant

Il est préférable de consulter, mais on peut essayer, si les circonstances l'imposent, d'utiliser les médicaments qui suivent. Choisir un ou plusieurs des médicaments indiqués et donner 3 granules de chaque trois fois par jour, jusqu'à guérison.

- En cas de quintes entrecoupées de périodes de somnolence
  ANTIMONIUM TARTARICUM 9 CH.
- Si le larynx est très douloureux
  BELLADONNA 9 CH.
- Mucus épais et incolore pendant la quinte
  COCCUS CACTI 9 CH.
- L'enfant étouffe avant la quinte, son visage devient pourpre pendant celle-ci
  CORALLIUM RUBRUM 9 CH.
- Si les quintes sont calmées par une boisson froide
  CUPRUM METALLICUM 9 CH.
- En cas de « chant du coq »
  DROSERA ROTUNDIFOLIA 9 CH.
- En cas de saignement de nez pendant la quinte
  DROSERA ROTUNDIFOLIA 9 CH.
- Nausées ou vomissements en fin de quinte
  IPECA 9 CH.
- Éructations pendant la quinte
  SANGUINARIA CANADENSIS 9 CH.
- Larmoiement ou éternuements pendant la quinte
  SQUILLA MARITIMA 9 CH.
- Toux rauque comme un aboiement
  SPONGIA TOSTA 9 CH.

Prévention

Lorsqu'on a la notion de contact avec un enfant coquelucheux (la transmission se fait directement par les gouttelettes émises lors de la toux, surtout au début de la maladie), administrer :

PERTUSSINUM 9 CH,
3 granules trois fois par jour, pendant 3 semaines.

Toux coqueluchoïde
Toux ressemblant à celle de la coqueluche, réapparaissant à chaque rhume pendant les années qui suivent la véritable coqueluche.

Donner à l'enfant :
IPECA 9 CH,
3 granules trois fois par jour, jusqu'à guérison.

Évolution

Correctement soignée par l'homéopathie, la coqueluche guérit rapidement (en 1 à 3 semaines au lieu de 4 à 10). Il n'y a pas de complications. On ne doit pas redouter le passage à la bronchite ou à l'asthme (qui peuvent se voir après un traitement classique).
Après avoir contracté la coqueluche, l'enfant est immunisé ; cependant, il peut y avoir épuisement tardif des anticorps et récidive chez le sujet âgé.
Les parents qui n'ont pas eu la coqueluche risquent de la contracter. Ils peuvent consulter pour eux-mêmes le paragraphe **Prévention** ci-dessus.

CORPS ÉTRANGER

Dans l'œil
VOIR YEUX.

Dans les voies aériennes
VOIR ASPHYXIE.

CORYZA

VOIR RHUME.

CORYZA SPASMODIQUE

VOIR RHUME DES FOINS.

COUP DE CHALEUR

VOIR CHALEUR (COUP DE).

COUP DE SOLEIL

VOIR SOLEIL.

COUPS

VOIR BLESSURES.

COUPURE

VOIR BLESSURES.

COXITE TRANSITOIRE

VOIR RHUME DE HANCHE.

CROISSANCE

Retard de croissance
VOIR RETARD.

Poussée de croissance
Pour fortifier un enfant qui fait une poussée soudaine de croissance, donner :
CALCAREA PHOSPHORICA 9 CH,
3 granules trois fois par jour pendant 2 ou 3 mois.

« Douleurs de croissance »
Expression fréquemment employée, correspondant à quelques douleurs anodines chez

LE COUDE : ATTENTION, FRAGILE !

Il arrive parfois un petit incident qui impressionne les parents, alors qu'il est parfaitement bénin : la pronation douloureuse du coude. Un enfant de 1 à 5 ans donnant la main à un adulte bute soudain sur un objet à terre, ou manque de tomber dans le caniveau depuis le bord du trottoir. On le retient en tirant verticalement sur son bras. Cela déplace très légèrement la tête du radius (un des deux os de l'avant-bras). À partir de cet instant, l'enfant a mal au coude et ne peut plus le plier. Un geste très simple, que les médecins connaissent bien, guérira instantanément cette impotence en remettant en place la tête du radius. Avant la manipulation, on peut donner à l'enfant :
ARNICA MONTANA 9 CH,
3 granules.

Les crèches et l'homéopathie

Les crèches constituent un service collectif indispensable pour les parents qui travaillent et ont un enfant de moins de 3 ans, mais aussi un lieu de contagion malgré les précautions qui y sont prises. En particulier, la rhinopharyngite s'y transmet facilement.

Il est donc recommandé de consulter un médecin homéopathe pour un traitement de terrain avant toute mise à la crèche, même si l'enfant se porte bien.

VOIR AUSSI **VACCINATION.**

un enfant en période de croissance plutôt que directement liées à la croissance.
Il s'agit d'un diagnostic que le médecin peut porter après élimination des autres causes de douleurs articulaires.

Donner :

CALCAREA PHOSPHORICA 9 CH,
3 granules trois fois par jour, pendant 3 mois.

VOIR AUSSI **COLONNE VERTÉBRALE (MALADIE DE SCHEUERMANN).**

CROUP

VOIR **DIPHTÉRIE, LARYNGITE.**

CROÛTES DE LAIT

VOIR **CHEVELU (CUIR).**

CRYPTORCHIDIE

VOIR **TESTICULES.**

CURES THERMALES

Pour certaines maladies comme l'asthme, les cures thermales sont un bon complément du traitement homéopathique. Elles parachèvent la guérison.

CYANOSE

UN MANQUE D'OXYGÈNE

Lorsque la peau d'un enfant (spécialement au niveau des lèvres et des doigts) prend des reflets bleutés, c'est un signe de raréfaction de l'oxygène sanguin. Un diagnostic médical s'impose d'urgence (avec en particulier un bilan cardio-pulmonaire).

Pendant le transport de l'enfant à l'hôpital, on peut lui faire sucer sans crainte, quel que soit son âge :

CARBO VEGETABILIS 5 CH,
3 granules.

CYPHOSE

VOIR **COLONNE VERTÉBRALE.**

CYSTITE

VOIR **URINAIRE (INFECTION).**

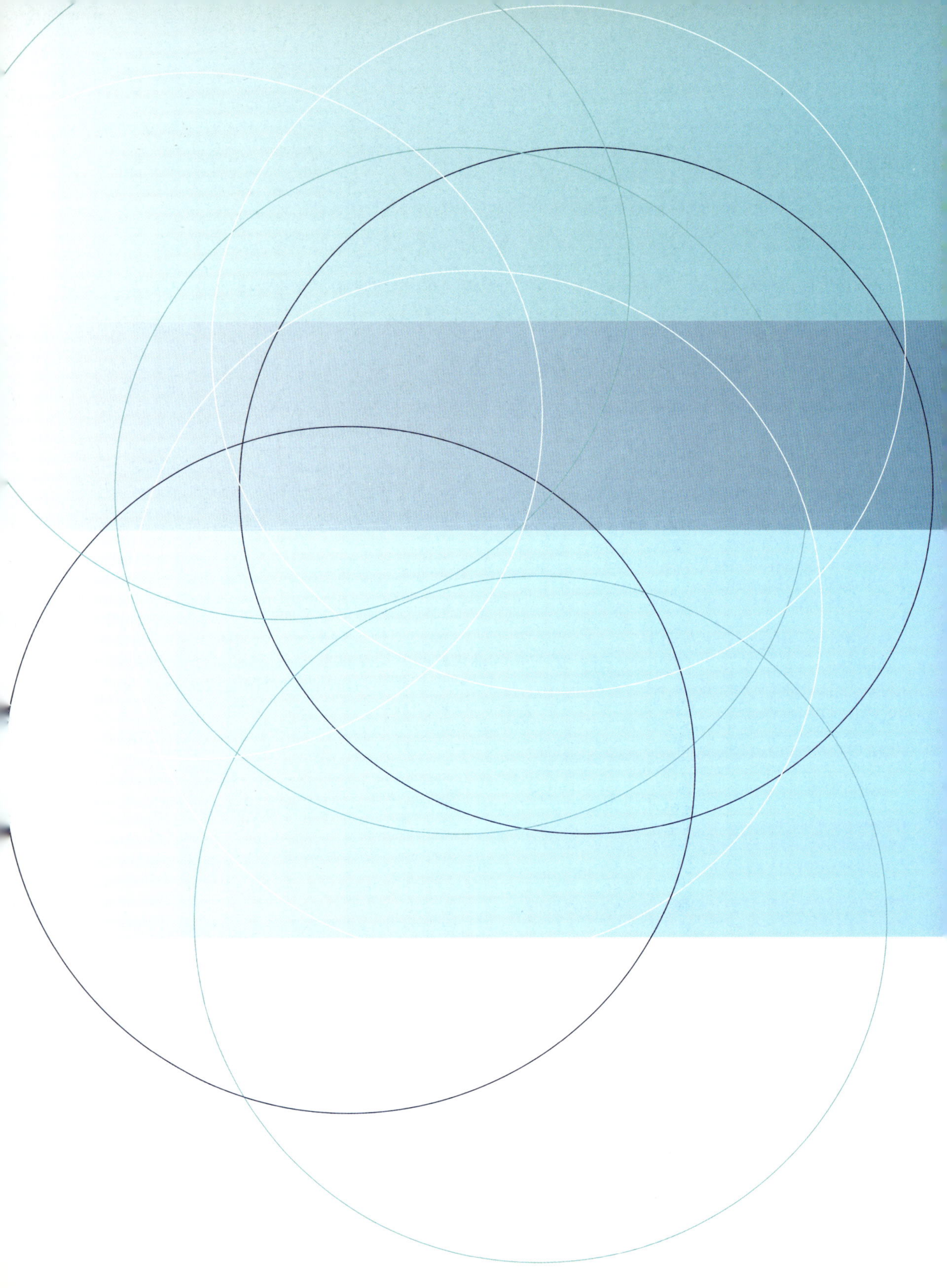

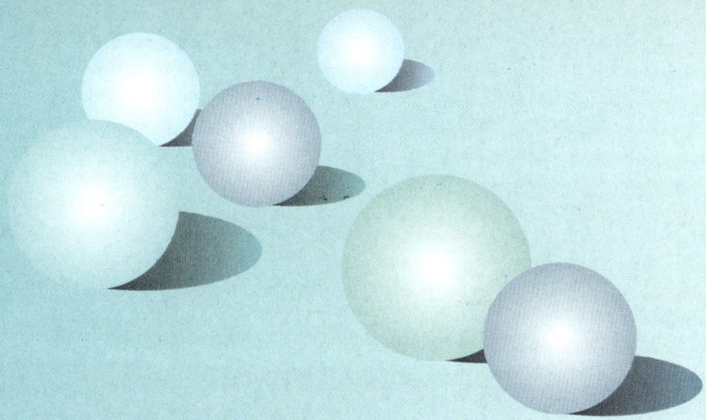

D

DANSE DE SAINT-GUY

VOIR **CHORÉE.**

DARTRES

DES CROÛTES SUR LES JOUES

Il s'agit d'éruptions croûteuses bénignes, de forme variable, avec une légère desquamation, siégeant avant tout sur les joues de l'enfant. Il y a peu de démangeaisons, ce qui permet de distinguer les dartres de l'eczéma.
La cause en est un microbe, le streptocoque, parfois des champignons microscopiques, parfois les deux simultanément.

Traitement homéopathique

GRAPHITES 9 CH,
MEZEREUM 9 CH,
3 granules de chaque trois fois par jour, jusqu'à disparition.

Localement

Appliquer de la pommade au **CALENDULA**, une ou deux fois par jour.

DÉBILITÉ MENTALE

VOIR **RETARD (RETARD MENTAL).**

DÉLIRE

Le délire fébrile
Le seul délire véritablement accessible à la thérapeutique homéopathique est celui qui accompagne une forte fièvre (au-dessus de 40 °C). Il est plus spectaculaire que dangereux.

Donner à l'enfant :
BELLADONNA 9 CH,
3 granules tous les quarts d'heure ou toutes les heures, jusqu'à cessation.

Le baigner pendant 10 ou 15 minutes dans une eau inférieure de 1 °C à sa température corporelle (VOIR **Fièvre**).

Les autres formes de délire
Elles sont très rares chez l'enfant.

VOIR AUSSI **PSYCHOSE.**

Délinquance juvénile

On peut présenter le jeune délinquant (toute personne en dessous de 18 ans ayant commis une infraction à la loi) au médecin homéopathe. Le traitement de terrain constituera une aide parmi d'autres (familiale, sociale) pour tenter de le sauver.
Seront à considérer pour établir un pronostic :
- le caractère exceptionnel ou itératif des délits ;
- leur ancienneté ;
- la reconnaissance ou non par le jeune délinquant du caractère délictueux de ses actes ;
- les éventuels troubles névrotiques associés ;
- la personnalité – introverti ou extraverti, suiveur ou chef de bande, agressif ou révolté ;
- l'ambiance familiale, avant et après le délit.

VOIR AUSSI **COMPORTEMENT, DROGUE.**

DÉMANGEAISON

VOIR PRURIT.

DÉMINÉRALISATION

UN MANQUE DE SELS MINÉRAUX

Il s'agit d'un manque ou d'une mauvaise utilisation des sels minéraux contenus dans l'alimentation. On remarque en particulier des taches blanches sur les ongles. On peut soigner la déminéralisation par l'homéopathie, mais les taches ne disparaissent que lorsqu'elles atteignent le bord libre des ongles. Cela demande quelques mois.

Donner :

CALCAREA PHOSPHORICA 6 DH,
NATRUM MURIATICUM 6 DH,
2 comprimés de chaque, aux deux principaux repas, 20 jours par mois, pendant 4 mois.

VOIR AUSSI DENTS, RACHITISME.

DENTS

SI JEUNE, ET DÉJÀ DES ENNUIS DENTAIRES !

Les dents sortent entre 6 et 30 mois. Généralement les premières sont les deux dents du milieu en bas (incisives). La gencive commence à bomber et l'on sent, sous un doigt bien propre et délicat, un durcissement. Parfois l'éruption dentaire s'accompagne d'une légère fièvre, l'enfant a tendance à grogner et son sommeil est agité, ou bien il a un peu de diarrhée, une légère perte d'appétit, une respiration un peu lourde (appelée à tort « bronchite dentaire »). La joue est rouge du côté de l'éruption.

Dans ce cas, donner, selon le trouble accompagnateur, 3 granules trois fois par jour, d'un ou de plusieurs des médicaments suivants.

- Fièvre
  ACONITUM NAPELLUS 9 CH.
- Douleur dentaire
  CHAMOMILLA VULGARIS 9 CH.
- Joue rouge
  CHAMOMILLA VULGARIS 9 CH.
- Diarrhée
  PODOPHYLLUM PELTATUM 9 CH.
- Toux ou respiration difficile
  CHAMOMILLA VULGARIS 9 CH.

Quand les dents tardent à sortir

Qu'il s'agisse de la sortie des premières dents ou du remplacement des dents de lait par les dents définitives (la première est une molaire, vers l'âge de 6 ans), on peut avoir à donner, pour favoriser le processus :

CALCAREA CARBONICA 9 CH,
SILICEA 9 CH,
3 granules de chaque, trois fois par jour, pendant 1 ou 2 mois.

Les malpositions dentaires

Si les dents définitives ne poussent pas droit, il est bon de montrer assez précocement l'enfant à un dentiste spécialisé. Il demandera peut-être à ne revoir l'enfant que quelques années plus tard, mais il vaut mieux consulter à temps.

- En attendant le traitement orthodontique (méthode de redressement)
  CALCAREA FLUORICA 12 CH,
  1 dose par semaine, jusqu'à la pose de l'appareil.
- Lorsque l'appareil de redressement est en place
  ARNICA MONTANA 12 CH,
  1 dose par semaine, pendant toute la durée du traitement.

Les caries dentaires

Petits points noirâtres attaquant l'émail dentaire et menaçant de devenir des cavités, les caries dentaires sont très fréquentes : 4 enfants sur 10 de moins de 3 ans en sont atteints, ce qui est plus gênant que grave ; mais également 9 adolescents sur 10 à l'âge de 15 ans, et il s'agit là de dents définitives (que les caries multiples risquent de rendre... provisoires).
Les caries dentaires ont une origine infectieuse, elle-même due à une mauvaise hygiène bucco-dentaire.

Prévention

Elle doit être un souci majeur ; elle se fera par :
- le brossage régulier des dents dès le plus jeune âge, deux fois par jour (après les repas), en passant la brosse à dents (douce) dans tous les recoins et interstices ;
- la consommation limitée des bonbons et des sucreries de toutes sortes qui favorisent le développement des microbes ;
- l'élimination de la plaque dentaire (film fait de débris alimentaires sucrés qui tend à recouvrir l'émail) par utilisation d'un hydropulseur ;
- la surveillance régulière de l'hygiène dentaire par le dentiste (tous les 6 mois à partir de l'âge de 4 ans) ;
- l'utilisation d'une pâte dentifrice fluorée qui empêche le développement des microbes et renforce la qualité de l'émail dentaire.

En cas de carie déjà installée, la meilleure solution est de consulter un dentiste homéopathe.

En attendant, on peut donner 3 granules trois fois par jour de l'un des médicaments suivants.

- **Si l'émail dentaire est abîmé**
  CALCAREA FLUORICA 9 CH.
- **Si les dents cariées sont noires**
  KREOSOTUM 9 CH.
- **Si les dents cariées sont grises**
  MERCURIUS SOLUBILIS 9 CH.

L'abcès dentaire

Donner à l'enfant :
MERCURIUS SOLUBILIS 9 CH,
3 granules trois fois par jour, jusqu'à guérison.

Si l'abcès traîne un peu à guérir, ajouter :
SILICEA 9 CH,
3 granules trois fois par jour, jusqu'à guérison.

Les douleurs dentaires

Sans présumer de la cause (qui devra être soignée par un dentiste), donner à l'enfant 3 granules trois fois par jour ou toutes les heures, selon l'intensité, de l'un des médicaments suivants.

- **Pour les douleurs améliorées par l'eau chaude**
  ARSENICUM ALBUM 9 CH.
- **Pour les douleurs très violentes, insupportables**
  CHAMOMILLA VULGARIS 9 CH.
- **Pour les douleurs aggravées en parlant**
  CHAMOMILLA VULGARIS 9 CH.
- **Pour les douleurs améliorées par l'eau froide**
  COFFEA CRUDA 9 CH.
- **Pour les douleurs poussant l'enfant à se frotter la joue**
  MERCURIUS SOLUBILIS 9 CH.

Localement

Appliquer sur la gencive, au niveau de la dent douloureuse, quelques gouttes de **PLANTAGO T.M.**, dilué dans un peu d'eau jusqu'à l'âge de 5 ans, pur au-delà de cet âge.

VOIR AUSSI JOUES.

La fluxion dentaire

Si la joue est gonflée, donner en attendant les soins du dentiste :
MERCURIUS SOLUBILIS 9 CH,
3 granules trois fois par jour.

Pour préparer à une extraction dentaire

ARNICA MONTANA 9 CH,
GELSEMIUM SEMPERVIRENS 9 CH,
3 granules de chaque trois fois par jour, en commençant la veille.

Si l'enfant grince des dents la nuit (bruxisme)

Lui glisser dans la bouche :
BELLADONNA 9 CH,
3 granules tous les soirs au coucher, jusqu'à cessation.

DÉPRESSION NERVEUSE

UNE TRISTESSE INHABITUELLE

Rare chez l'enfant sous la forme qu'elle revêt chez l'adulte, elle est difficile à diagnostiquer.

La dépression nerveuse est masquée par un laisser-aller, une fatigue anormale, des larmes sans motif, une tristesse inhabituelle, une irritabilité, un changement d'habitudes alimentaires, un désintérêt pour ce qui lui plaît habituellement, une inhibition intellectuelle, des difficultés scolaires, des troubles du sommeil, un **comportement** (VOIR CE MOT) inattendu, des peurs diverses, des pensées négatives. C'est le changement dans la façon de vivre qui doit alerter. En tout cas, la dépression nerveuse de l'enfant existe bel et bien, contrairement à ce que l'on croyait autrefois. Il faut rechercher la cause dans le milieu familial (deuil en particulier) ou scolaire, avant de penser à un trouble de la personnalité.

Le traitement homéopathique

S'il est pris à temps (le plus près possible du début), il permet de venir rapidement à bout de cet état. Il remonte l'humeur de l'enfant en l'aidant à résoudre son problème, sans le masquer comme le ferait un traitement allopathique.

En attendant la consultation, toujours nécessaire, on peut donner à l'enfant 3 granules trois fois par jour de l'un des médicaments suivants.

- Tristesse avec désespoir de guérir
  ARSENICUM ALBUM 9 CH.
- Il dessine des tombes ou un cimetière
  ARSENICUM ALBUM 9 CH.
- Idées de suicide
  AURUM METALLICUM 9 CH.
- Dépression après avoir été victime d'une grande violence
  GERMANIUM METALLICUM 9 CH.
- Il pousse des soupirs incessants
  IGNATIA AMARA 9 CH.
- Dépression à la suite d'un deuil
  IGNATIA AMARA 9 CH.
- Dépression à la suite d'un surmenage scolaire
  KALIUM PHOSPHORICUM 9 CH.
- Aggravation par la consolation
  NATRUM MURIATICUM 9 CH.
- Amaigrissement, sans autre cause que la dépression
  NATRUM MURIATICUM 9 CH.
- Dépression sans pleurs
  NATRUM MURIATICUM 9 CH.
- Dépression à la suite d'une séparation d'avec la mère
  NATRUM MURIATICUM 9 CH.
- Tendance à toujours « ruminer » la même idée
  NATRUM MURIATICUM 9 CH.
- Indifférence à tout, incapacité de réfléchir
  PHOSPHORICUM ACIDUM 9 CH.
- Dépression avec refus d'aller à l'école
  PHOSPHORICUM ACIDUM 9 CH.
- Dépression avec sentiment d'échec
  SILICEA 9 CH.

Prévention

Il s'agit de mettre en perspective les déclarations du type « Je suis nul(le) » ou « Personne ne m'aime », les difficultés scolaires, les troubles de l'appétit ainsi que les changements de comportements (perturbateurs ou à risque) dans la mesure où ils peuvent constituer un avertissement. Dans ce cas, il faut à tout prix se demander si des symptômes de dépression sont présents.

VOIR AUSSI **ANOREXIE MENTALE, COMPORTEMENT, SOMMEIL.**

DERMATITE ATOPIQUE

VOIR **ATOPIE.**

DERMITE

VOIR **ATOPIE, DERMITE DES PRÉS, DERMITE DU NOURRISSON, ÉRYTHÈME FESSIER DU NOURRISSON, INTERTRIGO.**

DERMITE DES PRÉS

DES BULLES AU SOLEIL

Lorsque l'enfant s'est amusé dans les prés ou dans les champs, il a pu se rouler sur une herbe qui a provoqué une réaction de sa peau (généralement avec sensibilisation aux rayons du soleil). Il présente sur les endroits qui ont été en contact avec la plante de grosses cloques, ou bulles.

Lui donner :

CANTHARIS 9 CH,
3 granules trois fois par jour, jusqu'à disparition.

Localement

Appliquer de la crème au **CALENDULA**, deux fois par jour, jusqu'à guérison.
Il peut rester une tache sombre à la place des bulles ; elle s'atténuera au fil des mois.
Bien sûr, la récidive est possible. Il faudra essayer de repérer l'herbe en cause et recommander à l'enfant de l'éviter.

DERMITE DU NOURRISSON

SPÉCIALEMENT AU NIVEAU DES PLIS

Il s'agit d'une infection de la peau apparaissant dans les dix premiers jours de la vie. Cela commence par un **érythème fessier** (**VOIR CE MOT**), sous forme de taches rouges plus ou moins arrondies, parfois suintantes, qui vont bientôt gagner le reste du corps, spécialement au niveau des plis de flexion.
L'agent responsable est en général un microbe, le staphylocoque, parfois un champignon microscopique. Cette affection n'a rien à voir avec l'eczéma, mais elle est assez proche de la maladie de **Leiner-Moussous** (**VOIR CE MOT**).

Donner :

HEPAR SULFURIS CALCAREUM 9 CH,
3 granules trois fois par jour (à écraser éventuellement), jusqu'à disparition.

Localement

Appliquer de la crème au **CALENDULA**, deux fois par jour.

VOIR AUSSI FOLLICULITE, INTERTRIGO, SUDAMINA.

DÉSHYDRATATION AIGUË DU NOURRISSON

La déshydratation aiguë du nourrisson, qu'on appelait autrefois « toxicose », correspond à la perte rapide d'une partie importante de l'eau et des sels de l'organisme, cette fuite prenant très vite un caractère grave en l'absence de gestes prompts et efficaces. Les symptômes, souvent de survenue brutale, en sont : faciès « de petit vieux », regard absent, yeux cernés et excavés ; la peau « garde le pli » quand on la pince ; la fontanelle, si elle existe encore, est creuse ; il y a une perte rapide du poids (entre 10 et 20 % en quelques heures) ; la fièvre est élevée ; l'enfant est immobile, sans réaction.

Les principales causes

La déshydratation aiguë du nourrisson peut survenir à la suite :

- d'une diarrhée aiguë, qui réalise une importante perte liquidienne ;
- de vomissements abondants et répétés ;
- d'une exposition excessive à la chaleur ;
- de sueurs profuses (enfant trop couvert ou ayant séjourné dans un endroit trop chaud – se méfier de la voiture laissée au soleil) ;
- de pertes urinaires importantes ;
- d'un foyer infectieux (otite, rhinopharyngite, bronchopneumopathie, etc.).

Réhydrater avant tout

Le traitement principal est la réhydratation d'urgence en milieu spécialisé avec apport des principaux minéraux que l'enfant a pu perdre. On soigne également la cause déclenchante. En cas de suspicion de déshydratation, alerter immédiatement le médecin ou transporter l'enfant dans un service de pédiatrie.

Lui donner pendant ce temps un biberon d'eau sucrée dans lequel on aura fait fondre :

AETHUSA CYNAPIUM 9 CH,
PHOSPHORUS 9 CH,
3 granules de chaque.

On essaiera de donner ce biberon même si l'enfant vomit.

DÉSOBÉISSANT

VOIR COMPORTEMENT (OPPOSITION).

DEUIL

VOIR DÉPRESSION.

DIABÈTE

CHEZ L'ENFANT : UN DIABÈTE INSTABLE

Le diabète de l'enfant est rare : 1 cas sur 3 000 à 5 000 enfants selon les statistiques, 1 cas pour 1 500 enfants nés de mère diabétique. Le diabète est dû à un défaut du pancréas qui ne sécrète presque plus d'insuline, hormone qui maintient un taux normal de sucre dans le sang. Ce diabète a pour caractéristique d'être instable, avec de grandes variations du taux de sucre dans le sang et les urines d'un jour à l'autre.
Le diabète de l'enfant ne peut se soigner que par l'insuline, avec surveillance quotidienne des urines (par l'enfant ou par ses parents, selon l'âge). Si le diabète est mal équilibré, les signes d'alerte sont : soif, urines abondantes, amaigrissement, sucre et acétone dans les urines.
L'homéopathie n'interviendra que sur l'état général, pour éviter les complications. Consulter.

Le régime de l'enfant diabétique

L'enfant diabétique mange à la table familiale et doit donc apprendre à choisir ses aliments. Sa ration calorique doit être suffisante et identique à celle des autres enfants. En revanche, la répartition des aliments sera équilibrée différemment.
Les graisses seront rationnées et non les sucres. Les protéines (sous forme de viande, de poisson, de céréales) doivent être données en quantité normale. Le médecin spécialiste remet des feuilles de régime.

L'enfant diabétique et le sport

L'enfant diabétique doit avoir une vie aussi normale que possible. Il peut faire du sport puisque les contrôles quotidiens du sucre dans les urines permettent d'adapter la quantité d'insuline à ses besoins.
Le sport est même vivement recommandé car il favorise l'utilisation du sucre par les muscles et permet fréquemment de baisser la quantité d'insuline. Il contribue, en outre, à maintenir un bon équilibre psychologique.

Le diabète insipide

Le diabète insipide n'a rien à voir avec le diabète « sucré » habituel. Il s'agit de l'émission régulière d'une quantité anormalement abondante d'urines diluées. Cette anomalie, très rare, est due à une insuffisance de sécrétion d'une des hormones de la glande hypophyse, l'hormone antidiurétique. Le traitement n'est pas homéopathique. Il faut remplacer l'hormone manquante par des extraits de posthypophyse ou par des médicaments antidiurétiques.

Prévention

Il est recommandé de demander au médecin un dépistage précoce du diabète (à partir de l'âge de 2 ans) chez les enfants nés dans une famille où il y a déjà des diabétiques.

DIABOLO DANS LES OREILLES

VOIR OTITE.

DIARRHÉE

UN RISQUE MAJEUR : LA DÉSHYDRATATION

La diarrhée fébrile du nourrisson doit être soignée rapidement, sinon une **déshydratation** (VOIR CE MOT) peut se produire. Il y a donc lieu de consulter au moindre doute. Chez le grand enfant, on a un peu plus de temps.

Des causes variables

L'origine peut être infectieuse (les otites se compliquent parfois de diarrhée), parasitaire, provenir de troubles de la digestion (intolérance au lait, aux légumes, aux fruits) ou d'une complication de l'antibiothérapie. Il arrive qu'on ne trouve aucune cause précise.

Les principaux symptômes

Soignées à temps, beaucoup de diarrhées restent bénignes. Les suites sont simples.

Principaux symptômes : selles fréquentes, liquides (mais plusieurs selles par jour, voire une par tétée, ne sont pas anormales chez un enfant nourri au sein), de couleur jaune verdâtre ou franchement verte, avec des aliments non digérés, parfois du sang ; le bébé éprouve des douleurs abdominales (il pleure).

La réhydratation

La réhydratation est indispensable. Il faut donner de l'eau sucrée à volonté (si l'état est grave, la réhydratation se fera par perfusion dans un service de pédiatrie) et une soupe de carottes.

Traitement homéopathique d'urgence

On peut essayer un traitement homéopathique pendant 2 ou 3 heures. Consulter au moindre doute.

Donner au nourrisson ou à l'enfant (le dosage est le même) 3 granules toutes les heures ou trois fois par jour, selon l'intensité des symptômes, de l'un des médicaments suivants (ou de plusieurs en alternance en cas d'hésitation).

Selon la cause

- Après un coup de froid, spécialement sur le ventre
  ACONITUM NAPELLUS 9 CH.
- Après consommation de sucre ou de sucreries
  ARGENTUM NITRICUM 9 CH.
- Après un excès alimentaire
  ANTIMONIUM CRUDUM 9 CH.
- Diarrhée d'origine infectieuse
  ARSENICUM ALBUM 9 CH.
- Par intoxication alimentaire
  ARSENICUM ALBUM 9 CH.
- Après avoir pris froid à cause d'une coupe de cheveux
  BELLADONNA 9 CH.
- Pendant la poussée dentaire
  CHAMOMILLA VULGARIS 9 CH.
- Diarrhée par temps humide et froid
  DULCAMARA 9 CH.
- Diarrhée émotive (avant un événement important, par exemple un examen, ou encore après une mauvaise nouvelle)
  GELSEMIUM SEMPERVIRENS 9 CH.
- Par les huîtres (chez le grand enfant)
  LYCOPODIUM CLAVATUM 9 CH.
- Par le lait (chez le nourrisson au sein)
  AETHUSA CYNAPIUM 9 CH.
- Par le lait industriel (chez le nourrisson et le grand enfant)
  MAGNESIA MURIATICA 9 CH.
- Après avoir mangé du gras
  PULSATILLA 9 CH.
- Par les glaces
  PULSATILLA 9 CH.
- Par les fruits
  VERATRUM ALBUM 9 CH.
- Pendant les règles (chez l'adolescente)
  VERATRUM ALBUM 9 CH.

Selon l'aspect des selles

- Selles mi-solides mi-liquides
  ANTIMONIUM CRUDUM 9 CH.
- Selles jaunes, flottant sur l'eau
  CHELIDONIUM MAJUS 9 CH.
- Selles comme de l'eau
  CHINA RUBRA 9 CH.
- Selles vertes
  CHAMOMILLA VULGARIS 9 CH.
- Selles jaunes, contenant de la bile
  PODOPHYLLUM PELTATUM 9 CH.
- Selles contenant des glaires
  MERCURIUS SOLUBILIS 9 CH.
- Selles décolorées, blanches
  PHOSPHORICUM ACIDUM 9 CH.
- Selles contenant du sang
  PHOSPHORUS 9 CH.

Selon les troubles concomitants

- Diarrhée avec émissions involontaires de selles (chez le grand enfant)
  ALOE SOCOTRINA 9 CH.
- Diarrhée de très mauvaise odeur
  ARSENICUM ALBUM 9 CH.

- Diarrhée avec troubles urinaires
CANTHARIS 9 CH.
- Avec épuisement après la selle (chez le grand enfant)
CHINA RUBRA 9 CH.
- Sans douleur (chez l'enfant en âge de s'exprimer)
CHINA RUBRA 9 CH.
- Avec douleurs améliorées quand l'enfant est plié en deux
COLOCYNTHIS 9 CH.
- Diarrhée aggravée par le fait de manger ou de boire
CROTON TIGLIUM 9 CH.
- Avec crampes dans les mollets
CUPRUM METALLICUM 9 CH.
- Avec douleurs améliorées quand l'enfant se redresse, creuse le dos
DIOSCOREA VILLOSA 9 CH.
- Selles en jet soudain
PODOPHYLLUM PELTATUM 9 CH.
- Diarrhée d'odeur acide
RHEUM OFFICINALE 9 CH.
- Avec sueurs froides
VERATRUM ALBUM 9 CH.
- Avec nausées et langue propre (non chargée)
IPECA 9 CH.
- Avec amaigrissement rapide (chez le nourrisson)
AETHUSA CYNAPIUM 9 CH.
- Avec soif intense
PHOSPHORUS 9 CH.

Consulter s'il n'y a pas amélioration très rapide.

Les diarrhées chroniques

Il peut s'agir d'une infection passée inaperçue, d'une **mucoviscidose** (**VOIR CE MOT**), d'une intolérance au gluten ou maladie **cœliaque** (**VOIR CE MOT**), d'une parasitose, d'une malformation. On trouvera, dans ce cas, des symptômes d'accompagnement tels que graisses ou sang dans les selles, vomissements, ballonnement abdominal, manque d'appétit, amaigrissement. Un traitement homéopathique est possible, mais il devra être mis au point par un médecin.

Prévention

Les cas sont trop nombreux et trop divers pour faire le tour du problème. Il est néanmoins intéressant de savoir que l'alimentation au sein, plus tard l'équilibre nutritionnel, la supplémentation en vitamines en cas de carence, l'hygiène individuelle et collective, sont les meilleurs moyens d'éviter la diarrhée.

VOIR AUSSI DÉSHYDRATATION AIGUË DU NOURRISSON.

DIÈTE

VOIR RÉGIME.

DIGESTION DIFFICILE

Il a trop mangé

Il se plaint du ventre, il vomit, mais n'a pas de température. Il a sans doute trop mangé.

Tout rentrera dans l'ordre rapidement (sinon consulter) avec :

ANTIMONIUM CRUDUM 9 CH,
3 granules toutes les heures, jusqu'à amélioration.

Intolérance à un aliment précis

Donner 3 granules toutes les heures de l'un des médicaments suivants jusqu'à amélioration.

- Alcool, vin (l'enfant a bu en cachette)
NUX VOMICA 9 CH.
- Aliments avariés
ARSENICUM ALBUM 9 CH.
- Beurre
PULSATILLA 9 CH.
- Café (il a bu du café en cachette)
NUX VOMICA 9 CH.
- Carottes
LYCOPODIUM CLAVATUM 9 CH.
- Choucroute
BRYONIA ALBA 9 CH.

- Choux
  PETROLEUM 9 CH.
- Confiture
  ARGENTUM NITRICUM 9 CH.
- Farine (produits à base de farine), gâteaux, etc.
  NATRUM SULFURICUM 9 CH.
- Fraises
  FRAGARIA VESCA 9 CH.
- Fromage
  PTELEA TRIFOLIATA 9 CH.
- Fruits
  CHINA RUBRA 9 CH.
- Glaces
  PULSATILLA 9 CH.
- Gras
  PULSATILLA 9 CH.
- Huîtres, coquillages
  LYCOPODIUM CLAVATUM 9 CH.
- Lait
  AETHUSA CYNAPIUM 9 CH.
- Légumes
  NATRUM SULFURICUM 9 CH.
- Miel
  ARGENTUM NITRICUM 9 CH.
- Œufs
  FERRUM METALLICUM 9 CH.
- Oignons
  LYCOPODIUM CLAVATUM 9 CH.
- Pain
  BRYONIA ALBA 9 CH.
- Pâtisserie
  PULSATILLA 9 CH.
- Poisson
  CHININUM ARSENICOSUM 9 CH.
- Pommes de terre
  ALUMINA 9 CH.
- Sel
  PHOSPHORUS 9 CH.
- Sucre, sucreries
  ARGENTUM NITRICUM 9 CH.
- Viande
  - Viande en général,
  FERRUM METALLICUM 9 CH.
  - Porc,
  PULSATILLA 9 CH.
  - Veau,
  KALIUM NITRICUM 9 CH.

VOIR AUSSI **INTOXICATIONS, URTICAIRE.**

DILATATION DES BRONCHES

ELLE NE DEVRAIT PLUS SE VOIR

Due à la destruction du cartilage bronchique (mis à part les exceptionnels cas congénitaux) par des bronchites à répétition, la dilatation des bronches est devenue rare et ne devrait plus se voir. Les principaux symptômes sont : toux grasse (surtout le matin), difficulté à respirer, expectoration purulente (chez le grand enfant), bronchites à répétition au moment des surinfections. Le meilleur traitement est préventif. Il consiste à traiter énergiquement les bronchites aiguës de l'enfant (l'homéopathie en est capable) et à augmenter la résistance aux infections respiratoires par un traitement homéopathique du terrain. Si la dilatation des bronches est déjà constituée, il faut :

- pratiquer le drainage postural, en position tête basse, deux séances de 15 minutes par jour, afin d'éliminer les sécrétions bronchiques (les sirops « contre la toux » sont illogiques puisqu'ils empêchent l'expectoration) ;
- traiter les poussées infectieuses par les antibiotiques ou l'homéopathie selon les cas ;
- aider l'enfant par des cures thermales et climatiques.

En attendant de consulter un médecin homéopathe, on peut toujours donner, en l'absence de fièvre :

KALIUM BICHROMICUM 9 CH,
SILICEA 9 CH,
STANNUM METALLICUM 9 CH,
3 granules de chaque trois fois par jour, jusqu'au jour de la consultation.

DIPHTÉRIE

L'angine diphtérique

La diphtérie est devenue rare avec la pratique de la **vaccination** (**VOIR CE MOT**) spécifique. Il faut cependant y penser devant l'apparition dans la gorge, sur les amygdales, parfois dans le nez, d'éléments d'un blanc grisâtre, nacrés, aux limites nettes, entourés d'un fin liseré rouge sombre. Ce sont les fausses membranes : on les distingue de celles de l'angine blanche habituelle parce que, dans cette dernière, les éléments blancs sont plus ou moins confluents et sans limites nettes. Il existe encore d'autres maladies à fausses membranes comme la **mononucléose infectieuse** (**VOIR CE MOT**).

L'incubation est de 2 à 7 jours. La température est de 38 °C à 39 °C. Il y a des ganglions, une grande fatigue, de la difficulté à avaler et à respirer.

Le croup

Si l'on ne traite pas la diphtérie à ce stade, le larynx est obstrué à son tour par les fausses membranes : c'est le croup. Il y a alors enrouement, toux rauque, tendance à l'asphyxie. Des paralysies peuvent survenir, dues à la toxine du microbe responsable de la diphtérie, le bacille de Löffler.

Le traitement

La diphtérie peut être soignée par l'homéopathie, à condition de sélectionner le traitement avec rigueur. Seul un médecin peut le faire. Si le cas n'est pas net, il préférera peut-être le traitement classique, c'est-à-dire le sérum antidiphtérique, malgré les séquelles que celui-ci peut laisser.

En cas d'isolement absolu, sans recours médical possible, donner à l'enfant :

MERCURIUS CYANATUS 5 CH,
3 granules toutes les heures,
jusqu'à amélioration.

Ce médicament est loin d'être le seul possible, et seul le « bon » médicament, c'est-à-dire celui qui est indiqué par les symptômes particuliers du cas, sauvera l'enfant. Il faut le savoir.

DIVORCE DES PARENTS

L'ENFANT DU DIVORCE

Situation douloureuse pour tous les membres de la famille, le divorce (ou la séparation) des parents est cruellement ressenti par l'enfant. Il n'entre pas dans les attributions du médecin de donner des conseils aux parents qui ne s'entendent plus, sinon celui de préserver l'enfant au maximum, de le respecter en ne s'entre-déchirant pas en sa présence et en le laissant aimer ses deux parents. 1 enfant sur 5 voit son père de façon intermittente et il en souffre. Il lui faut admettre cette situation tout en se préparant à sa vie d'adulte.

Quand les parents se séparent ou divorcent (1 couple sur 2 à Paris, 1 couple sur 3 en province), l'enfant a souvent un sentiment d'insécurité, d'abandon et l'impression qu'il n'a pas fait le nécessaire pour les maintenir ensemble. Le temps des questions mais aussi des non-dits est venu. Le bouleversement est majeur.

Pour l'aider avec l'homéopathie, on peut lui donner 3 granules trois fois par jour de l'un des médicaments qui suivent, jusqu'à ce qu'il reprenne confiance dans la vie.

- **Il croit que ses parents ne l'aiment plus**
  IGNATIA AMARA 9 CH.
- **Il ne supporte pas les querelles de ses parents**
  MAGNESIA MURIATICA 9 CH.
- **Pour l'aider à faire le deuil de la relation entre ses parents**
  NATRUM MURIATICUM 9 CH.
- **Il pleurniche tout le temps**
  PULSATILLA 9 CH.
- **Il se résigne à accepter le divorce de ses parents**
  PULSATILLA 9 CH.

- Il se réfugie dans le mutisme
STAPHYSAGRIA 9 CH.

VOIR AUSSI COMPORTEMENT, NERVOSITÉ.

DOIGTS ÉCRASÉS

VOIR BLESSURES.

DOUILLET

VOIR COMPORTEMENT.

DOULEURS

Sélectionner le traitement en fonction des autres symptômes.
Un traitement homéopathique correctement établi est très efficace contre la douleur. Pour chaque cas particulier, voir la rubrique correspondant à l'affection en cause.

DROGUE

TOUT TENTER FACE À LA DROGUE

Le traitement de fond par un médecin homéopathe ne sera qu'un des éléments de la « récupération » de l'adolescent tombé dans le piège de la drogue. Il faut tout tenter, en particulier faire comprendre au drogué qu'il doit lutter lui-même pour s'en sortir, ne pas le priver de compréhension et d'affection (ou lui en redonner).
Le traitement homéopathique n'aura pas par lui-même de pouvoir de sevrage, mais il aidera à lutter contre l'anxiété et donnera de l'énergie à l'adolescent.

Et le cannabis ?

Il n'y a pas de « drogue douce ». Le cannabis est une drogue comme les autres, qui ne donne ni état d'ivresse aiguë comme l'alcool, ni euphorie ou sentiment de puissance comme l'héroïne et la cocaïne. En somme, ses effets délétères ne « sautent pas aux yeux ». La désinformation est donc plus facile à son sujet.

Si un adolescent est victime du cannabis, tout en l'incitant à consulter pour se débarrasser de cette drogue qui ralentit ses réflexes et le met en état de démotivation permanente, lui faire prendre :

PHOSPHORICUM ACIDUM 9 CH,
3 granules trois fois par jour,
aussi longtemps que nécessaire.

Ce traitement l'aidera s'il accepte véritablement et personnellement de tout faire pour réussir le sevrage.

Prévention

La première phase de la prévention consiste, pour les parents, à se tenir informés. Ils ne doivent pas écouter les sirènes qui clament haut et fort que le cannabis est anodin. D'un point de vue scientifique, la réponse est simple et univoque : le cannabis est dangereux à bas bruit. L'Académie nationale de médecine, l'Académie nationale de pharmacie, l'Ordre national des médecins, l'Ordre national des pharmaciens ont publié un communiqué commun le 22 octobre 2002 sur les dangers des drogues illicites, et notamment du cannabis. Les quatre institutions constatent l'importance de sa consommation, notamment chez les jeunes. Elles insistent sur la diffusion d'une information objective, la prise en charge précoce des usagers et se déclarent contre toute banalisation. L'Institut national de la santé et de la recherche médicale (INSERM), la Mission interministérielle de lutte contre la drogue et la toxicomanie (MILDT), l'Observatoire français des drogues et des toxicomanies (OFDT), l'Observatoire européen des drogues et des toxicomanies, l'Organisation mondiale de la santé (OMS), multiplient les rapports circonstanciés sur ce sujet. On ne peut, en toute rigueur, discuter les conclusions de telles autorités.

VOIR AUSSI TABAGISME.

DYSLEXIE, DYSORTHOGRAPHIE

VOIR ÉCOLE.

DYSPEPSIE

VOIR DIGESTION DIFFICILE.

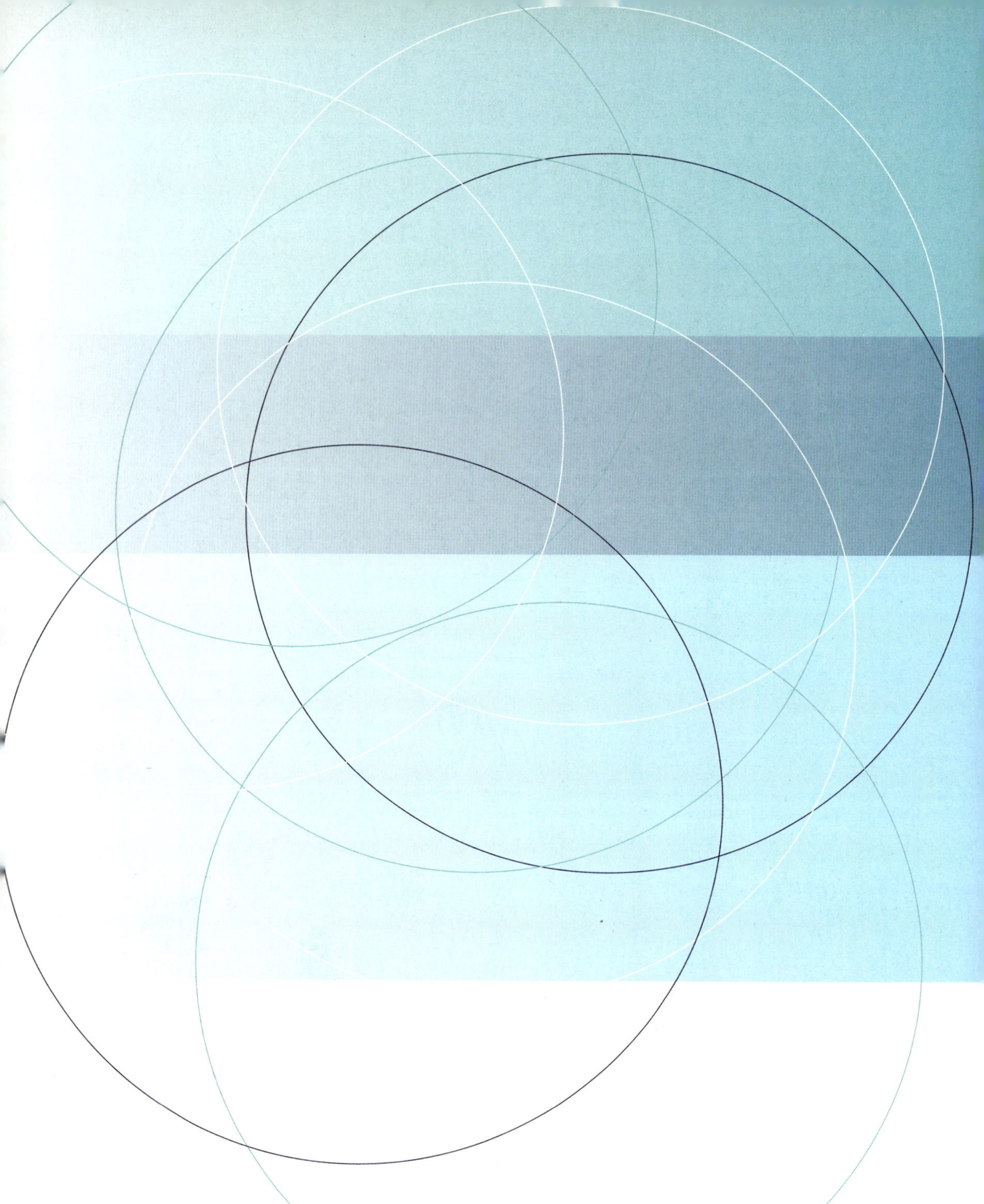

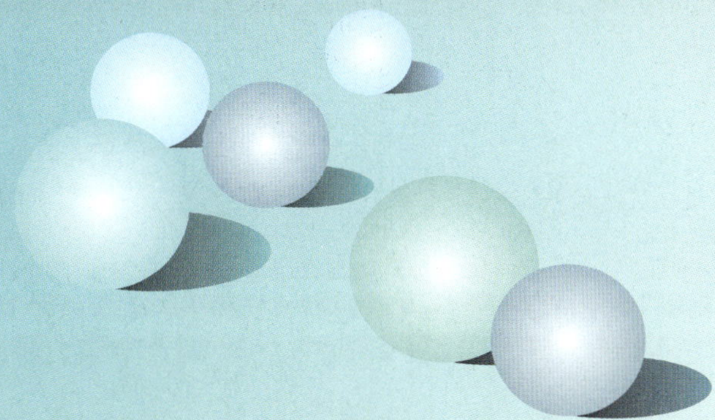

E

ECCHYMOSES

VOIR **BLESSURES (HÉMATOME).**

ÉCHARDE

VOIR **BLESSURES (PIQÛRES).**

ÉCOLE

La cause médicale

En cas de difficulté scolaire, il ne faut pas hésiter à montrer l'enfant à un médecin, il peut y avoir une cause organique : déficience visuelle ou auditive, maladie générale responsable de fatigue, maladie invalidante ; parfois, il s'agira d'une dépression nerveuse latente ou d'un manque chronique de sommeil.

Le problème socioculturel

L'enfant qui ne parle pas la même langue à la maison et en classe ne se trouve pas dans une ambiance favorable à la réussite. Il s'agit là d'une cause extramédicale, difficile à surmonter, mais à prendre en considération.

Il peut s'agir également d'une fatigue due à une difficulté affective, un problème familial, un surmenage dans les activités de loisirs (sport intensif, musique, jeux divers...).

La timidité

L'enfant peut manquer de confiance en lui, être capable de suivre correctement ce qu'on lui explique et cependant ne pas être à même de montrer ses connaissances au moment opportun. Parfois, à tort, il peut paraître inintelligent. Certains enseignants se rendront compte de la situation et l'aideront à surmonter ses difficultés. D'autres penseront que tout effort est inutile. Il faut donc aider cet enfant.

Le médicament à lui donner sera souvent :

SILICEA 9 CH,
3 granules trois fois par jour, 20 jours par mois, pendant quelques mois.

Les troubles d'apprentissage du calcul

Certains enfants ont des difficultés en calcul. Ils ont une intelligence pratique, mais sont brouillés avec les symboles numériques. D'autres sont bons pour le calcul lui-même, mais veulent aller directement au résultat en sautant quelques déductions logiques intermédiaires. Le médecin consulté prescrira des médicaments homéopathiques tels que **CALCAREA CARBONICA, LUESINUM, LYCOPODIUM CLAVATUM, MERCURIUS SOLUBILIS.**

Il est turbulent en classe

L'enfant hyperactif ne peut sagement rester assis à sa place : il bavarde, éprouve le besoin de faire rire ses camarades. Parfois le comportement à la maison est tout à fait normal.

VOIR **COMPORTEMENT.**

L'enfant caractériel

L'enfant caractériel ne travaille pas bien en classe. S'il est normalement intelligent (ce qui est habituellement le cas), il y a quelque chose à faire. Il faut l'aider à s'épanouir et tenter de le comprendre. En tout cas, il faut éviter de le placer dans un institut médico-pédagogique, où il va se trouver en permanence avec des enfants à problème.

Il faut briser par tous les moyens sa « mauvaise réputation ». Tout le monde est partie prenante dans cette affaire : l'enfant lui-même, ses parents, les enseignants. L'homéopathie constituera une aide précieuse. De toute manière, il faudra consulter.

VOIR COMPORTEMENT (L'ENFANT CARACTÉRIEL).

Et le surdoué ?

C'est désormais bien connu, le surdoué s'ennuie en classe et en arrive à négliger son travail. Il finit par donner involontairement le change et paraître en retard, paresseux, non doué. Paradoxalement, sa maturité intellectuelle est un fardeau (physiquement et affectivement il n'a pas plus que son âge). On peut le montrer à un médecin.
Les médicaments homéopathiques recommandés le plus souvent seront **AURUM METALLICUM, LYCOPODIUM CLAVATUM, NATRUM MURIATICUM** ou **SILICEA.**

Il refuse d'aller en classe

Si un enfant (souvent un bon élève) refuse d'aller en classe sans motif valable de santé, il ne faut pas entrer dans son jeu, même pour une journée. Il faut essayer par tous les moyens de le faire assister aux cours, sinon chaque jour qui passe rendra plus difficile sa décision de retourner à l'école.
Ses motifs sont, par ailleurs, à prendre en considération, voire en charge, même s'il ne les avoue pas : problème affectif, sensation d'être dépassé par le reste de la classe, difficultés avec un enseignant, etc. C'est souvent devant la porte de l'établissement scolaire qu'il ressent des malaises (tremblements, vomissements, palpitations) et renonce à en franchir le seuil. Un médecin ne trouvera aucune affection organique. Il prescrira un traitement de fond pour la nervosité.

Au début des troubles, on peut se contenter de donner à l'enfant ou à l'adolescent :

ARGENTUM NITRICUM 9 CH,
3 granules trois fois par jour, jusqu'à ce que tout soit rentré dans l'ordre.

Si l'on fait preuve de fermeté, on l'aidera à surmonter l'obstacle, mais cette fermeté doit être pleine de nuances, sinon il fera semblant d'aller en classe : l'école buissonnière, malgré son nom romantique, n'a pas, à juste titre, la faveur de la société. Elle est l'expression non verbale d'un conflit latent. Là encore, il faut utiliser les moyens de la concertation et de la consultation.

La dyslexie

La dyslexie touche environ 10 % des enfants, dont 1 à 2 % sont sévèrement atteints, plus souvent les garçons que les filles (dans une proportion de 3 sur 4), et se retrouve davantage chez les gauchers. Si elle n'est pas prise en charge, la dyslexie entraîne un retard scolaire important.
Il s'agit d'un trouble de l'apprentissage du langage écrit. L'enfant a une intelligence normale, une maturité satisfaisante pour son âge, sans aucun déficit visuel, auditif ou moteur, ni trouble psychologique préexistant. Il n'est pas

UN SOUCI PERMANENT : L'ÉCHEC SCOLAIRE

Nous avons tous de l'ambition pour nos enfants. Quand ils réussissent bien en classe, nous sommes fiers pour eux (et aussi pour nous). À l'opposé, l'échec scolaire nous fait peur (ou mal). Sans dramatiser, sans nous désintéresser de l'enfant, sans lui inculquer à tout prix l'esprit de compétition, nous devons tout tenter pour l'aider.
Il n'y a pas de traitement homéopathique contre les mauvaises notes, le désintérêt pour ce qui se passe en classe ou les difficultés de l'attention. Chaque cas est particulier, et tout le monde doit se sentir concerné : l'enfant avant tout, ses parents, les enseignants, son médecin. Après détermination de la cause spécifique, s'il y en a une, l'homéopathe saura trouver un traitement de fond qui, conjointement à d'autres mesures, aidera l'enfant à se prendre en charge.

spécialement timide ou paresseux. Il est normalement scolarisé et a suivi l'ensemble des cours. Cependant, il ne possède pas pleinement la technique de la lecture et de l'écriture :

- il confond de façon habituelle certaines lettres à caractère symétrique – le b et le d, le p et le b, le p et le q, le n et le u ;
- il inverse certaines lettres (« car » devient « cra »), certaines syllabes, certains mots ;
- il confond les homophones (et/est/ait) ;
- en revanche, le calcul est normalement appris et exécuté.

Sur le plan scolaire, les enseignants devront, aussi souvent que cela sera possible sans troubler la marche normale de la classe, noter l'enfant sur des réponses orales (qui ne sont pas perturbées). Une rééducation par orthophoniste sera entreprise, aussi précoce que possible, parallèlement à la poursuite normale des études.

Des médicaments homéopathiques comme **GERMANIUM METALLICUM ET LYCOPODIUM CLAVATUM** (chez l'enfant dyslexique et hyperactif) seront prescrits par le médecin dans le but de calmer les troubles nerveux secondaires à sa maladresse dans la lecture et l'écriture. Une consultation s'impose.

VOIR AUSSI **COMPORTEMENT, MÉMOIRE, PUBERTÉ, RETARD (RETARD MENTAL), TÉLÉVISION, TRAC.**

ECTOPIE TESTICULAIRE

VOIR **TESTICULES.**

ECZÉMA

SURTOUT PAS DE CORTISONE

L'eczéma de l'enfant appartient au groupe générique des **allergies** (VOIR CE MOT) ; il est le plus souvent héréditaire. Un traitement de fond par un homéopathe est indispensable.

Il faut proscrire les pommades à base de cortisone (sauf poussées absolument incontrôlables) car, si elles ont un effet spectaculaire sur la peau, ce peut être au prix d'un passage à une autre forme d'allergie aussi pénible et plus redoutable : l'**asthme** (VOIR CE MOT).

L'eczéma constitutionnel, ou atopique

L'eczéma du nourrisson, dit constitutionnel ou atopique (c'est la même chose), apparaît entre le 3e et le 6e mois, chez 1 à 2 % des enfants : il n'est donc pas rare. Il est plus ou moins étendu et s'accompagne d'une démangeaison intense. Il est très marqué aux joues et aux plis (derrière les oreilles, au pli du coude, au creux du genou).

Il est pénible de voir un nourrisson se gratter de façon quasi permanente, en arriver à mettre sa peau à vif par endroits. Il faut lui mettre des moufles et le saupoudrer de talc au **CALENDULA**, éviter de le laisser macérer dans son urine ou ses matières. À ce titre, les couches plastifiées, pourtant si pratiques, doivent être un recours exceptionnel car elles favorisent la macération.

Il faudra montrer l'enfant à un médecin homéopathe, et cela le plus tôt possible (on se servira des conseils ci-après uniquement si l'on doit attendre le rendez-vous).

L'évolution sera lentement régressive moyennant un traitement longuement poursuivi. Si l'on consulte dès la sortie de l'eczéma et qu'au bout de 1 an l'enfant présente un eczéma qui n'a pas augmenté, on peut se réjouir. Il faudra plusieurs années pour arriver à un résultat quasi complet dans un cas d'eczéma atopique important. Bien sûr, une sensibilité à certains produits inhalés, ingérés ou appliqués, restera possible malgré la guérison. Il faudra être prudent lorsqu'il s'agira d'envisager l'orientation professionnelle.

L'eczéma survenant chez le plus grand enfant

Si l'enfant n'a rien eu dans les premiers mois et que, soudain, un eczéma apparaît, il s'agit d'un eczéma occasionnel, qui sera plus facile à traiter.

Il faut supprimer la cause déclenchante si on la connaît (pommade, produit de lessive, boucles d'oreilles fantaisie), se méfier des aliments en conserve car le métal des boîtes contient du nickel, grand responsable d'allergie.

Traitement homéopathique

Selon l'aspect de l'eczéma, donner 3 granules trois fois par jour de l'un des médicaments suivants. En cas de persistance au-delà de 10 jours, consulter.

- Eczéma rosé
  APIS MELLIFICA 9 CH.
- Sec en fine poudre
  ARSENICUM ALBUM 9 CH.
- Sec en grosses squames
  ARSENICUM IODATUM 9 CH.
- Avec peau rouge
  BELLADONNA 9 CH.
- Avec grosses bulles (comme des brûlures)
  CANTHARIS 9 CH.
- Avec démangeaisons importantes
  CROTON TIGLIUM 9 CH.
- Avec suintement comme du miel
  GRAPHITES 9 CH.
- Avec croûtes blanchâtres
  MEZEREUM 9 CH.
- Avec fissures à fond sanglant
  NITRICUM ACIDUM 9 CH.
- Avec vésicules
  RHUS TOXICODENDRON 9 CH.
- Avec un aspect corné
  ANTIMONIUM CRUDUM 9 CH.
- En cas de dyshidrose (petits grains transparents sous la peau)
  RHUS VENENATA 9 CH.

Prévention

La meilleure prévention chez un bébé qui risque de développer un eczéma est l'allaitement au sein jusqu'à 4 mois au moins (idéalement, jusqu'à 6 mois). À partir du 4e mois, les aliments doivent être introduits un par un sur une période de 3 à 4 jours chacun, afin de pouvoir observer une éventuelle réaction lors des premiers essais. Il vaut mieux retarder l'introduction des aliments dérivés du lait (commencer vers l'âge de 9 à 12 mois), des fruits exotiques (attendre l'âge de 12 mois), de même que les œufs (blanc et jaune) et le poisson (vers 12 mois également). L'arachide et les oléagineux (noix, noisettes, amandes) doivent être évités le plus longtemps possible, en tout cas jamais essayés avant l'âge de 3 ans.

VOIR AUSSI ALLERGIE, ATOPIE, SOLEIL.

EMPOISONNEMENT

PAS DE DANGER AVEC LES MÉDICAMENTS HOMÉOPATHIQUES

Il n'y a pas d'empoisonnement possible avec un médicament homéopathique. Sur le tube, il y a écrit « ARSENICUM », « MERCURIUS », « OPIUM », et il a avalé tous les petits grains blancs ? Aucune importance, les produits sont suffisamment dilués pour être atoxiques !
Un point à surveiller cependant : quelques médicaments peuvent être peu ou pas dilués. Certains d'entre eux sont dangereux, d'autres non. Si l'enfant a avalé un produit portant un chiffre au-dessous de 3 CH ou de 6 DH, demander par téléphone l'avis du médecin homéopathe ou du centre antipoison.

L'empoisonnement par produit toxique

Les médicaments chimiques, les produits ménagers, les cosmétiques, les baies de certaines plantes d'appartement constituent des dangers permanents. Il faut les mettre hors de portée des enfants. Si malgré tout un accident arrive, alerter immédiatement le centre antipoison. (Pourquoi ne pas avoir dès maintenant, près du téléphone, le numéro du centre antipoison ou du SAMU dont dépend votre lieu de résidence ?) En cas d'intoxication, emporter avec soi à l'hôpital le produit responsable. Bien souvent, l'hospitalisation s'impose et l'homéopathie n'est pas utile.

En revanche, à la sortie de l'hôpital, donner à l'enfant :

ISOTHÉRAPIQUE 9 CH,
3 granules trois fois par jour, pendant 2 mois.

L'isothérapique sera préparé spécialement à partir du produit ayant entraîné l'intoxication ; il évitera les séquelles. Bien entendu, du fait de son extrême dilution, il ne saurait être dangereux.

Le saturnisme
Il s'agit d'une intoxication par ingestion ou inhalation de plomb. Depuis l'introduction de l'essence sans plomb, son incidence a diminué. On a également identifié comme source possible la dégradation des peintures au plomb utilisées dans l'habitat jusqu'en 1948. Le risque demeure dans les régions où les canalisations n'ont pas été remplacées et dans celles où existent des complexes métallurgiques.
Le saturnisme provoque des troubles digestifs (douleurs abdominales, constipation) et une anémie, qui sont réversibles par arrêt de l'intoxication. En revanche, il y a parfois une atteinte (irréversible) du système nerveux.
L'enfant est particulièrement exposé car il porte spontanément les mains et les objets à la bouche. Le plomb passe plus facilement dans son sang que chez l'adulte, et son cerveau y est plus sensible. Il faut savoir également que le plomb passe la barrière placentaire et que l'intoxication peut commencer dès la vie intra-utérine. En cas de suspicion de saturnisme, une consultation médicale est nécessaire.
Rien n'empêche cependant, en attendant un rendez-vous ou en complément du traitement, de donner à l'enfant :

PLUMBUM METALLICUM 9 CH,
3 granules trois fois par jour.

Prévention

Un certain nombre de précautions sont à prendre pour préserver l'enfant des tentations :
- toutes les substances toxiques et les médicaments chimiques doivent être placés hors de portée des petites mains, dans un placard fermé à clé ;
- les produits périmés ou inutiles doivent être déposés dans des collecteurs spéciaux prévus à cet effet ;
- les produits ménagers sont à conserver dans leur emballage, avec leur étiquetage d'origine.

➲ VOIR AUSSI **ACCIDENTS.**

ENCÉPHALITE

L'INFLAMMATION DU CERVEAU

Il s'agit d'une maladie assez sérieuse, due à l'inflammation du cerveau. Les causes en sont variées :
- encéphalite infectieuse, soit par atteinte directe d'un virus, soit après une rougeole, une coqueluche, une varicelle, les oreillons ; ces cas ne se voient pas si les enfants sont soignés, dès le départ, par l'homéopathie ;
- encéphalite après un vaccin, exceptionnelle depuis l'abolition de la vaccination antivariolique ;
- encéphalite métabolique, due à l'intoxication des cellules cérébrales par divers produits en provenance de l'organisme lui-même.

Les principaux symptômes sont : une fièvre élevée, des troubles de la conscience (voire un coma), des convulsions, des troubles respiratoires, des paralysies.

Traitement

L'avis du médecin est obligatoire. Les cas graves seront hospitalisés.
Il existe heureusement des cas bénins pour lesquels le médecin homéopathe essaiera son traitement (**APIS MELLIFICA, BELLADONNA, HELLEBORUS NIGER** en sont les principaux éléments).

En cas de séquelles d'une encéphalite ancienne, donner à l'enfant :

HELLEBORUS NIGER 9 CH,
3 granules trois fois par jour, 20 jours par mois, pendant quelques mois.

ENCOPRÉSIE

UNE CONSTIPATION PASSÉE INAPERÇUE

Un enfant (le plus souvent un garçon) qui n'est pas encore « propre » à 3 ans doit être montré

à un médecin. On élimine la simple et banale souillure du slip, qui peut arriver de temps à autre ; on ne parle pas non plus d'encoprésie dans les cas d'atteinte neurologique.
L'encoprésie est due à un trouble psycho-affectif. Il y aura eu, bien souvent, une période de propreté normale puis apparition régulière de matières dans le slip. Il s'agit en fait d'un enfant qui se retient, se constipe et ne défèque que par regorgement, lorsque son rectum est trop plein. C'est un enfant à problème (personnel ou familial), opposant. L'encoprésie est sa manière de dire non.
Le médecin constate que l'anus est plus ou moins relâché et contient une masse pâteuse caractéristique. Il demande une radiographie simple de l'abdomen, qui montre des fécalomes (accumulation de matières dures). Il y a rarement des signes d'occlusion. Dans la plupart des cas, la constipation ne cédera qu'à un lavement (il faut évacuer les fécalomes) effectué dans un service spécialisé.
Le médecin homéopathe interviendra par un traitement de fond complémentaire, adapté à chaque cas particulier. Consulter.

ENROUEMENT

VOIR LARYNGITE.

ENTÉRITE

Inflammation de l'intestin.
VOIR DIARRHÉE.

ENTORSE

VOIR BLESSURES.

ÉNURÉSIE

À PARTIR DE 4 ANS

Jusqu'à 3 et même 4 ans, il est acceptable (même si ce n'est agréable pour personne) que les enfants mouillent leur lit la nuit. Certains, bien sûr, s'arrêtent plus tôt. Après l'âge de 4 ans, l'énurésie (miction normale, complète, involontaire, survenant généralement la nuit pendant le sommeil) doit être traitée. L'enfant, le plus souvent un garçon, perd ses urines sans se réveiller. Il est profondément endormi et inconscient de ce qui se passe.
Il est de bonne règle de vérifier l'absence de lésion ou d'infection des voies urinaires. En général, il n'y en a pas, et l'on considère qu'il s'agit d'un trouble d'origine psychologique ou affective. Parfois, il s'agit de la prolongation, au-delà de l'âge normal, de la miction nocturne. On parle alors d'énurésie primaire. Elle est de nature constitutionnelle et le mécanisme psychologique n'est pas exclusif. Il y a un manque de maturité des centres nerveux et des muscles qui contrôlent l'émission d'urine.
Parfois, l'enfant a pu se contrôler pendant un certain temps, puis s'est mis à nouveau à uriner au lit, plus ou moins régulièrement. On parle alors d'énurésie secondaire. Elle est due à une perturbation psychologique, à un événement familial (naissance d'un frère ou d'une sœur). Cette forme d'énurésie est plus facile à traiter. Le temps de latence prouve que les circuits neuromusculaires peuvent fonctionner normalement.

Traitement

Voici quelques conseils qui peuvent aider à commencer un traitement.
Donner 3 granules trois fois par jour de l'un des médicaments suivants.

- **L'enfant parle en dormant, son sommeil est agité, il rêve qu'il urine**
  BELLADONNA 9 CH.
- **Si les urines ont une odeur forte**
  BENZOÏCUM ACIDUM 9 CH.
- **Si l'enfant perd en même temps ses urines et ses matières**
  HYOSCYAMUS NIGER 9 CH.
- **Si, en plus de l'énurésie, l'enfant perd des urines dans la journée**
  CAUSTICUM 9 CH.

- En cas d'énurésie du premier sommeil (l'enfant n'urine jamais dans la seconde partie de la nuit)
SEPIA OFFICINALIS 9 CH.
- En cas de sommeil très lourd (bien qu'il ne faille pas le faire régulièrement, vous l'avez réveillé une fois ou deux et vous vous êtes aperçu qu'il est très difficile de le tirer du sommeil)
CHLORALUM 9 CH.
- Énurésie sans symptôme particulier
EQUISETUM HIEMALE 9 CH.

De toute manière, il faut consulter un médecin homéopathe car un traitement personnalisé s'impose. Il faut savoir que le traitement sera de longue durée.

La miction volontaire contrôlée
En plus du traitement homéopathique, il faut apprendre à l'enfant à contrôler ses muscles. Une ou deux fois par jour, lorsqu'il urine, il doit volontairement s'arrêter au milieu du jet puis uriner de nouveau. Cela l'entraîne à faire fonctionner sa vessie correctement.

Prévention

Ni les sanctions, ni les félicitations ne sont de mise. En revanche, un certain nombre de mesures sont à prendre :

- la prévention se fera par une éducation mictionnelle ferme mais non rigoriste ; à partir de l'âge de 2 ou 3 ans, on proposera à l'enfant régulièrement le pot durant la journée, il en comprendra peu à peu l'usage ; l'éducation nocturne débutera souvent plus tard ; elle ne consistera pas en sanctions lorsque le lit est mouillé et félicitations lorsqu'il ne l'est pas ; elle insistera sur le confort de l'enfant, l'agrément d'être au sec ;
- il ne faut pas supprimer les boissons après 17 heures ; on peut les restreindre légèrement mais sans le faire remarquer ;
- éviter, si possible, la mise en place de couches chez l'enfant au-delà de 3 ans ; cela est plus confortable pour la famille, mais cette pratique lui rappelle chaque soir qu'un « accident » peut se produire ; il faut au contraire tout faire pour qu'il prenne confiance en lui ;
- il vaut mieux ne pas réveiller l'enfant au milieu de la nuit ; si l'on y tient absolument, il faut alors le réveiller complètement (la miction doit toujours être consciente et volontaire) ;
- ne pas utiliser d'appareil à commande électrique susceptible de le réveiller en cas d'émission spontanée ;

Environnement

L'environnement est l'ensemble des éléments objectifs et subjectifs, naturels et artificiels, qui constituent le cadre de vie d'une personne. Cette définition concerne aussi bien l'environnement humain (famille, société) que physique. Sur le plan médical, l'environnement peut offrir des circonstances favorables au développement des maladies, en particulier des troubles immunologiques, glandulaires et neurologiques. Les enfants de moins de 10 ans sont extrêmement sensibles et vulnérables aux substances chimiques présentes dans l'environnement.

VOIR AUSSI ACCIDENTS, ALLERGIE, ASTHME, EMPOISONNEMENT, TABAGISME, TRAUMATISMES.

- ne pas parler du pipi au lit de son enfant à d'autres mères, car elles le répéteront à leurs propres enfants, et bientôt toute la classe, tous les enfants du voisinage seront au courant ;
- résoudre les conflits familiaux éventuels.

VOIR AUSSI COMPORTEMENT (URINE SUR LUI), ENCOPRÉSIE.

Prévention

L'éducation de la miction doit être souple, pas trop précoce (pas avant 2 ans chez la fille, 3 ans chez le garçon), sans angoisse ni obsession, mais aussi sans félicitations les jours où l'enfant devient (il faut réfléchir à la portée de ce mot souvent employé) « propre ».

ENVIE

VOIR NÆVUS.

ÉPILEPSIE

UN MOT TABOU

L'épilepsie effraie. En fait, c'est une maladie comme une autre, bien ennuyeuse certes, mais qui ne doit pas mettre l'entourage mal à l'aise. Elle n'est pas héréditaire, bien qu'il y ait une prédisposition familiale. Elle était déjà connue des Grecs qui l'appelaient le « mal sacré ».
La cause peut en être un traumatisme crânien, des séquelles d'encéphalite, une maladie infectieuse, d'autres mécanismes plus rares. Le plus souvent, il n'y a pas d'origine connue.

La grande crise, ou « grand mal »

La crise complète débute par un cri, puis il y a perte de conscience, chute sur le sol, raidissement, ensuite les yeux roulent, les quatre membres s'agitent ; le plus souvent, l'enfant se mord la langue, urine sur lui ; le tout se termine par une phase de coma avec ronflements. Cette crise se répète plus ou moins souvent.

Formes localisées

Il existe des formes localisées avec convulsions d'un seul membre, ou bien une paralysie transitoire d'un membre, ou seulement des sensations anormales localisées (comme des engourdissements). Ce type de crise peut rester localisé ou bien se généraliser et aboutir à la grande crise.

Les absences, ou « petit mal »

Les absences sont caractérisées par une suspension transitoire de la conscience (pendant 5 à 30 secondes), sans mouvement spasmodique. L'enfant s'immobilise, a un regard fixe, puis revient à lui avec un profond soupir. Il continue alors l'action qui était en cours. Cela peut se répéter plusieurs fois par jour.

L'électroencéphalogramme

Dans tous les cas, c'est l'électroencéphalogramme qui permet d'affirmer le diagnostic. L'enregistrement de l'électricité cérébrale présente alors des perturbations caractéristiques. Cet examen est indispensable afin de ne pas prendre pour de l'épilepsie ce qui n'en est pas (de simples convulsions fébriles par exemple ou une crise de spasmophilie). On évite ainsi un traitement au long cours pour des cas qui ne le nécessitent pas.
Bien entendu, c'est au médecin qu'il revient de prendre une telle décision.

L'homéopathie permet de réduire le traitement chimique

Ce sont les médicaments classiques qui sont au premier plan dans le traitement de l'épilepsie. Ils doivent être pris régulièrement, sans omission, avec contrôle périodique de l'électroencéphalogramme.
Le traitement homéopathique, prescrit par un médecin, permettra de réduire les doses de médicaments allopathiques et de calmer l'état nerveux de l'enfant.

Prévention

La prévention des crises passe par la prise régulière du traitement, allopathique en premier lieu, mais aussi homéopathique.

Par ailleurs, il faut exercer une vigilance particulière lorsqu'un enfant épileptique joue au bord de l'eau ou près d'une route.
Si une crise se produit malgré tout, la prévention des complications consiste pour l'entourage à la repérer dès que possible (l'enfant arrête brutalement son activité, son regard devient fixe, il pousse un cri strident), demeurer calme, amortir sa chute s'il y a lieu et rester auprès de lui en attendant que les convulsions s'arrêtent. Quand il revient à lui, il faut le tourner sur le côté, poser sa tête sur un coussin ou un objet équivalent et lui parler doucement.

VOIR AUSSI CONVULSIONS, SPASME DU SANGLOT.

ÉPIPHYSITE DE CROISSANCE

VOIR COLONNE VERTÉBRALE (MALADIE DE SCHEUERMANN).

ÉPISTAXIS

Nom scientifique du saignement de nez.

VOIR HÉMORRAGIES.

ÉRECTIONS DU PETIT GARÇON

VOIR SEXUELS (PROBLÈMES).

ÉRUCTATIONS

Le rot après la tétée

En cas de problème, VOIR **Alimentation.**

Éructations chez le grand enfant

Lui donner, jusqu'à amélioration, 3 granules trois fois par jour, selon les circonstances, de l'un des médicaments suivants.

- Éructations très abondantes ou très sonores
  ARGENTUM NITRICUM 9 CH.
- Éructations lorsqu'il a trop mangé
  CARBO VEGETABILIS 9 CH.
- Il se plaint que les éructations ont très mauvais goût (goût d'œuf pourri)
  ARNICA MONTANA 9 CH.

Prévention

Il s'agit d'éviter les aliments qui provoquent du ballonnement et des renvois. **VOIR Ballonnement abdominal** (prévention).

ÉRUPTIVES (FIÈVRES)

RAREMENT AVANT 6 MOIS

La plupart des fièvres éruptives de l'enfance sont curables par l'homéopathie. Parfois, se posent des problèmes de diagnostic, car certaines sont atypiques.
Selon les cas, on pourra se reporter à **Cinquième maladie, Roséole infantile, Rougeole, Rubéole, Scarlatine, Varicelle.**
Le plus souvent possible, il faudra faire appel au médecin homéopathe. Il faut savoir également que ces maladies se voient rarement avant l'âge de 6 mois car, au départ de sa vie, l'enfant bénéficie d'une immunité qui lui est transmise par sa mère.

Une fièvre qui ne dit pas son nom

Si on a l'impression qu'une maladie éruptive est en train de couver, sans qu'on sache laquelle, on peut donner sans risque :

GELSEMIUM SEMPERVIRENS 9 CH,
3 granules trois fois dans la journée.

Après la sortie de l'éruption, se reporter à la rubrique correspondante.

VOIR AUSSI VACCINATION.

ÉRYSIPÈLE

UNE PLAQUE ROUGE ET SURÉLEVÉE

L'érysipèle est une infection aiguë de la peau, provoquée par certaines variétés de streptocoques. Il peut apparaître n'importe où, mais la localisation à la face est typique.
Le début est brutal, avec une forte fièvre, éventuellement accompagnée de frissons. Puis apparaît la plaque d'érysipèle dont les caractéristiques sont : peau surélevée, rouge et luisante avec un bord net, ganglions satellites de la plaque, fièvre élevée.

L'érysipèle est contagieux. Sa durée est de quelques jours à 3 semaines. Il est rare actuellement. Il y a des antibiotiques efficaces, mais l'homéopathie, entre des mains expertes, réussit très bien également. Consulter le plus rapidement possible un médecin homéopathe.

En cas d'impossibilité absolue, on peut donner à l'enfant, sous contrôle médical :

APIS MELLIFICA 9 CH,
BELLADONNA 9 CH,
RHUS TOXICODENDRON 9 CH,
3 granules de chaque trois fois par jour, pendant 10 jours.

ÉRYTHÈME FESSIER DU NOURRISSON

LES FESSES ROUGES

L'érythème fessier correspond à une irritation de la peau aux endroits habituellement couverts par les couches, c'est-à-dire les fesses et les plis de l'aine. Les fesses rouges concernent ainsi 2 bébés sur 3 âgés de 6 à 12 mois, même lorsqu'ils reçoivent des soins attentifs. Cet état est dû au frottement de la couche, au contact prolongé de l'urine et des matières fécales sur la peau, à une surinfection éventuelle par des champignons microscopiques (mycose) ou des microbes. Les lessives actuelles aggravent le phénomène. La peau est plus ou moins rouge, voire fissurée et suintante.

Donner :

BELLADONNA 9 CH,
HEPAR SULFURIS CALCAREUM 9 CH,
MEDORRHINUM 9 CH,
3 granules de chaque trois fois par jour (au besoin, mettre les granules dans un linge propre et les écraser à l'aide d'un rouleau à pâtisserie), jusqu'à amélioration.

Si on a la notion d'allergie, ajouter :

APIS MELLIFICA 9 CH,
3 granules trois fois par jour.

Localement

Appliquer de la crème au **CALENDULA** deux ou trois fois par jour, jusqu'à disparition.

Changer fréquemment l'enfant. Il y a lieu de revenir, au moins pour un temps, aux couches classiques qu'on lavera avec du savon de Marseille. Bien sûr, il faut tenir l'enfant le plus au sec possible et le changer très souvent. Si la maison est normalement chauffée, on peut le laisser les fesses à l'air, ce qui est la meilleure façon de prévenir la macération.

ÉRYTHÈME NOUEUX

UNE ÉRUPTION RHUMATISMALE

Il s'agit de taches rouges et indurées de la peau, douloureuses, à peu près symétriques, de nature rhumatismale, dues au microbe streptocoque (autrefois également à la primo-infection tuberculeuse). L'érythème noueux peut être traité par l'homéopathie. Consulter.

En cas d'impossibilité absolue, donner :

APIS MELLIFICA 9 CH,
PHOSPHORUS 9 CH,
STREPTOCOCCINUM 9 CH,
3 granules de chaque trois fois par jour, pendant 10 jours.

ÉRYTHÈME PUDIQUE

L'enfant rougit facilement sous le coup d'une émotion. En médecine, on qualifie cette rougeur du visage d'érythème pudique.

VOIR **COMPORTEMENT (ROUGIT FACILEMENT).**

ESTOMAC

Les douleurs passagères

Si un enfant se plaint de douleurs à l'estomac, on peut, dans un premier temps, donner 3 granules avant les trois repas de l'un des traitements qui suivent, jusqu'à amélioration.

- **Douleurs avec aigreurs dans la bouche**
  IRIS VERSICOLOR 9 CH.
- **Brûlures d'estomac avec soif de petites quantités d'eau froide fréquemment répétées**
  ARSENICUM ALBUM 9 CH.

- Brûlures d'estomac avec soif de grandes quantités d'eau froide **PHOSPHORUS 9 CH.**
- Crampes à l'estomac améliorées par les éructations **CARBO VEGETABILIS 9 CH.**
- Crampes avec sensibilité à la pression de l'estomac **NUX VOMICA 9 CH.**

L'ulcère de l'estomac

Il peut se voir chez l'enfant. On arrive à le guérir complètement par l'homéopathie. Le médecin recherchera les facteurs psychologiques ou héréditaires (maladie ulcéreuse familiale).

En attendant la consultation, donner :
ARGENTUM NITRICUM 9 CH,
KALIUM BICHROMICUM 9 CH,
3 granules de chaque trois fois par jour.

VOIR AUSSI HERNIE (HERNIE HIATALE).

ÉTERNUEMENTS

Chez le nourrisson

Un éternuement de temps en temps est normal chez le nourrisson : c'est sa façon de se moucher, de nettoyer son nez. Il ne s'agit pas d'un rhume.

Chez le plus grand enfant

VOIR RHUME, RHUME DES FOINS.

EUGÉNISME PRÉNATAL

DÈS LA CONCEPTION

La vie du bébé commence au moment de la fécondation de l'ovule par le spermatozoïde. On peut, par l'intermédiaire de sa mère, donner un traitement au fœtus pour lui permettre de venir au monde dans les meilleures conditions de santé possibles.

La mère prendra pendant toute la durée de la grossesse :
LUESINUM 30 CH,
MEDORRHINUM 30 CH,
TUBERCULINUM 30 CH,
1 dose de chaque tous les 10 jours en alternance, ce qui revient à prendre 1 dose de chaque par mois.

L'eugénisme en question...

L'eugénisme est, à juste titre, controversé. Selon son inventeur, Francis Galton (1822-1911), il se définit comme « l'étude des facteurs socialement contrôlables qui peuvent élever ou abaisser les qualités raciales des générations futures, aussi bien physiquement que mentalement » (1904). Il s'agit d'une idéologie pseudoscientifique inspirée par les idées de Darwin sur la sélection naturelle et récupérée par certains milieux politiques. Si l'intention est globalement douteuse, individuellement son application dans le domaine homéopathique est inoffensive.

VOIR AUSSI GÉNÉTIQUES (MALADIES).

ÉVANOUISSEMENT

VOIR SYNCOPE.

EXAMENS (PRÉPARATION AUX)

VOIR TRAC.

EXANTHÈME SUBIT

VOIR ROSÉOLE INFANTILE.

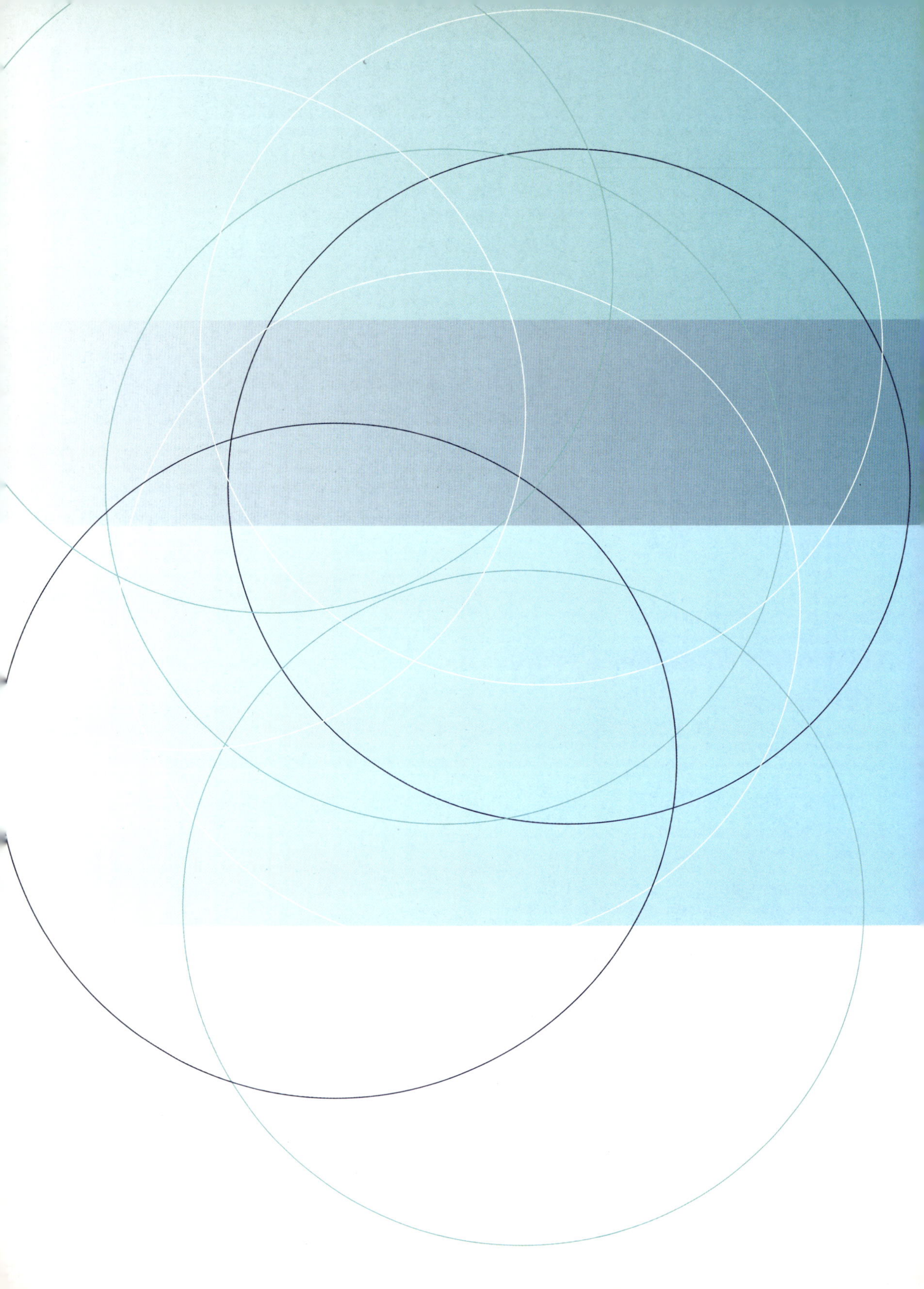

F

FAIM

VOIR APPÉTIT.

FATIGUE

Une sensation pénible de diminution du pouvoir fonctionnel de l'organisme

L'enfant n'est pas habituellement fatigué. Mais, s'il l'est, il aura du mal à exprimer son état. Il préférera le montrer indirectement en s'arrêtant de jouer ou en étant « sage »...

Les signes susceptibles d'alerter les parents

Il s'agit principalement de la perte de l'appétit, de troubles du sommeil, du manque de goût pour agir, du désintérêt pour l'école.

Un bilan médical est nécessaire pour déceler une éventuelle maladie organique. Si tous les examens sont normaux, on pourra considérer que le surmenage est responsable des troubles que présente l'enfant. Il se couche sans doute trop tard ; il faudra veiller à ce qu'il dorme suffisamment.

Un traitement homéopathique sera entrepris d'après les directives d'un médecin.

Exceptionnellement, pour une fatigue très passagère, on se reportera à la rubrique **Fortifiants**.

FAUX CROUP

VOIR LARYNGITE.

FENTE LABIO-PALATINE

Nom médical du bec-de-lièvre.

VOIR MALFORMATION.

FESSES ROUGES DU NOURRISSON

VOIR ÉRYTHÈME FESSIER DU NOURRISSON, LEINER-MOUSSOUS (MALADIE DE).

FEU (TENDANCE À METTRE LE)

VOIR COMPORTEMENT.

FIBROSE KYSTIQUE DU PANCRÉAS

VOIR MUCOVISCIDOSE.

FIÈVRE

UN « BON » SYMPTÔME

La température normale se situe, selon l'heure et l'activité, entre 36,5 °C et 37,5 °C. La fièvre (un des symptômes les plus fréquents chez l'enfant) débute au-delà de 37,5 °C.

Il faut, dans la mesure du possible, en trouver la cause, et pour cela faire appel au médecin. Celui-ci vous interrogera : l'enfant tousse-t-il ? a-t-il de la diarrhée ? des vomissements ? souffre-t-il ?

Il recherchera les principales causes pouvant expliquer la fièvre : infection microbienne ou virale (des voies aériennes supérieures, des oreilles, des poumons, des intestins, des voies urinaires, fièvres éruptives).

Il pensera à une réaction à un vaccin, à une appendicite, à un coup de chaleur ou à des affections heureusement rares : méningite, ostéomyélite, rhumatisme articulaire aigu, encéphalite.

Il n'y a pas de relation proportionnelle entre l'intensité de la fièvre et la gravité de la maladie en cours.

La fièvre est un « bon » symptôme. Elle prouve que l'organisme lutte contre ses agresseurs (microbes ou virus) et les empêche de se multiplier.
Elle est souvent élevée chez l'enfant, et de survenue brutale car un organisme jeune est vigoureux et réagit violemment. Mais on ne peut la laisser évoluer en raison des complications toujours possibles (déshydratation, convulsions, délire).

Il n'y a pas de médicament homéopathique « contre la fièvre »

La fièvre tombera quand la cause de la maladie aura été traitée. C'est cette dernière qui détermine le traitement.
Dans les affections débutantes qui ne paraissent pas graves (l'enfant a bonne mine, sa peau n'est pas déshydratée, il a toute sa conscience), donner 3 granules toutes les heures, en alternance s'il y en a plusieurs, du (des) médicament(s) choisi(s).

Selon la cause

- En cas de fièvre par temps froid et sec
  ACONITUM NAPELLUS 9 CH.
- Si l'enfant a pris froid par temps chaud et sec
  ACONITUM NAPELLUS 9 CH.
- Si l'enfant a pris froid par temps humide
  DULCAMARA 9 CH.
- Après un bain froid (en rivière, par exemple)
  RHUS TOXICODENDRON 9 CH.

Selon les symptômes concomitants

- En cas de fièvre avec agitation (et, chez le grand enfant, peur de la mort)
  ACONITUM NAPELLUS 9 CH.
- Avec vertige et pâleur lorsque l'enfant s'assoit dans son lit
  ACONITUM NAPELLUS 9 CH.
- Sans transpiration (fièvre « sèche »)
  ACONITUM NAPELLUS 9 CH.
- Avec transpiration
  BELLADONNA 9 CH.
- Si ses joues sont rouges et chaudes
  BELLADONNA 9 CH.
- Si ses pupilles sont dilatées
  BELLADONNA 9 CH.
- S'il a des convulsions
  BELLADONNA 5 CH.
- S'il marmonne ou délire à cause de la fièvre
  BELLADONNA 9 CH.
- S'il se plaint de douleurs osseuses
  EUPATORIUM PERFOLIATUM 9 CH.
- S'il a les joues alternativement rouges et pâles
  FERRUM PHOSPHORICUM 9 CH.
- S'il saigne du nez pendant la fièvre
  FERRUM PHOSPHORICUM 9 CH.
- S'il a de la fièvre sans avoir soif
  GELSEMIUM SEMPERVIRENS 9 CH.

FIÈVRE : LES PREMIERS GESTES

Quand un enfant a de la fièvre

- éviter de trop le couvrir ;
- maintenir la pièce où il se trouve à une température de 20 °C au maximum ;
- lui donner à boire à volonté (même s'il s'agit d'un nourrisson) ;
- éviter l'aspirine ;
- au-dessus de 39 °C, lui donner un bain inférieur de 1 °C à sa température corporelle ; l'y laisser 10 minutes en surveillant la température de l'eau (cette méthode évite les convulsions).

- S'il se plaint de maux de tête à l'arrière du crâne pendant la fièvre **GELSEMIUM SEMPERVIRENS 9 CH.**
- S'il est abruti par la fièvre, demande qu'on le laisse tranquille **GELSEMIUM SEMPERVIRENS 9 CH.**
- Si ses joues sont violettes pendant la fièvre **LACHESIS MUTUS 9 CH.**
- S'il a un battement des ailes du nez pendant la fièvre **LYCOPODIUM CLAVATUM 9 CH.**
- Si la fièvre se manifeste principalement la nuit **MERCURIUS SOLUBILIS 9 CH.**
- Si la fièvre s'accompagne d'une transpiration de mauvaise odeur **MERCURIUS SOLUBILIS 9 CH.**
- Si la fièvre s'accompagne d'une langue enflée (le bord garde l'empreinte des dents) **MERCURIUS SOLUBILIS 9 CH.**
- S'il a des frissons **NUX VOMICA 9 CH.**
- S'il a faim malgré la fièvre **PHOSPHORUS 9 CH.**
- S'il a les mains brûlantes **PHOSPHORUS 9 CH.**
- S'il se plaint de douleurs musculaires **PYROGENIUM 9 CH.**
- S'il présente une douceur inhabituelle du caractère pendant la fièvre **PULSATILLA 9 CH.**
- S'il remue sans arrêt malgré la fièvre **RHUS TOXICODENDRON 9 CH.**
- Si la fièvre s'accompagne d'un bouton d'herpès (bouton de fièvre) **RHUS TOXICODENDRON 9 CH.**
- Si la fièvre s'accompagne de troubles neurologiques (paralysie, abolition des réflexes) **ZINCUM METALLICUM 9 CH.**

Prévention des complications

La bonne attitude consiste à réduire le chauffage dans la pièce à 18 °C, à découvrir le bébé et même à le dévêtir et à le faire boire. On peut également lui donner un bain en le mettant dans une eau inférieure de 1 ou 2 °C à sa température corporelle.
Si son comportement est anormal, s'il pleure de manière inhabituelle ou prolongée, s'il manque de tonus, le recours au médecin est indispensable. En attendant, on peut ajouter au traitement homéopathique du paracétamol à la dose appropriée.

VOIR AUSSI CONVULSIONS, DÉSHYDRATATION AIGUË DU NOURRISSON, HYPOTHERMIE, RÉGIME.

FIÈVRE DE MALTE

VOIR BRUCELLOSE.

FISSURE ANALE

VOIR ANUS.

FLATULENCE

Si l'enfant émet fréquemment des gaz par l'anus, lui donner 3 granules trois fois par jour de l'un des médicaments suivants, jusqu'à amélioration :

- Gaz pendant la diarrhée **ALOE SOCOTRINA 9 CH.**
- Gaz d'odeur fétide **ARSENICUM ALBUM 9 CH.**
- Les gaz sortent mal, ils semblent bloqués dans le ventre **LYCOPODIUM CLAVATUM 9 CH.**

VOIR AUSSI BALLONNEMENT ABDOMINAL, ÉRUCTATIONS.

FOIE

NE PAS LE CONDAMNER À LA MALADIE DE FOIE !

Il ne faut pas croire que tout enfant qui a des nausées, qui vomit ou qui se plaint de maux de tête souffre d'une maladie de foie, en dehors de cas précis comme celui des maladies congénitales (malformations) ou acquises (hépatite virale).

VOIR ICTÈRE.

Beaucoup de symptômes sont attribués à tort à cet organe. L'enfant ne doit pas être taxé une fois pour toutes d'« hépatique ».
Il s'agit, dans la plupart des cas, d'une simple indisposition passagère.

Donner alors :
CHELIDONIUM COMPOSÉ,
3 granules trois fois par jour, jusqu'à guérison.

FOINS (RHUME DES)

VOIR RHUME DES FOINS.

FOLLICULITE

UNE PUSTULE AUTOUR D'UN POIL

Il s'agit de l'inflammation du petit sac glandulaire à partir duquel pousse chaque poil, chaque cheveu.

- **En cas de folliculite du cuir chevelu, consulter.**
- **Pour une pustule isolée autour d'un poil, donner :**
  HEPAR SULFURIS CALCAREUM 9 CH,
  3 granules trois fois par jour, jusqu'à disparition.

FONTANELLES

RETARD À L'OSSIFICATION

En cas de retard à l'ossification de la grande fontanelle (celle qui est au sommet du crâne, si on la perçoit au-delà de l'âge de 1 an), donner à l'enfant :
CALCAREA CARBONICA 9 CH,
SILICEA 9 CH,
3 granules de chaque, trois fois par jour, pendant 1 ou 2 mois.

VOIR AUSSI RACHITISME.

FORTIFIANTS

QU'EST-CE QU'UN FORTIFIANT ?

Pour de nombreux médecins, le « fortifiant » est avant tout un médicament susceptible de répondre à la demande (à l'anxiété ?) des parents. L'enfant ne pousse pas exactement comme ils le souhaiteraient, alors que l'examen médical et, éventuellement, les analyses de laboratoire sont négatifs. Théoriquement, il n'y a rien à prescrire. Le fortifiant ne se justifie que pour les séquelles de maladie véritablement établie (aiguë ou chronique).

La réponse de l'homéopathe

Il n'existe pas de fortifiant homéopathique : c'est le médicament de terrain, particulier à chaque enfant, qui constitue le meilleur des fortifiants. Si on l'estime nécessaire, il faut consulter.

LES DERNIERS POINTS DU CRÂNE À S'OSSIFIER

Les fontanelles sont des espaces membraneux entre les os du crâne qui ne s'ossifient qu'après la naissance. Elles ont facilité l'accouchement en permettant un léger chevauchement des os du crâne.
Une pression légère du doigt permet de sentir un creux en forme de triangle à l'arrière du crâne du nouveau-né : c'est la petite fontanelle, qui se comble très vite.

Au sommet du crâne, la grande fontanelle, en forme de losange, se comble plus lentement. En moyenne elle sera complètement ossifiée vers l'âge de 1 an. Elle est plus ou moins grande selon les bébés. Elle se déprime (on sent comme un creux) en cas de **déshydratation** (VOIR CE MOT). Elle est bombée dans certaines maladies du système nerveux. Dans les deux cas, consulter rapidement.

Pour un cas passager, on pourra cependant donner l'un des médicaments suivants à raison de 3 granules trois fois par jour, jusqu'à amélioration de l'état général.

- **Fatigue après excès d'effort physique ou traumatisme**
  ARNICA MONTANA 9 CH.
- **Après une diarrhée ou des vomissements prolongés**
  CHINA RUBRA 9 CH.
- **Après un surmenage intellectuel**
  PHOSPHORICUM ACIDUM 9 CH.
- **Pendant la convalescence d'une maladie infectieuse**
  PULSATILLA 9 CH.
- **Pour des courbatures après le sport**
  RHUS TOXICODENDRON 9 CH.

Il faut éviter de rendre l'enfant anxieux à propos de sa taille, de son poids, de son appétit : un enfant qui va bien n'a pas besoin de fortifiant.

FOULURE

VOIR **BLESSURES (ENTORSE).**

FRACTURE

VOIR **BLESSURES (FRACTURE).**

FRILOSITÉ

UN SYMPTÔME ANORMAL

Un enfant se plaint rarement de frilosité. S'il a toujours froid, c'est qu'il se défend mal contre les agressions extérieures. Il y a lieu, dans ce cas, de le montrer à un médecin homéopathe.

FROID (COUP DE)

- **Au moment du coup de froid**
  ACONITUM NAPELLUS 9 CH,
  3 granules toutes les heures, jusqu'à amélioration.
- **En cas de coups de froid à répétition**
  TUBERCULINUM 30 CH,
  1 dose par semaine durant tout l'hiver.

Si cela ne suffit pas, montrer l'enfant à un médecin homéopathe, qui donnera un traitement sélectionné en fonction de son terrain particulier.

FUGUEUR

VOIR **COMPORTEMENT (ENFANT FUGUEUR).**

FURONCLE

VOIR **ABCÈS.**

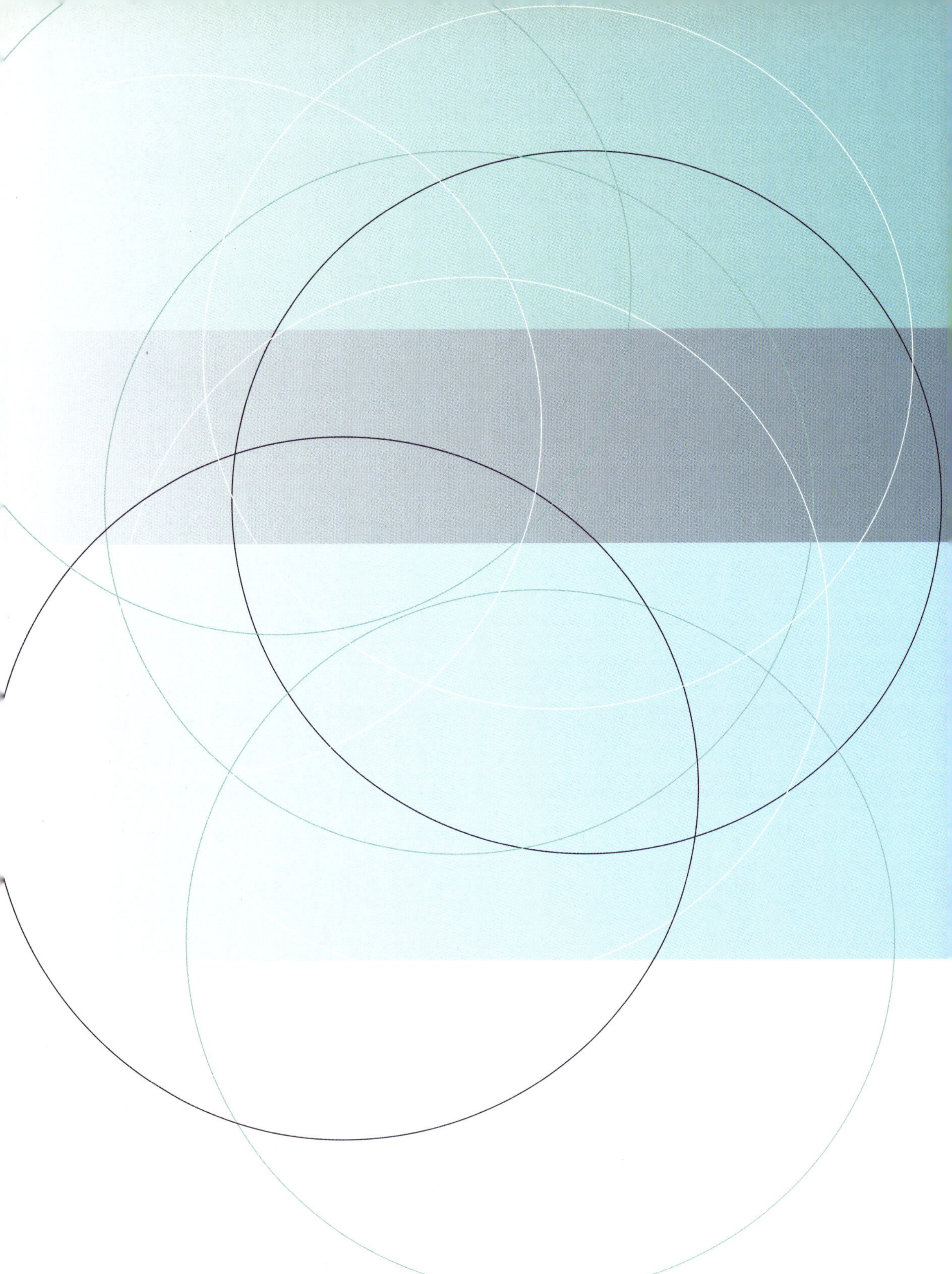

G

GALE

VOIR **PARASITES.**

GANGLIONS

LES GANGLIONS NE SONT PAS DES GLANDES

Ce sont de petits nodules situés aux principaux carrefours de la circulation de la lymphe. Ceux que l'on peut palper se trouvent principalement au niveau du cou, sous le menton, aux aisselles, aux aines. Ils ont un rôle important dans le mécanisme de lutte contre l'infection et l'inflammation. Normalement imperceptibles, ils grossissent au cours des maladies infectieuses (du nez, de la gorge, des dents, etc.). Ils existent dans certaines maladies du sang graves, mais heureusement rares.
Il est donc préférable de consulter pour avoir un diagnostic précis sur l'origine des ganglions.

En attendant, donner à l'enfant :

MERCURIUS SOLUBILIS 9 CH,
3 granules trois fois par jour.

GARGARISMES

SE MÉFIER DES PETITS MAUX DE GORGE

Même les maux de gorge sans importance sont à prendre en considération. Ils peuvent être à l'origine de complications rhumatismales. Consulter un médecin au moindre doute.
Voici une formule efficace pour gargarismes (destinée à l'enfant en âge de comprendre la méthode) :

PHYTOLACCA T.M.
CALENDULA T.M. } **AA Q.S.P. 15 ML,**
25 gouttes dans un verre d'eau tiède bouillie, trois fois par jour, jusqu'à disparition des maux de gorge.

Si l'enfant avale un peu de gargarisme, ce n'est pas dangereux. Consulter si l'on est obligé d'employer trop souvent cette formule.

GASTRO-ENTÉRITE

INFLAMMATION DE L'ESTOMAC ET DE L'INTESTIN

La gastro-entérite est une inflammation de l'estomac et de l'intestin d'origine infectieuse. L'enfant souffre, vomit, a de la diarrhée et de la température. Chez le nourrisson, consulter d'emblée à cause du risque de **déshydratation** (VOIR CE MOT). Pour le grand enfant, se reporter aux rubriques **Diarrhée, Vomissements.**

Gauchers

Ne pas contrarier les gauchers

C'est vers l'âge de 2 ans que l'enfant commence à se servir plus souvent de l'une ou de l'autre main : il importe de lui laisser choisir lui-même son côté préféré. Un enfant gaucher que l'on force à utiliser sa main droite pourra présenter des troubles psychologiques : lenteur, imprécision du mouvement, instabilité, tics, bégaiement.

GAZ

VOIR ÉRUCTATIONS, FLATULENCE.

GELURE

VOIR BLESSURES.

GENCIVES

VOIR BOUCHE.

GÉNÉTIQUES (MALADIES)

Certaines maladies sont transmises de façon héréditaire et l'on peut assez souvent les repérer avant la naissance. D'où l'importance du conseil génétique, qui permet d'évaluer, en fonction du passé familial, les chances, pour des parents, d'avoir un enfant porteur d'une maladie congénitale. Il s'agit d'une forme de médecine prédictive.

VOIR ATOPIE, CŒLIAQUE (MALADIE), EUGÉNISME PRÉNATAL, HANCHE, HÉMOPHILIE, HYDROCÉPHALIE, MALFORMATION, MUCOVISCIDOSE, MYOPATHIE, PHÉNYLCÉTONURIE, TRISOMIE 21.

GENOUX

Ses genoux sont déformés

- Il marche les jambes en dehors (une au moins est déformée) : c'est le *genu valgum*.
- Ses jambes sont arquées : c'est le *genu varum*.

Dans les deux cas, se reporter aux rubriques Jambes, Rachitisme.

Ses genoux craquent

La plupart du temps, ce n'est pas grave, juste un peu d'hyperlaxité ligamentaire.

Donner :

CALCAREA FLUORICA 6 DH,
2 comprimés trois fois par jour,
20 jours par mois, pendant 3 mois.

Exceptionnellement, il s'agira d'une malformation méniscale. Consulter s'il n'y a pas d'amélioration avec le traitement ci-dessus.

VOIR AUSSI BLESSURES (ENTORSE), OSGOOD-SCHLATTER (MALADIE D').

GINGIVITE

VOIR BOUCHE.

GLANDES

Il existe deux types de glandes : celles qui déversent leurs substances dans la circulation sanguine (hormones), et celles dont les écoulements se font directement vers l'extérieur (salive, lait, sueur).
Pour ce qui est des **ganglions** (VOIR CE MOT), petits renflements répartis le long des vaisseaux lymphatiques, le terme « glandes » est impropre.

DEUX TYPES DE GLANDES

Sécrétion interne
Les glandes à sécrétion interne, ou endocrines, sont les organes qui fabriquent les hormones. Elles contrôlent la croissance, le développement génital et la mise en circulation des produits nécessaires à l'organisme. Elles ont pour nom : hypophyse, ovaires, pancréas, surrénales, testicules, thyroïde.

Sécrétion externe
Il existe aussi des glandes à sécrétion externe, dites exocrines. Ce sont elles qui produisent salive, larmes, sueur, lait, etc.

Attention aux idées reçues
On commet parfois deux erreurs :
- on appelle les **ganglions** (VOIR CE MOT) « glandes »,
- et on considère l'**obésité** (VOIR CE MOT) comme due aux glandes.

GLUE

Sécrétion de l'otite séreuse.
VOIR **OTITE.**

GLUTEN (INTOLÉRANCE AU)

VOIR **CŒLIAQUE (MALADIE).**

GOITRE

VOIR **THYROÏDE.**

GORGE

VOIR **ANGINE, GARGARISMES, PHLEGMON, RHINOPHARYNGITE.**

GOUTTES NASALES

DE L'EAU SALÉE

Les gouttes nasales peuvent être dangereuses pour l'enfant. Celles qui ne le sont pas contiennent généralement du camphre, antidote des médicaments homéopathiques. Pour ces deux raisons, et quel que soit l'âge de l'enfant, il ne faut utiliser en instillations nasales que du sérum physiologique (disponible en pharmacie, parapharmacie et grande surface), qui est de l'eau salée à 9 ‰. Il nettoie les muqueuses et a quelques vertus antiseptiques. Une dosette ne doit servir qu'un seul jour.

GRAIN DE BEAUTÉ

VOIR **NÆVUS.**

GRAND MAL

VOIR **ÉPILEPSIE.**

GRIFFES DU CHAT (MALADIE DES)

UN GROS GANGLION

Cette maladie, dont le nom savant est lymphoréticulose bénigne d'inoculation, atteint plus souvent l'enfant que l'adulte. Elle survient dans 90 % des cas après une griffure de chat, mais peut aussi être provoquée par d'autres animaux (chien, cobaye, lapin) ou par une blessure par écharde ou par épine. L'agent responsable semble être un virus.
Après une incubation d'une ou de plusieurs semaines (3 en moyenne), apparaît un ganglion au coude ou à l'aisselle (si l'enfant a été blessé au bras) ou au cou (si c'est au visage). Ce ganglion est ferme et grossit progressivement ; il n'est pas douloureux. L'enfant peut avoir de la fièvre et présenter une atteinte de l'état général (fatigue, manque d'appétit, amaigrissement).
Le diagnostic peut être confirmé par intradermo-réaction du pus d'un ganglion. Elle est positive après 48 heures d'évolution.

Traitement

Un traitement homéopathique est possible.

Donner à l'enfant (sous surveillance médicale) :
MERCURIUS SOLUBILIS 9 CH,
SILICEA 9 CH,
3 granules de chaque trois fois par jour, pendant 3 semaines.

Les antibiotiques n'ont pas d'efficacité directe. Ils ont pour but d'éviter le passage à la suppuration du ganglion. Il s'agit d'une catégorie spéciale d'antibiotiques, les cyclines.

GRINCEMENTS DE DENTS

VOIR **DENTS.**

GRIPPE

LA VRAIE GRIPPE

Le virus grippal donne une affection particulière, caractérisée par une fièvre élevée avec frissons, des courbatures, une grande fatigue, des maux de tête. Malgré son caractère bénin, elle est parfois de diagnostic délicat.
Le simple **rhume** (VOIR CE MOT) est différent, bien que l'on confonde souvent les deux. Il est donc préférable de demander l'avis d'un médecin homéopathe.

Traitement homéopathique

Les antibiotiques n'ont pas d'effet sur le virus grippal. Lorsqu'ils sont prescrits, c'est en tant que couverture pour prévenir d'éventuelles complications microbiennes (la bronchite, par exemple).
Un traitement homéopathique bien choisi aura le même effet, et cela sans les inconvénients des antibiotiques.

Donner dès que possible :
OSCILLOCOCCINUM® 200,
1 dose.

Ajouter 3 heures plus tard :
SULFUR 30 CH,
1 dose.

Puis :
EUPATORIUM PERFOLIATUM 9 CH,
GELSEMIUM SEMPERVIRENS 9 CH,
RHUS TOXICODENDRON 9 CH,
3 granules de chaque trois fois par jour, jusqu'à guérison.

Prévention de la grippe

Donner quel que soit l'âge :
INFLUENZINUM 30 CH,
3 granules une fois par semaine, d'octobre à avril.

GROGNON

VOIR **COMPORTEMENT.**

GROSSIER

VOIR **COMPORTEMENT.**

GUÊPES

VOIR **MORSURES ET PIQÛRES D'ANIMAUX.**

GUILLAIN-BARRÉ (POLYRADICULONÉVRITE DE)

FOURMILLEMENTS ET TROUBLES MOTEURS

Maladie des racines nerveuses, des ganglions rachidiens et des nerfs périphériques, qui se caractérise par des fourmillements, des douleurs, des troubles de la sensibilité, des paralysies. Elle débute aux membres inférieurs et remonte progressivement.
Il n'y a pas de traitement classique, en dehors de la kinésithérapie d'attente. La maladie finit par guérir si les centres nerveux respiratoires ne sont pas atteints.
L'origine de la maladie est inconnue. Elle serait de nature immunologique ou virale.

Traitement homéopathique

Il existe un traitement homéopathique, qui hâtera la guérison et évitera les complications respiratoires. Il est préférable de consulter.

Si cela est impossible, donner à l'enfant :
GELSEMIUM SEMPERVIRENS 9 CH,
3 granules trois fois par jour, jusqu'à guérison.

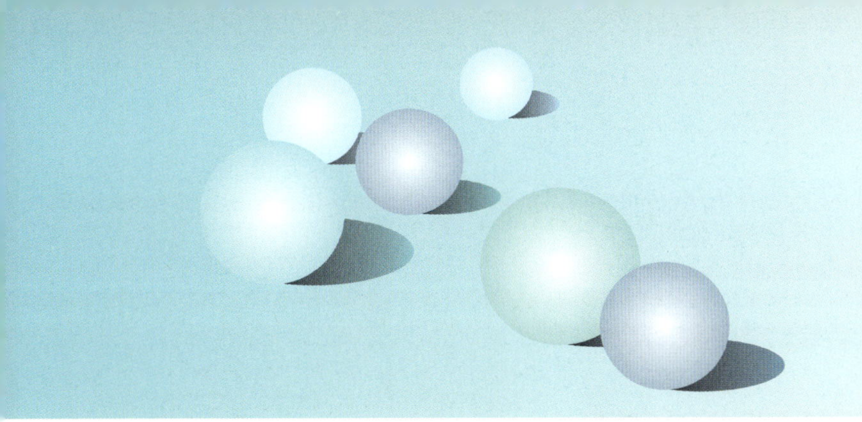

H

HALEINE (MAUVAISE)

Dans les périodes où l'enfant a mauvaise haleine, lui donner :

MERCURIUS SOLUBILIS 9 CH,
3 granules trois fois par jour.

Prévention

En cas de retour fréquent de ce symptôme, montrer l'enfant à un médecin et à un dentiste homéopathes pour un bilan digestif et dentaire.

VOIR AUSSI ACÉTONE.

HANCHE

CONSULTER AU MOINDRE DOUTE

Une douleur de hanche qui persiste mérite une consultation. Il peut s'agir :

- d'un rhumatisme inflammatoire de la hanche, peu grave, que l'homéopathie traitera efficacement (**VOIR** **Rhume de hanche**) ;
- d'une malformation congénitale (d'origine génétique) ou acquise, nécessitant des traitements orthopédiques ou chirurgicaux complexes – luxation congénitale de la hanche uni- ou bilatérale (dépistée le plus souvent par le pédiatre à la naissance), maladie de Legg-Calvé-Perthes (destruction de la tête du fémur par manque d'irrigation, **VOIR** **Ostéochondrite de la hanche**).

L'homéopathie ne peut alors être qu'un traitement complémentaire (sauf dans l'ostéochondrite, si elle est prise à temps).

VOIR AUSSI GÉNÉTIQUES (MALADIES), OSTÉOCHONDRITE DE LA HANCHE.

HANDICAP

DE MOINS EN MOINS DE HANDICAPÉS

Grâce aux progrès de l'obstétrique et de la néonatalogie (médecine du nouveau-né), il y a beaucoup moins de handicapés qu'autrefois. Les médecins savent dépister les grossesses à haut risque (3 % des grossesses en France, qui pour la plupart se terminent bien). Elles sont suivies dans des maternités comportant une unité de néonatalogie, de telle sorte que si un enfant naît en état de détresse il est secouru instantanément.

Quelles sortes de handicaps voit-on encore ?

Certains handicaps moteurs qui relèvent de causes diverses : cérébrales, musculaires, malformatives, osseuses.

ARNICA MONTANA 12 CH,
1 dose deux fois par mois, très longtemps poursuivie, en plus de l'avis des spécialistes concernés, aidera l'enfant handicapé à bien supporter les efforts qu'il doit accomplir pour agir.

Pour les autres handicaps, **VOIR** les rubriques correspondantes : **Retard mental, Surdité, Trisomie 21.**

L'attitude des parents

Ils doivent traiter l'enfant avec amour, bien sûr, mais sans en faire leur chose, sans le privilégier plus qu'il ne le faut par rapport à ses frères et sœurs. Il importe de le protéger de la pitié inutile, et de l'armer pour la vie en fonction de ses possibilités.

Pour les maladies courantes, l'homéopathie l'aidera autant qu'elle aide les autres enfants.

VOIR AUSSI **GÉNÉTIQUES (MALADIES).**

HÉBÉPHRÉNIE

VOIR **PSYCHOSE.**

HÉMATOME

VOIR **BLESSURES.**

HÉMIPLÉGIE

UNE ORIGINE CONGÉNITALE

L'hémiplégie, ou paralysie d'une moitié du corps (droite ou gauche), est, chez l'enfant, d'origine congénitale. Il s'agit le plus souvent d'une lésion antérieure à la naissance et de cause inconnue. L'homéopathie aura peu d'effet puisque l'hémiplégie est le résultat de la destruction d'une partie du tissu nerveux du cerveau.

Donner cependant pour aider le côté atteint à conserver sa force restante :

CAUSTICUM 5 CH,
3 granules trois fois par jour, 10 jours par mois, pendant plusieurs années.

HÉMOPHILIE

DÈS QUE POSSIBLE, L'ENFANT DOIT PRENDRE EN CHARGE SA MALADIE

L'hémophilie se définit comme un déficit héréditaire, génétique (transmis par la mère à sa descendance masculine), en facteurs VIII et IX qui habituellement favorisent la coagulation du sang.
On la découvre généralement au moment où l'enfant commence à marcher : les plaies, même minimes, saignent plus longtemps que chez les autres enfants ; les saignements de nez sont prolongés et ne s'arrêtent jamais spontanément ; des bleus surviennent à la moindre chute ; les extractions dentaires se compliquent toujours d'hémorragie ; et, surtout, les articulations gonflent en cas de chute à cause d'épanchements sanguins.
Un bilan sanguin révèle le déficit en facteurs VIII ou IX, et la vie courante de l'enfant et de sa famille va poser quelques problèmes.
Si l'on ne soigne pas énergiquement et à temps les épisodes hémorragiques, des complications sont possibles, en particulier au niveau des articulations, qui resteront déformées.
Le traitement consiste en une réintroduction dans l'organisme du facteur antihémophilique manquant ou, éventuellement, en transfusions sanguines. Les parents devront apprendre ces techniques, ce qui permettra une thérapeutique précoce en cas d'accident. Dès qu'il sera en âge de comprendre, l'enfant se prendra lui-même en charge. On essaie, lorsque c'est possible, de le mettre dans le milieu scolaire habituel ; parfois, il faudra le placer en internat spécialisé, au moins pour un temps.

Le phosphore

Il existe un médicament homéopathique, à base de phosphore, qui aidera à diminuer les accidents.

Donner :

PHOSPHORUS 9 CH,
3 granules trois fois par jour, 20 jours par mois, pendant plusieurs années.

Ce traitement permettra d'avoir moins recours aux facteurs antihémophiliques et de leur conserver leur efficacité en cas de nécessité.

VOIR AUSSI **HÉMORRAGIES, GÉNÉTIQUES (MALADIES).**

HÉMORRAGIES

UN INCIDENT OU UNE MALADIE DÉBUTANTE ?

Un petit saignement constitue le plus souvent un incident banal chez l'enfant, la conséquence d'une chute, par exemple. Pour un cas fortuit, on pourra mettre en pratique les conseils qui suivent et n'avoir recours au médecin que si l'hémorragie se prolonge ou se répète.
Donner 3 granules toutes les 5 minutes, toutes les heures ou trois fois par jour, selon la localisation et l'importance, de l'un ou plusieurs des médicaments suivants. Espacer selon l'amélioration.

Anus

PHOSPHORUS 5 CH,
COLLINSONIA CANADENSIS 5 CH,
en alternance.

Il peut s'agir d'une simple ulcération par le thermomètre, d'hémorroïdes, d'un polype bénin, d'une entérocolite.

Estomac

IPECA 5 CH.

Il s'agit de vomissement de sang. Consulter même si le médicament réussit.

Nez (épistaxis)

CHINA RUBRA 5 CH,
MILLEFOLIUM 5 CH,
en alternance.

Ajouter selon la cause :

- Coup sur le nez
  ARNICA MONTANA 9 CH.
- Hémorragie nasale pendant le mal de tête
  BELLADONNA 9 CH.
- Hémorragie nasale pendant la fièvre
  FERRUM PHOSPHORICUM 9 CH.

Mettre l'enfant assis, la tête penchée en avant. Bloquer l'hémorragie en introduisant dans la narine qui saigne un coton antihémostatique (à demander en pharmacie) et le laisser en place pendant 24 heures.

Poumons (hémorragie en toussant)

IPECA 5 CH.

Consulter de toute façon.

Urines

CANTHARIS 5 CH.

Vagin

Penser au corps étranger dans le vagin.

Pour les hémorragies menstruelles, **VOIR** Puberté.

VOIR AUSSI HÉMOPHILIE.

HÉMORROÏDES

VOIR ANUS.

HÉPATIQUE (ENFANT)

VOIR FOIE.

HÉPATITE VIRALE

VOIR ICTÈRE.

HERNIE

Hernie hiatale

Vomissements et hémorragies digestives sont les symptômes qui pousseront le médecin à demander des radiographies ; celles-ci montreront qu'une partie de l'estomac est située sur le versant thoracique du diaphragme. Donner :

ARGENTUM NITRICUM 9 CH,
3 granules trois fois par jour, 20 jours par mois, pendant quelques mois.

Hernie ombilicale

La hernie qui s'extériorise au niveau de l'ombilic n'est pas dangereuse. On peut attendre quelques années avant de faire opérer l'enfant car de nombreux cas guérissent spontanément.

Pratiquer dans l'intervalle la contention de la hernie avec un sparadrap hypoallergénique (rentrer la hernie et rapprocher les deux bords de l'orifice en les pinçant avant de mettre en place le sparadrap) et donner :

NUX VOMICA 9 CH,
3 granules trois fois par jour, 20 jours par mois, jusqu'à guérison ou opération.

Hernie inguinale

C'est la plus fréquente. S'il n'y a pas de complication, on peut, chez le nourrisson, attendre l'âge de 6 mois ; cela donne une chance de guérison spontanée.

En attendant, donner :

NUX VOMICA 9 CH,
3 granules trois fois par jour, 20 jours par mois.

Si la hernie s'étrangle (douleurs, cris, vomissements, arrêt des matières et des gaz), l'urgence est absolue. Pendant le transport dans un service de chirurgie, donner à l'enfant :

OPIUM 30 CH,
1 dose.

Chez le grand enfant, l'opération est indispensable. Donner :

NUX VOMICA 9 CH,
3 granules trois fois par jour, 20 jours par mois, pendant les 3 mois qui suivent l'opération.

HERPANGINE

DES VÉSICULES SUR LA GORGE

L'herpangine atteint les enfants de moins de 3 ans, volontiers par petites épidémies en collectivité, en été ou en automne. Elle est due à un virus (le plus souvent du type *Coxsackie*). Après une incubation courte (3 à 5 jours) surviennent une fièvre brutale à 39 °C ou 40 °C (mais la maladie n'est pas grave), des maux de tête, des douleurs musculaires assez fortes, des maux de ventre, parfois une gastro-entérite. La gorge est très douloureuse. Le médecin y découvre, sur un fond rouge, une dizaine environ de petites vésicules de 1 à 2 cm de diamètre, entourées d'une aréole rouge foncé. En 48 heures, elles s'ouvrent et cèdent la place à des ulcérations qui cicatrisent après 5 ou 6 jours. Il n'y a pas de **ganglion** (VOIR CE MOT). Malgré le nom donné à cette maladie, il ne s'agit pas d'un herpès. L'herpangine est différente de la **stomatite herpétique** (ci-contre), dont les lésions sont localisées à la bouche et plus nombreuses, sans atteinte de la gorge. Cela n'a rien à voir non plus avec les aphtes.

Vu la nécessité d'un diagnostic précis, il est préférable de consulter. En cas d'impossibilité, donner à l'enfant :

ARSENICUM ALBUM 9 CH,
RHUS TOXICODENDRON 9 CH,
3 granules de chaque trois fois par jour, pendant 8 jours.

HERPÈS

UN VIRUS TRÈS COMMUN

La contamination par le virus herpétique est très fréquente et peut commencer dès l'enfance. On estime que 90 % des individus de tous âges sont porteurs du virus, même s'ils n'ont pas de symptômes.

Deux formes particulières d'herpès méritent une mention spéciale

- **La localisation à la bouche**

La « stomatite herpétique » représente souvent la première atteinte de l'enfant ; elle survient entre 1 et 3 ans ; toute la muqueuse de la bouche (y compris les gencives) est rouge et tuméfiée ; on y reconnaît les petites vésicules caractéristiques de l'herpès ; il y a des ganglions sous la mâchoire inférieure et une salivation abondante.

- **La localisation à l'œil**

Elle nécessite une surveillance étroite de l'ophtalmologiste (tout en faisant le traitement préconisé ci-dessous), afin d'éviter les cicatrices sur la cornée.

La crise habituelle

La crise la plus fréquente correspond à la sortie d'une petite vésicule (parfois plusieurs), pleine de liquide, douloureuse, au coin de la lèvre (qu'on appelle aussi « bouton de fièvre»), ou sur une fesse, sur les parties génitales, avec généralement un ganglion satellite.

Chez l'enfant et chez l'adulte, le traitement est identique. Quelles que soient la forme ou la localisation, donner :

MERCURIUS SOLUBILIS 9 CH,
RHUS TOXICODENDRON 9 CH,
3 granules de chaque trois fois par jour, jusqu'à guérison.

Localement

Appliquer (sauf dans l'œil, à cause de la présence d'alcool) 1 ou 2 gouttes de **CALENDULA T.M.**, trois fois par jour.

En cas de crises à répétition, consulter un médecin homéopathe, qui donnera un traitement de fond ayant pour but de faire remonter le taux d'anticorps.

Prévention

Si au moment de l'accouchement une maman est en crise d'herpès génital, son nouveau-né peut être gravement infecté car son système de défense est encore immature. Dans ce cas, on pratique systématiquement une césarienne préventive.

Après la naissance, si une personne de l'entourage a régulièrement des crises d'herpès, il vaut mieux être prudent. Dans ce cas, les parents (et toute personne en contact avec l'enfant) doivent systématiquement :
- se laver soigneusement les mains avant de prendre l'enfant ;
- séparer leurs serviettes et gants de toilette de ceux du bébé ;
- se retenir formellement d'embrasser l'enfant si un bouton de fièvre apparaît.

En outre, il faut consulter rapidement un médecin si le bébé a :
- un changement de comportement (refus de biberon, endormissement anormal pendant la toilette ou lors des repas, irritabilité excessive, etc.) ;
- un œil rouge qui pleure en permanence ;
- une fièvre persistante, voire des convulsions ;

HERPÈS CIRCINÉ

VOIR **PARASITES.**

HIRSCHPRUNG (MALADIE DE)

VOIR **MÉGACÔLON.**

HODGKIN (MALADIE DE)

DÉSORMAIS CURABLE

Maladie grave du sang (avec ganglions importants, grosse rate, fièvre, atteinte de l'état général, sueurs) mais désormais curable par la médecine chimique. Elle ne se voit jamais avant l'âge de 2 ans.
De façon complémentaire, il est recommandé de consulter un médecin homéopathe, qui donnera un traitement de terrain. **MERCURIUS SOLUBILIS** est souvent indiqué.

Le séjour à l'hôpital

La régression

L'hôpital, avec ses médecins spécialistes et ses appareils de plus en plus sophistiqués, reste le lieu où l'on conduit un enfant dans un état sérieux. La surveillance y est permanente et la compétence inégalée. Il y a cependant un risque de régression intellectuelle et affective chez l'enfant en bas âge.

L'hôpital de jour

C'est pourquoi certains services de pointe ont institué un hôpital de jour, où l'enfant peut être admis pour un bilan (biologique ou psychomoteur, par exemple). On le rend à ses parents le soir même, les résultats seront remis ultérieurement.

Les chambres mère/enfant

Dans certains services de pédiatrie, la mère peut être admise nuit et jour dans la chambre de son enfant. Bien sûr, elle ne doit pas, à cause de son inquiétude, entraver la bonne marche des soins.

L'homéopathie à l'hôpital

Il n'existe pas d'hôpital où les malades alités peuvent recevoir des médicaments homéopathiques. En principe, l'hospitalisation va de pair avec une maladie lésionnelle où l'allopathie a plus de chance d'être indiquée. L'homéopathie à l'hôpital se pratique en général sous forme de consultation externe.

HOQUET

LE HOQUET APRÈS LA TÉTÉE

Le hoquet correspond à la contraction spasmodique du diaphragme. Chez le nourrisson, il s'agit d'un réflexe dû à la distension de l'estomac après la tétée lorsqu'il a ingurgité de l'air en même temps que le lait.

Lui donner au moment du hoquet :

CUPRUM METALLICUM 9 CH,
3 granules (à écraser éventuellement au rouleau à pâtisserie).

En même temps, essayer de lui faire émettre le rot libérateur.

Prévention

Le hoquet disparaît tout seul, généralement au cours du 2e mois. S'il se prolonge, il est possible de faire boire au bébé un petit biberon d'eau. De toute façon, il s'agit d'une gêne bénigne et passagère. Il faut juste avoir un peu de patience.

Chez le grand enfant, en cas de hoquet persistant, donner :

CUPRUM METALLICUM 9 CH,
HYOSCYAMUS NIGER 9 CH,
3 granules de chaque toutes les 2 minutes, en alternance.

HYDROCÈLE

VOIR TESTICULES.

HYDROCÉPHALIE

L'ENFANT À GROSSE TÊTE

Si le liquide qui se trouve à l'intérieur du cerveau et autour de la moelle épinière (le liquide céphalo-rachidien) ne circule pas librement, ou est produit en excès, il y a « de l'eau dans la tête », ou, médicalement parlant, hydrocéphalie. Une malformation congénitale (génétique), une tumeur (rare), une infection (séquelle de méningite ou de toxoplasmose), un traumatisme crânien peuvent en être responsables. La tête augmente de volume, la fontanelle est gonflée, des veines apparaissent sur le crâne. L'iris s'abaisse vers le bas de l'œil, en « coucher de soleil ». Le nourrisson ne prend pas de poids. Une opération est souvent nécessaire pour mettre en place une valve qui permettra la libre circulation du liquide.

L'homéopathie interviendra à titre complémentaire. **CALCAREA CARBONICA** ou **SILICEA** sont les médicaments auxquels le médecin aura recours le plus souvent.

VOIR AUSSI GÉNÉTIQUES (MALADIES).

L'hygiène du nourrisson

Les conseils d'hygiène que peut donner un médecin homéopathe sont les mêmes que ceux des autres médecins.

Le bain

Le bain du nourrisson doit être quotidien, si nécessaire avoir lieu plusieurs fois par jour. Il sera donné dans une pièce normalement chauffée. On n'utilisera pas de produits moussants, qui représentent un gadget inutile et sont trop décapants. En général, l'enfant aime le bain. Pour lui, c'est un moment agréable. Si par hasard il refusait, lui donner :

ANTIMONIUM CRUDUM 9 CH,
3 granules une demi-heure avant l'heure prévue.

Après le bain, les soins de la peau se feront avec une crème hydratante appliquée sur les endroits irrités.

Le chauffage

Le chauffage doit être modéré. Un excès peut entraîner un état de **déshydratation** du nourrisson (VOIR CE MOT). L'hiver, un humidificateur sera installé dans sa chambre.

L'habillement

Pour les mêmes raisons, l'habillement ne doit pas être excessif, spécialement l'été, afin d'éviter la perte liquidienne due à la moiteur de la peau.

HYPERACTIF

VOIR COMPORTEMENT (HYPERACTIF)

HYPERTENSION ARTÉRIELLE

CERTAINS CAS SONT RÉVERSIBLES

L'hypertension artérielle est très rare chez l'enfant. Voici, en fonction de l'âge, les chiffres normaux qui représentent une moyenne naturellement sujette à variations individuelles :
- de la naissance à 6 ans, 6/3 ou 7/4 ;
- vers 7 ans, 8/5 ;
- vers 10 ans, 10/6 ;
- à partir de 12 ans, 12/7.

L'hypertension artérielle de l'enfant peut provenir d'une maladie organique (d'origine rénale ou glandulaire), d'une malformation cardio-vasculaire.
Il existe aussi des hypertensions par facteur héréditaire (parents hypertendus), abus de sel, sédentarité.
Un régime peu salé, l'exercice physique, la correction chirurgicale des malformations sont les premières mesures à envisager. Les médicaments de médecine classique auront la primauté dans les formes sévères.

Mais on peut ajouter au traitement :

CRATAEGUS 6 DH
GLONOÏNUM 6 DH } AA Q.S.P. 1 TUBE,
PASSIFLORA 6 DH

3 granules trois fois par jour, 20 jours par mois, pendant le temps nécessaire.

Certains cas d'hypertension sont réversibles : un enfant hypertendu ne deviendra pas obligatoirement un adulte hypertendu.

HYPERTHYROÏDIE

VOIR THYROÏDE.

HYPOSPADIAS

VOIR MALFORMATION, VERGE.

HYPOTHERMIE

UNE TEMPÉRATURE ANORMALEMENT BASSE

La température d'un enfant se situe entre 35,5 °C et 37,5 °C. Au-dessous, on parle d'hypothermie, ce qui signifie simplement que la température est au-dessous de la normale.
L'enfant est plus ou moins conscient, son cœur et sa respiration sont ralentis, il a des frissons. Il y a de toute évidence nécessité d'un avis médical, quoique parfois il s'agisse seulement d'un signe annonciateur d'hyperthermie, ou fièvre.

En attendant le médecin ou pendant le transport dans un service de pédiatrie, glisser dans la bouche de l'enfant (quel que soit son âge) :

CARBO VEGETABILIS 5 CH,
3 granules de 5 minutes en 5 minutes, jusqu'à amélioration.

Prévention

Donner ce traitement régulièrement, à titre préventif, si l'enfant a fréquemment une baisse de la température, notamment avant une maladie fébrile.

HYPOTROPHIE

VOIR MAIGREUR.

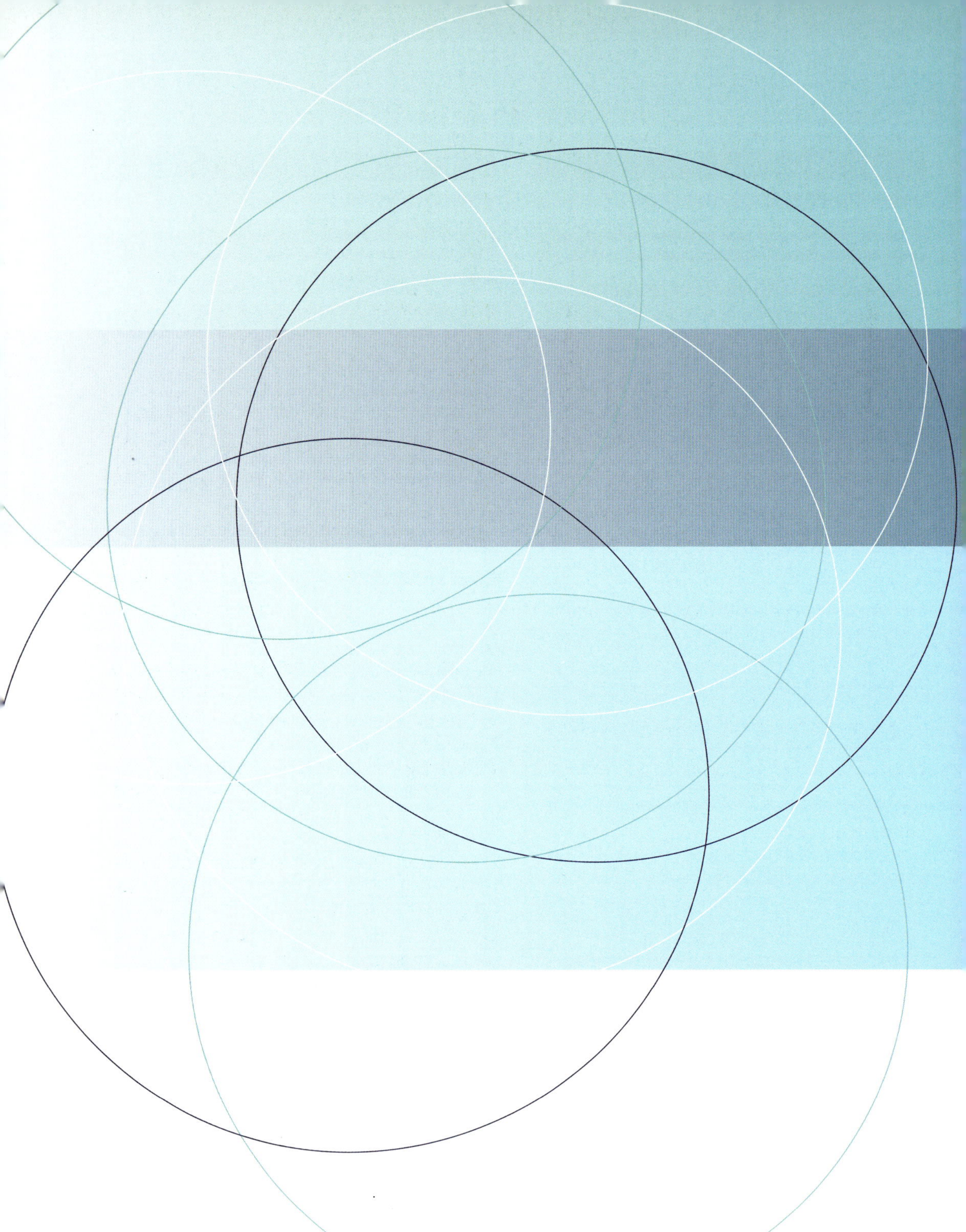

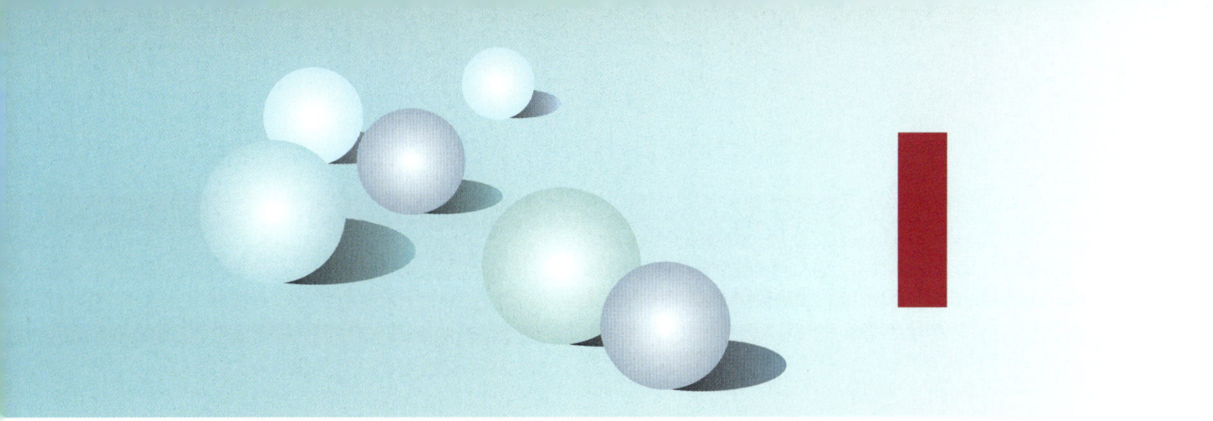

ICTÈRE

LES CAROTTES OU LA JAUNISSE ?

L'ictère, ou jaunisse, est la coloration jaune des téguments (peau et muqueuses) par augmentation anormale du taux de bilirubine (un dérivé de l'hémoglobine, qui est le pigment des globules rouges) dans le sang. La bilirubine en excès passe également dans les urines, qui ont alors une couleur foncée.
Il ne faut pas prendre pour une jaunisse la teinte jaune orangé qu'a la peau du nourrisson lorsque les carottes sont très abondantes dans son alimentation.

Chez le nouveau-né, les causes sont variables

On distingue :

- **Les ictères précoces (1er ou 2e jour)**

Toujours assez sérieux, ils peuvent être dus à la prématurité, à une infection virale ou bactérienne, à une septicémie, à la destruction anormale des globules rouges, habituellement par incompatibilité sanguine entre la mère et l'enfant (mais actuellement on sait prévenir ce genre d'éventualité).

- **Les ictères tardifs (du 3e au 6e jour)**

Considérés comme physiologiques, c'est-à-dire naturels et peu graves, ce sont les plus fréquents. Ils correspondent au renouvellement du stock de globules rouges du nouveau-né ; vers le 10e jour, tout est rentré dans l'ordre sans traitement.

C'est le seul ictère du nouveau-né pour lequel on prendra soi-même l'initiative d'utiliser l'homéopathie, pour hâter le retour à la normale :

CHINA RUBRA 12 CH,
1 dose-poudre en une fois, à ne pas renouveler.

- **Les ictères de la 2e semaine**

Ils peuvent correspondre à un déficit en certaines enzymes, à une malformation des voies biliaires, à une infection virale ou bactérienne. De toute manière, un avis médical s'impose.

Chez le grand enfant, avant tout l'hépatite virale

Le diagnostic le plus fréquent chez le grand enfant est celui d'hépatite virale, ou infection du foie par un virus (généralement de type A), c'est-à-dire par contamination.

Les principaux symptômes en sont : fièvre modérée, perte de l'appétit, nausées, coloration jaune de la peau et des conjonctives (l'œil est jaune), urines foncées.
Le médecin demande des examens et constate une augmentation de la bilirubine et des transaminases ; les tests hépatiques sont perturbés.
L'homéopathie est d'autant plus indiquée qu'il n'y a pas de traitement classique de cette maladie (en dehors du repos et du régime sans graisse). Le mieux est de consulter pour avoir une surveillance efficace et un traitement adapté au cas particulier.

Si, pour une raison ou une autre, cela est impossible, donner à l'enfant :

CHELIDONIUM MAJUS 9 CH,
PHOSPHORUS 7 CH,
PHOSPHORUS 15 CH,
3 granules de chaque trois fois par jour, jusqu'à retour à la normale du teint et des examens de laboratoire.

Correctement traitée par l'homéopathie, l'hépatite virale est bénigne et guérit sans séquelles.

Prévention par le vaccin ?

La vaccination des préadolescents contre l'hépatite B paraît logique puisque le risque de transmission sexuelle, très souvent retrouvé dans cette maladie, n'est pas négligeable. Cependant, le risque de sclérose en plaques imputable à ce vaccin a été suspecté, bien qu'il ne soit pas possible d'affirmer quoi que ce soit en l'état actuel des connaissances scientifiques. Par précaution, le ministère de la Santé a décidé la suspension de la vaccination systématique en milieu scolaire.

IMAGINATIF

VOIR COMPORTEMENT.

IMPÉTIGO

UNE MALADIE AUTO-INOCULABLE

Il s'agit de lésions cutanées microbiennes, dues au streptocoque (2/3 des cas) ou au staphylocoque, sous forme de petites bulles claires puis jaunes (donc purulentes). Elles deviennent ensuite croûteuses. La localisation autour de la bouche est fréquente.

Donner :

GRAPHITES 9 CH,
MEZEREUM 9 CH,
3 granules de chaque trois fois par jour, jusqu'à guérison.

Localement

Appliquer de la pommade au **CALENDULA** une ou deux fois par jour, après avoir enlevé délicatement à la pince désinfectée les croûtes qui veulent bien venir, sans faire saigner.

Prévention

L'impétigo est très contagieux d'un enfant à l'autre, il se propage facilement dans les collectivités. L'enfant atteint peut également disséminer les lésions sur lui-même par simple grattage. Il faut donc prendre des précautions : éloigner les bébés, se méfier des objets de toilette et des vêtements souillés, tenir les mains constamment propres.

IMPULSIF

VOIR COMPORTEMENT.

INADAPTÉ

VOIR RETARD (RETARD MENTAL).

INCONSCIENCE

VOIR SYNCOPE.

INCONTINENCE

VOIR ENCOPRÉSIE (INCONTINENCE DES MATIÈRES), ÉNURÉSIE (INCONTINENCE D'URINE).

INDIGESTES (MANGE DES CHOSES)

VOIR PICA.

INDIGESTION

VOIR DIGESTION DIFFICILE.

INFECTION CUTANÉE

Diverses infections peuvent se voir au niveau de la peau d'un nourrisson ou d'un enfant.

VOIR ABCÈS, ACNÉ, ANTHRAX, ATOPIE, BULLES, DARTRES, DERMITE DU NOURRISSON, ÉRYSIPÈLE, ÉRYTHÈME FESSIER DU NOURRISSON, FOLLICULITE, IMPÉTIGO, INTERTRIGO, LEINER-MOUSSOUS (MALADIE DE), PANARIS, PERLÈCHE, SUDAMINA.

INFECTION URINAIRE

VOIR URINAIRE (INFECTION).

INSECTES

VOIR MORSURES ET PIQÛRES D'ANIMAUX.

INSOLATION

VOIR SOLEIL.

INSOMNIE

VOIR **SOMMEIL.**

INSTABILITÉ PSYCHOMOTRICE

VOIR **COMPORTEMENT (HYPERACTIF).**

INTERTRIGO

LA DERMITE DES PLIS

L'intertrigo est une inflammation de la peau due à la présence de microbes (streptocoque, staphylocoque) dans les plis de la peau : derrière les oreilles, au pli du cou, dans les aisselles, au coude, dans l'aine, au creux du genou, entre les orteils. D'où son autre nom de dermite des plis.
La sudation, le frottement, la macération dans l'urine jouent un rôle. D'où la prévention logique : baigner et changer souvent le nourrisson. Lorsqu'on inspecte les plis, on voit une rougeur. Il n'y a pas de vésicules.

Donner à l'enfant :

GRAPHITES 9 CH,
HEPAR SULFURIS CALCAREUM 9 CH,
3 granules de chaque trois fois par jour, jusqu'à guérison.

Localement

Appliquer de la crème au **CALENDULA**, deux fois par jour.

INTERVENTION CHIRURGICALE

Pour préparer l'intervention
Sauf urgence, on préparera l'enfant avant l'intervention, non seulement par des soins affectifs, mais aussi à l'aide de médicaments homéopathiques :

ARNICA MONTANA 12 CH,
GELSEMIUM SEMPERVIRENS 12 CH,
NUX VOMICA 12 CH,
1 dose par jour en changeant tous les jours de médicament ; commencer 8 jours avant la date de l'opération et poursuivre les 8 jours qui suivent.

L'enfant deviendra ainsi « le plus beau cas du service », celui qui se remettra le plus rapidement en forme.

En cas de complications

Les complications n'auront lieu éventuellement que si le traitement ci-dessus n'a pas été fait.

Donner 3 granules trois fois par jour, jusqu'à guérison, de l'un des médicaments qui suivent.

- Nausées postopératoires
  BISMUTHUM 9 CH.
- Vomissements postopératoires
  PHOSPHORUS 9 CH.
- Rétention d'urines
  CAUSTICUM 9 CH.
- Ballonnement du ventre
  RAPHANUS SATIVUS 9 CH.
- Douleurs abdominales
  STAPHYSAGRIA 9 CH.
- Si la cicatrisation est lente à se faire
  STAPHYSAGRIA 9 CH.

Chaque fois qu'elle est indispensable, soit pour une urgence, soit pour une maladie organique dangereuse, l'opération reçoit l'aval du médecin homéopathe. Il est vrai cependant que celui-ci l'évite quand cela est possible. Il traite chaque cas en fonction de ses particularités. Bon sens et modération sont donc spécialement requis en ce domaine.

INTESTINS

VOIR **BALLONNEMENT ABDOMINAL, CONSTIPATION, DIARRHÉE, FLATULENCE, OCCLUSION INTESTINALE.**

INTOXICATIONS

Intoxication alimentaire
Si l'état général est atteint, il vaut mieux consulter.

Sinon, donner à l'enfant :

ARSENICUM ALBUM 9 CH,
PYROGENIUM 9 CH,
3 granules de chaque trois fois par jour, jusqu'au retour à la normale.

Intoxication par l'oxyde de carbone

Appeler le SAMU. Pendant le transport à l'hôpital, glisser dans la bouche de l'enfant :

CARBO VEGETABILIS 5 CH,
3 granules.

Intoxication par un produit ménager ou un médicament

VOIR EMPOISONNEMENT.

INVAGINATION INTESTINALE

VOIR OCCLUSION INTESTINALE.

IRRITABILITÉ

VOIR COMPORTEMENT.

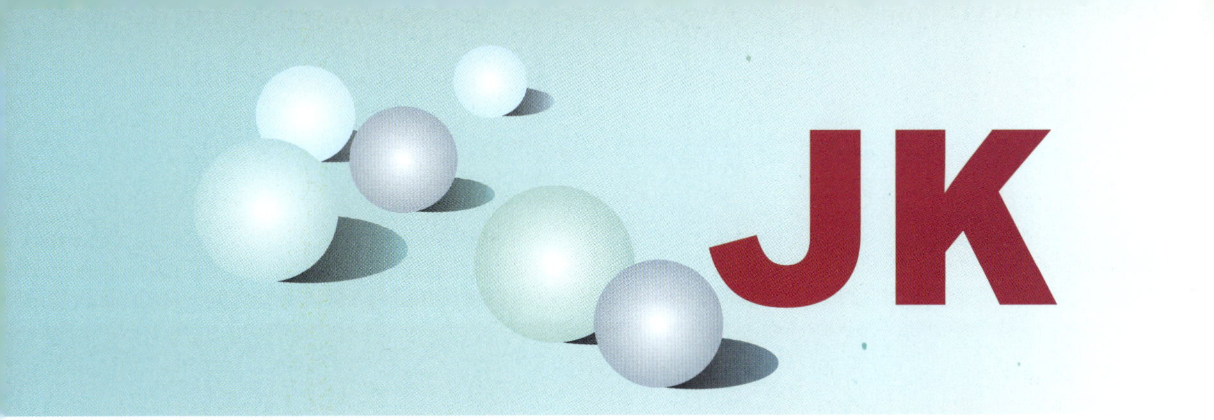

JALOUX

VOIR **COMPORTEMENT.**

JAMBES

Les jambes en « X »
Un enfant marche avec les jambes en dehors (ou au moins une). Médicalement, c'est le *genu valgum*. Les genoux se rapprochent. On dirait que les deux membres inférieurs forment un X. Si cela se produit entre 18 mois et 3 ans, il y a toutes les chances pour que l'on assiste à une régression spontanée autour de l'âge de 4 à 5 ans. Lorsqu'on met les deux genoux l'un contre l'autre, un écartement de 5 cm au niveau des chevilles n'est pas inquiétant. Au-delà, consulter ; il faudra peut-être une chaussure orthopédique ou une solution chirurgicale.
Cette déformation est due à la croissance à vitesse inégale des deux côtés de l'extrémité inférieure du fémur (l'os de la cuisse).

Les jambes entre parenthèses
Un enfant marche, au contraire, avec les jambes arquées, comme des parenthèses. C'est le *genu varum*, problème de laxité ligamentaire. C'est normal du début de la marche jusqu'à l'âge de 2 ans, et cela disparaîtra spontanément dans la plupart des cas. Au-delà, consulter.

La réponse homéopathique

Pour ces deux types de déformation, donner à l'enfant :

CALCAREA PHOSPHORICA 12 CH,
1 dose par semaine, jusqu'à amélioration.

VOIR AUSSI **RACHITISME.**

JAUNISSE

VOIR **ICTÈRE.**

JEU

L'ENFANT EST CRÉATIF

Le jeu fait partie des moyens utilisés spontanément par l'enfant pour se construire : le corps, l'intelligence, les sentiments se forment ou se perfectionnent. Il fabrique des objets avec des éléments simples. Pour employer un terme actuel, il devient créatif. Il développe ainsi son imagination, sa réflexion. Il apprend également à devenir sociable.

Si un enfant est en retard dans l'acquisition du jeu, s'il en est resté à des jeux correspondant à un âge inférieur à celui qu'il a, lui donner :

BARYTA CARBONICA 12 CH,
1 dose par semaine, pendant quelques mois.

L'OBJET RELAIS

L'enfant a souvent un doudou, morceau de chiffon, nounours ou tout autre objet avec lequel il va se coucher. C'est un besoin affectif, une manière d'avoir une présence qui veille sur lui la nuit, peut-être le symbole de ses parents. Il ne faut, bien sûr, jamais le lui enlever. Le moment venu, il l'abandonnera de lui-même.

JOUES

Ses joues sont rouges pendant la poussée dentaire. Donner :

CHAMOMILLA VULGARIS 9 CH,
3 granules trois fois par jour, jusqu'à disparition.

VOIR AUSSI **DARTRES.**

KLEPTOMANE

VOIR **COMPORTEMENT.**

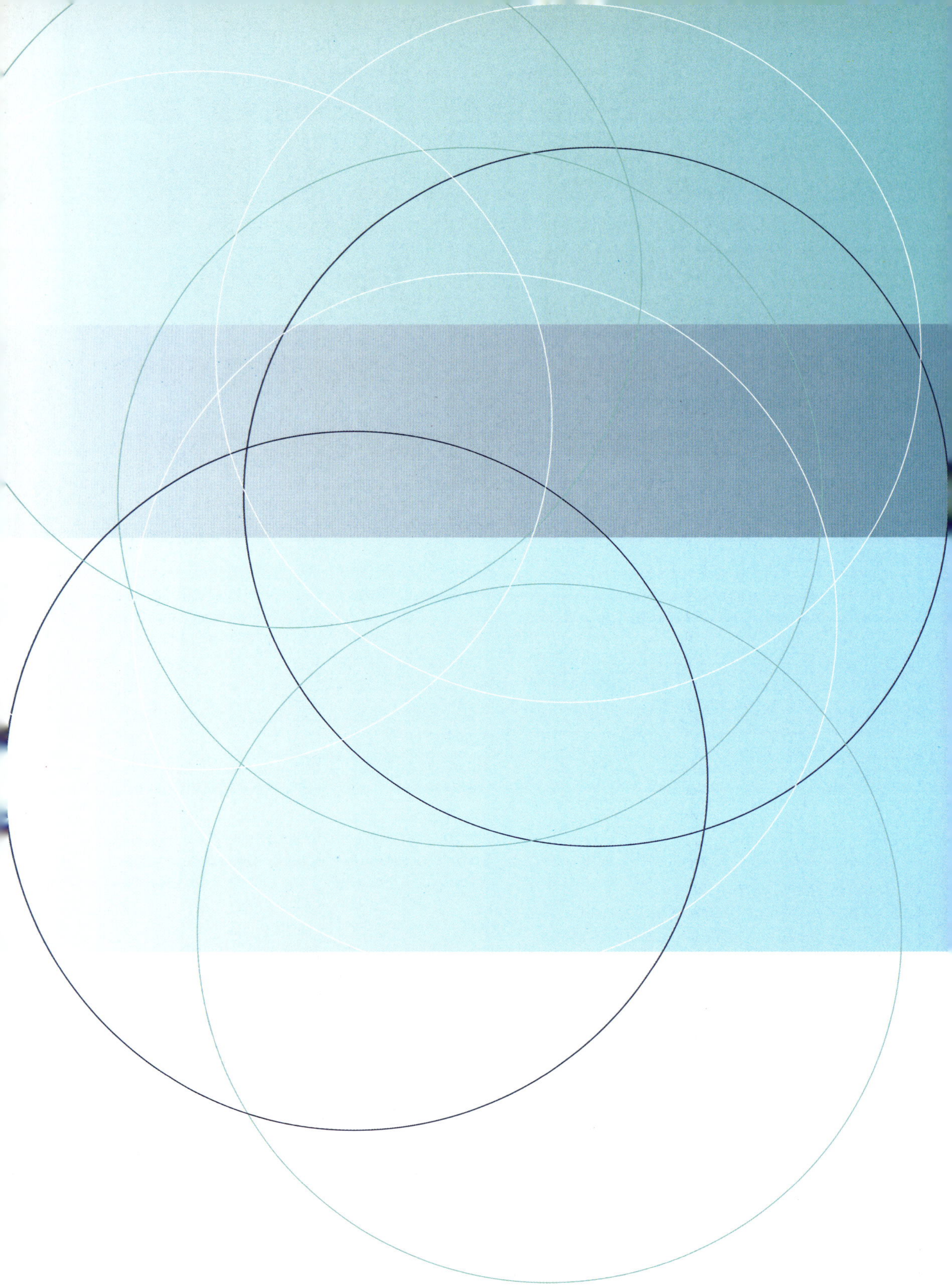

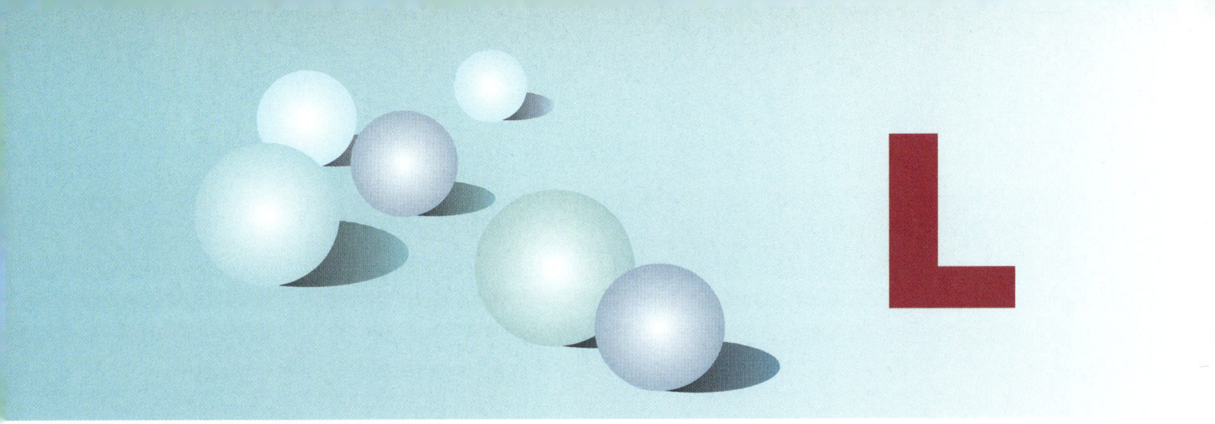

LAIT

VOIR ALIMENTATION (ALLAITEMENT, INTOLÉRANCE AU LAIT), DENTS (DE LAIT), PUBERTÉ (LAIT DANS LES SEINS À LA PUBERTÉ), SEINS (LAIT DANS LES SEINS DU NOUVEAU-NÉ).

LANGAGE

Le retard du langage

Il n'y a pas d'âge spécifique à partir duquel un enfant est censé parler. Chacun a son propre rythme pour acquérir le langage. Il faut cependant consulter si l'enfant ne babille pas (« ma... ma... ma... », « pa... pa... pa... ») à 9 mois, ne parle pas du tout à 2 ans (pas le moindre mot), ne fait pas des petites phrases de trois mots à 3 ans, déforme encore les mots à 4 ans.
Diverses causes (rares) peuvent gêner l'évolution normale du langage : des troubles de l'audition, du système nerveux central, des malformations du voile du palais, des perturbations psychoaffectives. Il peut s'agir, et c'est souvent le cas, d'un simple retard. Un examen complet par un pédiatre, au besoin par un oto-rhino-laryngologiste ou un neurologue, s'impose alors en cas de retard du langage.
En fonction du résultat de l'examen, il faudra peut-être un traitement classique, une opération, des séances chez l'orthophoniste. On demandera en outre les conseils d'un médecin homéopathe, qui prescrira un traitement efficace dans les cas non lésionnels.

En cas de simple retard du langage, on peut donner :

NATRUM MURIATICUM 9 CH,
3 granules trois fois par jour,
20 jours par mois, pendant 3 mois.

Le bégaiement

Il faut savoir qu'il existe un bégaiement « physiologique », fréquent vers l'âge de 3 ou 4 ans : l'enfant s'exerce à parler et n'y arrive pas encore très bien. Les parents, les enseignants, l'entourage, tout le monde doit faire comme si de rien n'était. Il ne faut pas corriger le mot sur lequel l'enfant achoppe, ne rien mentionner à ce sujet.
Cela passera tout seul. Il faut lui laisser le temps de répondre, ne pas lui reprocher ses hésitations, lui laisser trouver ou finir ses mots sans l'interrompre, sans lui faire de reproche. Lui parler lentement, dans un langage simple, en montrant, par une réponse naturelle, qu'on a compris ce qu'il vient de dire.
Chez l'enfant plus grand, le bégaiement correspond à deux types de troubles : répétition d'une syllabe ou blocage sur un son. Le bégaiement est plus fréquent chez le garçon. Il se manifeste surtout sous le coup d'une émotion. Il faut demander au médecin un traitement pour l'état nerveux et la timidité. La rééducation orthophonique a peu de chance de succès car l'enfant n'est pas lui-même demandeur et participe peu au traitement (même remarque pour la psychothérapie).
Il importe de ne jamais reprendre un enfant qui bégaie et de se contenter d'avoir un comportement prouvant qu'on l'a compris.

Sur le plan homéopathique, il est préférable de consulter. Si on ne peut pas le faire dans l'immédiat, commencer à donner :

STRAMONIUM 9 CH,
3 granules trois fois par jour.

ÉVOLUTION DU LANGAGE CHEZ L'ENFANT

- Vers 4 mois, le babil (surtout en présence de la mère).
- Vers 12 ou 13 mois, les premiers mots (les tant attendus « papa », « maman »).
- Vers 18 mois, son vocabulaire s'enrichit, il possède de six à dix mots.
- Vers 2 ans apparaissent les premières phrases à structure simple.
- Vers 30 mois, il est capable de dire « je ».
- Vers 3 ans, les phrases sont grammaticalement correctes.
- Vers 4 ans, il parle pour tester les mots, pour voir la réaction des adultes.
- À 6 ans, il parle couramment.

La blésité
Les remarques générales sont les mêmes que pour le bégaiement. Il faut laisser l'enfant dire « ze » pour « je », ne jamais intervenir. Consulter si le trouble persiste.

En attendant, donner :
NUX VOMICA 9 CH,
3 granules trois fois par jour.

La mutité
La mutité est une absence de langage d'origine cérébrale. Elle peut être le fait d'une **névrose**, d'une **psychose** (VOIR CES MOTS) ou d'une surdité de naissance. Il n'y a pas de traitement homéopathique spécifique.

VOIR AUSSI **PSYCHOSE (AUTISME).**

LANGUE

Langue chargée
Il a trop mangé. Sa langue est recouverte d'un enduit blanchâtre. Il ne s'agit ni de la peau du lait, chez le nourrisson qui vient de téter, ni de muguet (VOIR **Bouche**).

Dans ce cas, donner :
ANTIMONIUM CRUDUM 9 CH,
3 granules trois fois par jour, jusqu'à amélioration.

Si sa langue est chargée seulement dans sa moitié postérieure, donner :
NUX VOMICA 9 CH,
3 granules trois fois par jour, jusqu'à amélioration.

Langue « en carte de géographie »
Il y a sur sa langue des plaques rouges à contours irréguliers, entourées d'une collerette blanchâtre, avec des îlots d'aspect normal. Il s'agit d'une inflammation banale d'origine digestive.

Donner :
TARAXACUM OFFICINALE 9 CH,
3 granules trois fois par jour, 20 jours par mois, pendant quelques mois.

LARMOIEMENT

VOIR **YEUX.**

LARYNGITE

AVIS MÉDICAL OBLIGATOIRE
Chez l'enfant, la laryngite mérite systématiquement un avis médical. En effet, son larynx est étroit et l'inflammation vient encore le rétrécir. On a alors des symptômes impressionnants : toux rauque, aboyante, gêne à la respiration, enrouement ou aphonie.
Quelquefois, il y a urgence, et l'enfant doit recevoir un traitement médical classique. Il s'agit d'un œdème (enflure) du larynx d'origine infectieuse (laryngite sur- ou sous-glottique) ou du croup (rarissime actuellement avec la généralisation du vaccin).

Le faux croup
Il s'agit d'une laryngite virale simple, peu grave malgré un tableau impressionnant. Appelé également « laryngite striduleuse », le faux croup survient la nuit, en plein sommeil de l'enfant, en général dans les suites d'un rhume. Il faut à tout prix consulter pour que le diagnostic soit confirmé.
En attendant le médecin, rien n'empêche de commencer un traitement homéopathique.

Donner :

ACONITUM NAPELLUS 5 CH,
PHOSPHORUS 5 CH,
SPONGIA TOSTA 5 CH,
3 granules toutes les 2 minutes, en alternance.

Si les dilutions dont on dispose ne sont pas celles indiquées, ou si on ne trouve dans la trousse familiale que l'un ou deux des médicaments indiqués, donner ce qu'on possède.

Prévention de la laryngite à rechutes

En cas de laryngite à rechutes, consulter un médecin homéopathe pour un traitement de terrain, c'est le meilleur préventif.
Placer également un humidificateur dans la chambre de l'enfant, surtout l'hiver.

VOIR AUSSI **ALLERGIE.**

LAVEMENT

VOIR **CONSTIPATION.**

LAXATIFS

VOIR **CONSTIPATION.**

LEGG-CALVÉ-PERTHES (MALADIE DE)

VOIR **OSTÉOCHONDRITE DE LA HANCHE.**

LEINER-MOUSSOUS (MALADIE DE)

DIFFÉRENTE DE L'ECZÉMA

Il s'agit d'une maladie qui peut survenir chez le nourrisson dans les six premiers mois de sa vie. Elle est caractérisée par une rougeur intense de la peau, qui débute au périnée pour s'étendre ensuite au reste du corps, spécialement aux fesses, au tronc, aux aisselles, au cou, aux sourcils, aux plis derrière les oreilles, au cuir chevelu. Bientôt apparaissent des croûtes qui desquament. Fait caractéristique, il n'y a pas de démangeaison, ce qui permet d'éliminer l'eczéma et de savoir qu'il y aura guérison sans séquelles.
Le tableau peut paraître impressionnant alors qu'il s'agit d'une maladie infectieuse bénigne.

Donner à l'enfant :

HEPAR SULFURIS CALCAREUM 9 CH,
MEDORRHINUM 9 CH,
MEZEREUM 9 CH,
3 granules de chaque trois fois par jour, jusqu'à guérison.

Localement

Faire la toilette avec du savon au **CALENDULA**, puis appliquer un peu de crème au **CALENDULA**, deux fois par jour, jusqu'à guérison.

LENT

VOIR **COMPORTEMENT.**

LEUCÉMIE

UNE MALADIE EN PASSE D'ÊTRE VAINCUE

La leucémie, qui se caractérise par une production anormalement élevée de globules blancs immatures, n'est plus incurable. Actuellement, 60 % des petits malades survivent grâce au traitement allopathique, et peuvent être considérés comme guéris.
La pâleur anémique, la fatigue, les ganglions, la fièvre, les hémorragies, les bleus spontanés sont les principaux symptômes de la leucémie aiguë de l'enfant.
Il n'y a pas de traitement homéopathique de la leucémie. Au sortir du traitement classique, montrer l'enfant à un médecin homéopathe pour un traitement de fond et pour la prévention des maladies infectieuses, fréquentes dans ce type de cas.

LEUCORRHÉES

VOIR **PERTES VAGINALES.**

LÈVRES

Les lèvres sont enflées

Il s'agit en général d'un œdème de Quincke, manifestation allergique qui s'accompagne d'une enflure du visage. Donner 3 granules trois fois par jour, pendant 3 ou 4 jours, de l'un des médicaments suivants.

- Si l'enfant n'a pas soif
  APIS MELLIFICA 9 CH.
- Si l'enfant a très soif
  BELLADONNA 9 CH.

Les lèvres sont fendues
Si l'enfant présente en hiver une fente verticale au milieu d'une lèvre, lui donner :

NATRUM MURIATICUM 9 CH,
3 granules trois fois par jour, 20 jours par mois, pendant toute la période de froid.

Les lèvres sont sèches
Lui donner 3 granules trois fois par jour, jusqu'à amélioration, de l'un des médicaments suivants.

- Dans les cas les plus courants
  BRYONIA ALBA 9 CH.
- Si l'enfant a tendance à arracher les peaux
  ARUM TRIPHYLLUM 9 CH.

VOIR AUSSI **HERPÈS.**

LEVURE

VOIR **BOUCHE (MUGUET).**

LIPOTHYMIE

VOIR **SYNCOPE.**

LISTÉRIOSE

PLUS DANGEREUSE POUR L'ENFANT QUE POUR LA MÈRE

Le *Listeria monocytogenes*, microbe responsable de cette maladie, est peu dangereux pour l'adulte et ses effets passent le plus souvent inaperçus. Cependant, si une femme enceinte en est porteuse, le *Listeria* franchit la barrière placentaire et contamine le fœtus. Il y aura avortement spontané, mort du fœtus ou naissance d'un enfant sévèrement atteint (méningite, septicémie). Ce microbe est très répandu, mais il n'est habituellement pas en quantité suffisante pour déclencher une maladie. Parfois (mais le nombre de cas est peu important), certains produits laitiers et de charcuterie sont largement contaminés, et c'est alors que les symptômes apparaissent.

Le traitement idéal est préventif : il s'adresse à la mère au moment où elle est contaminée. Toute fièvre, chez une femme enceinte, en fin de grossesse, doit être signalée au médecin et traitée énergiquement par les antibiotiques. Par ailleurs, l'alimentation industrielle doit être préparée selon les règles strictes des lois en vigueur, faciles à mettre en œuvre puisque le chauffage à plus de 65 °C pendant 2 minutes détruit le microbe.

LITHIASE

VOIR **CALCULS.**

LORDOSE

VOIR **COLONNE VERTÉBRALE.**

LOUCHERIE

VOIR **STRABISME.**

LOUPES

VOIR **CHEVELU (CUIR).**

LUXATION CONGÉNITALE DE LA HANCHE

VOIR **HANCHE.**

LYMPHANGITE

DE GRANDES TRAÎNÉES ROUGES

À partir d'une plaie, on peut voir de grandes traînées rouges remonter le long d'un membre. Il y a un ganglion satellite à l'aisselle ou à l'aine : c'est la lymphangite. Il vaut mieux consulter.

En cas d'impossibilité, donner :

ANTHRACINUM 9 CH,
BUFO 9 CH,
3 granules de chaque trois fois par jour, jusqu'à guérison.

M

MAIGREUR

Le petit poids de naissance

Si un nouveau-né a un petit poids de naissance (en dessous de 3 kg), lui donner :

SILICEA 12 CH,
1 dose par semaine, pendant 3 mois, à faire fondre dans un peu d'eau, tout en suivant les recommandations des médecins.

L'amaigrissement

L'amaigrissement est la perte d'une partie du poids habituel. En aucun cas cela ne saurait être normal. À partir de moins 100 g chez le nourrisson et moins 500 g chez le grand enfant, il faut consulter. L'enfant doit être pesé nu, sur la même balance et toujours dans les mêmes conditions (par exemple, le matin au réveil). On ne voit plus de nos jours, dans les pays à niveau économique correct, les états de dénutrition avancée qu'on appelait « athrepsie », et qui répondaient au médicament homéopathique **ABROTANUM**. Les parents consultent toujours avant cet état.

La maigreur

La maigreur, ou hypotrophie, est différente. Il s'agit d'un état permanent.

Chez le nourrisson, elle est souvent le signe d'une maladie traînante ou chronique : infection des oreilles, des voies urinaires, diarrhée chronique, malformation. Il peut s'agir également d'une erreur alimentaire ou d'une carence affective.

Chez le grand enfant, des causes pathologiques peuvent exister également, mais elles sont le plus souvent absentes. Il s'agit d'un enfant constitutionnellement maigre mais en bonne santé. Ce sera le résultat d'un manque d'**appétit** (VOIR CE MOT) ou d'une forme d'opposition. Il faut accepter cet état, car l'anxiété des parents ne fera que fixer le comportement. Il n'y a pas de traitement spécifique à recommander ici. On consultera avec profit un médecin pour un traitement homéopathique de terrain (physique et psychologique). Les médicaments les plus fréquemment indiqués sont **CALCAREA PHOSPHORICA, LYCOPODIUM CLAVATUM, NATRUM MURIATICUM, SILICEA.**

Il faut toujours avoir à l'esprit qu'un enfant maigre et qui se porte bien est un enfant normal.

MAL DE POTT

TUBERCULOSE DE LA COLONNE VERTÉBRALE

Maladie très rare de nos jours, correspondant à un abcès tuberculeux en un point quelconque de la colonne vertébrale. Le traitement est allopathique. On peut adjoindre un traitement homéopathique pour éviter les séquelles. Le médecin donnera le plus souvent **SILICEA, TUBERCULINUM.**

MAL DE TÊTE

VOIR **TÊTE (MAL DE).**

MAL DE VENTRE

VOIR **VENTRE(MAL DE).**

MAL DES TRANSPORTS

VOIR **TRANSPORTS (MAL DES).**

MALADROIT

VOIR **COMPORTEMENT.**

MALAISE

VOIR **SYNCOPE.**

MALFORMATION

TRAITEMENT CHIRURGICAL AVANT TOUT

En cas de fente labio-palatine (« bec-de-lièvre », l'ancien nom, est à proscrire), malformation du **cœur** (VOIR CE MOT), hypospadias (abouchement de l'urètre à un autre endroit que l'emplacement normal), malformation des doigts, **pieds déformés** (VOIR CE MOT), problème de colonne vertébrale (*spina bifida*), l'intervention chirurgicale est nécessaire.
Consulter un spécialiste. L'homéopathie interviendra seulement pour préparer l'**intervention** chirurgicale (VOIR CE MOT).

VOIR AUSSI **GÉNÉTIQUES (MALADIES).**

MALTRAITANCE

La maltraitance à enfant revêt trois aspects : actes de violence, abstention délibérée de soins, abus sexuels. Elle n'épargne pas les lieux de vie (maison, école, terrain de jeu), et chacun peut éventuellement en être le témoin pétrifié. Après une nécessaire phase de doute et une réflexion prudente, il faut tout faire pour assurer la protection de l'enfant. Il s'agit toujours d'une urgence sanitaire, même si les actes durent depuis longtemps.

Si l'on a connaissance de mauvais traitements à un enfant

Tout en demandant l'avis des médecins et en se conformant aux exigences du code pénal quant au signalement de tels cas, on peut lui donner :

- Pour les suites de coups
  ARNICA MONTANA 9 CH,
  3 granules matin et soir,
  jusqu'à ce qu'il soit à l'abri.
- S'il y a besoin de le calmer sur le plan nerveux
  LAC CANINUM 9 CH,
  3 granules trois fois par jour,
  pendant 2 mois.

et ajouter un traitement en fonction du changement de **comportement** (VOIR CE MOT) de l'enfant.
Il faut surtout le montrer à un psychologue de façon à lui faire exprimer ce qu'il a vécu, et aussi un médecin homéopathe pour qu'il reçoive un traitement de fond personnalisé.

Prévention

La prévention implique un dialogue avec l'enfant, mais il importe, avant tout, de détecter et de prendre en considération les signaux de détresse non verbaux qui ont plus de chance de se manifester que les petites phrases.

- Vous connaissez un enfant en danger ? Appelez le 119 ou le 03 81 25 81 19.

VOIR AUSSI **SECOUÉ (BÉBÉ).**

MANGER (PROBLÈMES POUR)

VOIR **APPÉTIT, PICA.**

MARCHE

VOIR **BLESSURES (ENTORSE), BOITERIE, HANCHE, JAMBES, MYOPATHIE, OSTÉOMYÉLITE, OSTÉOCHONDRITE DE LA HANCHE, PIEDS DÉFORMÉS, RETARD, RHUMATISMES, RHUME DE HANCHE, TRAUMATISMES.**

LA MARCHE PIEDS NUS

La marche pieds nus est recommandée à la maison, s'il n'y a pas de danger d'écharde, dans les premiers mois de l'apprentissage. Cela fortifie les muscles plantaires.

VOIR **RETARD.**

MASTOÏDITE

ACTUELLEMENT EXCEPTIONNELLE

La mastoïdite était autrefois la complication majeure des otites mal soignées et de certaines maladies éruptives (rougeole, scarlatine). Elle consistait en l'infection d'une cavité osseuse (la mastoïde), située derrière l'oreille. À ce niveau, douleurs aggravées à la pression, tuméfaction de la région et fièvre donnaient l'alerte. Dans la plupart des cas, on devait opérer (évidement mastoïdien).
Actuellement, la mastoïdite est exceptionnelle. Si par hasard elle se déclenche, on peut la soigner par l'homéopathie. Les médicaments les plus indiqués sont **CAPSICUM ANNUUM** et **SILICEA**, mais il vaut mieux qu'ils soient prescrits par un médecin.

Prévention

Elle consiste dans le traitement précoce des rhinopharyngites et otites sous contrôle médical.

MASTURBATION

VOIR **SEXUELS (PROBLÈMES).**

MECKEL (DIVERTICULE DE)

UN DIAGNOSTIC OPÉRATOIRE

Le diverticule de Meckel est une petite poche de l'intestin grêle qui existe chez 1,5 % des individus et qui, habituellement, ne fait pas parler d'elle.
Lorsqu'elle s'enflamme, l'enfant présente des symptômes semblables à ceux de l'appendicite ou de l'occlusion, avec en plus du sang dans les selles.
Le diagnostic est le plus souvent porté au cours de l'**opération** (VOIR CE MOT) qui, de toute façon, est obligatoire.

MÉCONIUM

VOIR **NOURRISSON.**

MÉGACÔLON

UNE DISTENSION DU GROS INTESTIN

Le mégacôlon congénital, ou maladie de Hirschprung, est une dilatation du gros intestin par malformation du plexus nerveux qui le commande. Il se caractérise avant tout par de la constipation chronique (qui débute dès le 1er mois de la vie) et un gros ventre. C'est la radiographie (avec lavement baryté) et un prélèvement de la muqueuse rectale qui permettent au médecin de faire le diagnostic.

Le traitement est chirurgical. Il consiste en la résection de la partie mal formée.
Pour préparer l'opération, VOIR **Intervention chirurgicale.**

MÉGALÉRYTHÈME ÉPIDÉMIQUE

VOIR **CINQUIÈME MALADIE.**

MÉMOIRE

Pour l'aider dans son travail scolaire

L'enfant a habituellement une bonne mémoire. Pour aider un enfant sans problème particulier à retenir ce qu'il apprend en classe, on peut lui donner :

PHOSPHORICUM ACIDUM 9 CH,
3 granules trois fois par jour, dans les périodes d'importante activité intellectuelle.

Chez un enfant intellectuellement retardé

S'il n'a pas de mémoire, on l'aidera avec :

BARYTA CARBONICA 9 CH,
3 granules trois fois par jour, 20 jours par mois, pendant quelques mois.

VOIR AUSSI **ÉCOLE.**

MÉNINGITE

La méningite virale : une maladie bénigne

L'infection des méninges, ce coussin liquidien qui entoure confortablement tout le système nerveux central (cerveau et moelle épinière), n'est pas obligatoirement grave.

Il s'agit assez souvent d'une simple inflammation d'origine virale (par exemple, au cours des oreillons) et, dans ce cas, l'homéopathie (prescrite par un médecin) est suffisante.
Pour savoir s'il s'agit bien d'une méningite virale, une ponction lombaire est nécessaire. Dans le cas envisagé, elle ramène un liquide clair comme de l'eau.

Les méningites d'origine microbienne
Les autres cas de méningite (méningite cérébro-spinale, méningite tuberculeuse) sont d'origine microbienne. Il est indispensable de faire un diagnostic précoce, un traitement énergique par les antibiotiques appropriés et la cortisone, ce qui conduit à une guérison dans la plupart des cas.
Les principaux symptômes qui pousseront les parents à demander l'avis du médecin sont : maux de tête violents, gêne à la lumière, fontanelle tendue chez le nourrisson, vomissements abondants et sans effort, constipation, fièvre élevée (avec parfois convulsions et troubles de la conscience), raideur de la nuque (très caractéristique) et de la région lombaire, parfois piqueté hémorragique de la peau. L'enfant est couché en chien de fusil. La ponction ramène un liquide purulent (méningite cérébro-spinale) ou clair (méningite tuberculeuse). Les analyses complémentaires montrent de quel agent infectieux il s'agit.
La méningite se voit par petites épidémies. En général, on ferme la classe lorsqu'un cas s'est produit. Il ne faut pas s'affoler si l'on habite le même quartier ou le même village qu'un enfant atteint de méningite, il n'y aura que peu de cas. Bien entendu, les instructions du médecin sont à suivre en ce qui concerne la prévention.

Prévention

Il existe un vaccin antiméningococcique utilisé plus spécialement en cas d'épidémie (à partir de l'âge de 18 mois).

MENTEUR

VOIR COMPORTEMENT.

LE CLIMAT MARITIME, SALUTAIRE OU PAS ?

Il est admis communément que le climat du bord de mer n'est pas salutaire pour les enfants nerveux. Cela ne se vérifie pas automatiquement. Il y a des enfants qui sont calmés par un séjour au bord de la mer, d'autres qui s'y trouvent excités. Il y a aussi des cas d'amélioration par un court séjour (une semaine), suivie d'aggravation si le séjour se prolonge. On voit aussi des enfants bien se porter pendant leur séjour à la mer et être fatigués lorsqu'ils rentrent chez eux. C'est spécialement la Méditerranée qui provoque ce type de réaction.

MER

Si un enfant est énervé ou au contraire abattu, insomniaque, « impossible », au bord de la mer, le mieux est de ne pas l'y emmener.

Si l'on ne peut faire autrement, prévoir un séjour le plus court possible et donner à l'enfant :

NATRUM MURIATICUM 9 CH,
3 granules trois fois par jour,
pendant toute la période concernée.

Pour le mal de mer, VOIR **Transports (mal des).**

MÉRYCISME

L'ENFANT QUI RUMINE

Le mérycisme est une rumination alimentaire répondant à des perturbations psychologiques d'ordre affectif. Il est très rare, et se voit surtout chez les garçons entre l'âge de 6 et 12 mois.
Il correspond à une remontée volontaire d'aliments qui sont remâchés avec un plaisir évident. Cela n'arrive que lorsque l'enfant est seul ou se croit seul. On voit qu'il est absorbé dans sa rumination. Il a les yeux dans le vague

et semble satisfait. Cela n'est pas grave. Le nourrisson est par ailleurs normal. Il suffit de lui donner des soins affectueux, de le caresser, de lui parler, de le prendre dans les bras, et tout rentre dans l'ordre.

Sur le plan homéopathique, on peut s'aider de :
PHOSPHORUS 9 CH,
3 granules trois fois par jour, jusqu'à amélioration.

MIGRAINE

LA MOITIÉ DU CRÂNE

La migraine est un mal de tête violent, survenant par crises, et d'origine circulatoire. Elle peut se voir chez l'enfant, avec fréquemment un facteur héréditaire associé. La crise typique concerne la moitié du crâne, comme le rappelle l'étymologie (du grec *hemi*, moitié ; *kranion*, crâne). Parfois, la douleur se localise à l'arrière du crâne, au sommet, ou au-dessus d'un œil. Le grand enfant est capable de préciser ce qu'il ressent. Il se plaint de « battements » dans la tête. La crise est souvent déjà installée au réveil. Elle peut s'accompagner de nausées, de vomissements (alimentaires ou bilieux), de rougeur ou de pâleur du visage, de troubles oculaires (impressionnants mais peu graves) : perte momentanée de la vue avant la migraine, apparition d'un point brillant ou vue trouble pendant la migraine. La crise pousse l'enfant à s'allonger dans le noir ou au moins à fermer les yeux. Elle est suivie d'abattement et de besoin de dormir.

Traitement de la crise

Donner à l'enfant, dès les premiers symptômes, 3 granules toutes les demi-heures de l'un des médicaments suivants, jusqu'à amélioration.

- **Migraine avec battements dans la tête**
  BELLADONNA 9 CH.
- **Migraine accompagnée de troubles neurologiques (comme une paralysie par exemple)**
  COCCULUS INDICUS 9 CH.
- **Migraine de l'arrière du crâne, avec paupières lourdes, se terminant par une émission d'urine abondante et incolore**
  GELSEMIUM SEMPERVIRENS 9 CH.
- **Migraine avec troubles oculaires**
  IRIS VERSICOLOR 9 CH.
- **Migraine avec vomissements bilieux et brûlures d'estomac**
  IRIS VERSICOLOR 9 CH.
- **Migraine au niveau du front avec petites douleurs en points**
  KALIUM BICHROMICUM 9 CH.
- **Migraine avec diarrhée bilieuse**
  NATRUM SULFURICUM 9 CH.
- **Migraine précédée de faim impérieuse, d'excitation ou de sensation d'être particulièrement en pleine forme**
  PSORINUM 9 CH.
- **Migraine avec éructations**
  SANGUINARIA CANADENSIS 9 CH.
- **Migraine avec joues rouges, spécialement la droite**
  SANGUINARIA CANADENSIS 9 CH.
- **Migraine avec abattement, yeux cernés, teint pâle**
  SEPIA OFFICINALIS 9 CH.

En cas d'hésitation, donner en alternance deux ou trois des médicaments cités.

Traitement de fond

Consulter de toute manière un médecin homéopathe pour le traitement de fond, seul capable d'empêcher le retour des accès migraineux.

En attendant la consultation, donner à l'enfant :
PSORINUM 9 CH,
3 granules trois fois par jour, pendant quelques jours.

VOIR AUSSI TÊTE (MAL DE).

MILIUM

DES GRAINS DE MIL SUR LE VISAGE

Chez le nourrisson, les glandes sébacées (qui sécrètent le sébum, matière grasse de la peau) ne fonctionnent pas tout de suite. Elles sont un peu grosses, blanches comme des grains de mil. On les voit principalement au visage, jusqu'à l'âge de 1 à 2 mois.
Ne rien faire, cela passera tout seul.

MOLLUSCUM CONTAGIOSUM

Il s'agit d'une petite élevure blanc mat ou rosée de la grosseur d'une perle, dont le sommet présente un léger creux (ce qui n'est pas le cas des verrues), plus fréquente chez les enfants que chez les adultes.
Elle siège principalement à la figure (paupières en particulier), le cou, les aisselles, le ventre et dans la région ano-génitale. Elle résulte d'une infection par un virus.
L'homéopathie est très efficace. Elle permet d'éviter l'ablation à la curette après application d'une crème anesthésique.

Donner :

DULCAMARA 9 CH,
LYCOPODIUM CLAVATUM 9 CH,
VACCINOTOXINUM 9 CH,
3 granules de chaque trois fois par jour, jusqu'à disparition complète.

Consulter un médecin homéopathe si le cas est ancien (plusieurs semaines).

VOIR AUSSI **ATOPIE, VERRUES.**

MONONUCLÉOSE INFECTIEUSE

UNE ANGINE ÉPUISANTE

La mononucléose infectieuse est une maladie virale caractérisée par une forte angine, rouge ou à points blancs, avec parfois des fausses membranes ressemblant à celles de la diphtérie. Il y a de gros ganglions dans le cou, une fièvre traînante (en dessous de 39 °C), une fréquente augmentation du volume de la rate, une grande fatigue.

C'est cette fatigue qui inquiète. En fait, il s'agit d'une maladie bénigne, dont le diagnostic est confirmé par une prise de sang : présence en grand nombre de certains globules blancs, les mononucléaires, et réaction positive de certains tests spécifiques : réaction de Paul et Bunnel, MNI-test. Cela n'a rien à voir avec la leucémie. Le médecin le confirmera.

Si on ne peut pas consulter un médecin homéopathe, donner à l'enfant, sous surveillance médicale :

MERCURIUS SOLUBILIS 9 CH,
NATRUM MURIATICUM 9 CH,
3 granules de chaque trois fois par jour, jusqu'à guérison.

MONTAGNE

Le mal des montagnes

Si un enfant supporte mal l'air de la montagne (et s'il n'est pas possible de faire autrement que d'y aller), lui donner :

COCA 9 CH,
3 granules trois fois par jour, pendant tout le séjour.

Le vertige des hauteurs

S'il a le vertige des hauteurs ou la sensation d'être écrasé par les montagnes

ARGENTUM NITRICUM 9 CH,
3 granules trois fois par jour, pendant tout le séjour.

L'ophtalmie des neiges

Si l'enfant a trop regardé la neige, ou s'il a des lunettes protectrices de mauvaise qualité, la réverbération des rayons du soleil provoquera des yeux rouges et larmoyants : c'est l'ophtalmie des neiges.

Dans ce cas, donner :

ACONITUM NAPELLUS 9 CH,
3 granules trois fois par jour, jusqu'à guérison.

MOQUEUR

VOIR **COMPORTEMENT.**

MORD

VOIR COMPORTEMENT (AGRESSIF).

MORSURES ET PIQÛRES D'ANIMAUX

Piqûres d'insectes

Sous les climats tempérés, les piqûres d'insectes ne sont pas dangereuses (à moins d'une susceptibilité particulière). Les abeilles, guêpes, moustiques, aoûtats, araignées, taons ne provoquent qu'une petite irritation locale, parfois infectée.

- **Quel que soit l'insecte**
  APIS MELLIFICA 9 CH,
  LEDUM PALUSTRE 9 CH,
  3 granules toutes les demi-heures ou toutes les heures en alternance.

Localement

Appliquer un peu de **LEDUM T.M.**, deux ou trois fois dans la journée.

- **En cas de surinfection, ajouter au traitement ci-dessus**
  HEPAR SULFURIS CALCAREUM 9 CH,
  3 granules trois fois par jour.

- **Pour un enfant allergique et particulièrement sensible au venin d'abeille ou de guêpe, toujours avoir sur soi un tube de**
  APIS MELLIFICA 9 CH,
  et lui donner 3 granules, tout de suite après la piqûre ; continuer de 2 minutes en 2 minutes pendant 15-20 minutes.

Prévention des piqûres d'insectes

- **Si la peau de l'enfant attire les insectes**
  LEDUM PALUSTRE 9 CH,
  3 granules trois fois par jour, pendant le séjour dans la zone infestée.

Morsure de chien

LACHESIS MUTUS 5 CH,
LEDUM PALUSTRE 5 CH
3 granules de chaque toutes les heures ou trois fois par jour, selon l'importance.

Localement

Appliquer quelques gouttes de **CALENDULA T.M.** sur une compresse fréquemment renouvelée. Cela sera fait en plus des précautions à prendre en raison des risques de **rage** (VOIR CE MOT) et des éventuels soins de petite chirurgie.

Morsure de serpent

En Europe, il s'agit avant tout de vipères. En cas de morsure, il faut d'abord avoir les réflexes du bon secouriste, en particulier la mise en place si possible de glace au siège de la morsure. Puis transporter au plus vite l'enfant dans un cabinet médical ou un centre hospitalier où il recevra les soins de médecine classique.

Pendant le transport, on peut donner, si on les a sous la main :

LEDUM PALUSTRE 9 CH,
VIPERA REDI 9 CH,
3 granules de chaque, de 2 minutes en 2 minutes, en alternance.

MORT SUBITE DU NOURRISSON

Les parents couchent leur nourrisson après une tétée. Lorsqu'ils vont le voir pour lui donner le repas suivant, ils le découvrent inanimé dans son berceau alors qu'il était jusque-là en bonne santé.
Ce décès inattendu, soudain, intolérable, reste souvent inexpliqué. Le maximum de fréquence se situe entre l'âge de 2 et 4 mois. On évoque une insuffisance de maturation des fonctions vitales (activité cardiaque et respiratoire, alternance veille/sommeil). Il s'agit parfois des conséquences d'une infection, d'une maladie cardiaque, d'un reflux digestif qui n'ont pas été détectés.
Il existe des facteurs favorisants liés à l'environnement du bébé : tabagisme des parents pendant la grossesse ou après la naissance, administration de sédatifs trop puissants, risque de suffocation induits par la literie, température trop élevée dans la chambre (plus de 20 °C).

Prévention

La position sur le ventre, qui permet le glissement par reptation sous les couvertures, entrave la ventilation lorsque le visage repose sur le matelas et augmente le sommeil profond. *Il faut coucher systématiquement le bébé sur le dos*, sur un matelas ferme, le visage bien dégagé, le corps enveloppé dans un surpyjama ou une turbulette. On n'ajoute aucun oreiller, couette, couverture. La température idéale de la chambre se situe entre 18 °C et 20 °C l'hiver. Une aération quotidienne d'au moins 10 minutes est recommandée.
Par ailleurs, il faut garder le bébé en position verticale pendant le quart d'heure qui suit la tétée et signaler au médecin tout signe suspect : régurgitation, vomissements, gêne respiratoire ou somnolence.
La fréquence des décès a diminué de 75 % depuis qu'on a découvert l'importance de ces règles de base et lancé des campagnes de prévention. De 1994 à 2004, par exemple, on est passé de 1 500 cas par an à 350.

La prévention peut se faire également en donnant systématiquement :

OPIUM 12 CH,
1 dose par semaine, jusqu'à l'âge de 6 mois, surtout s'il y a eu un cas de mort subite du nourrisson dans la fratrie. Le médicament, extrêmement dilué selon la méthode homéopathique, ne présente aucun danger pour le bébé.

Si les parents sont particulièrement inquiets et n'arrivent pas à se débarrasser d'un sentiment de responsabilité liée à un cas précédent de mort subite du nourrisson, ils peuvent décider de surveiller la respiration et la fréquence cardiaque en permanence à l'aide d'un moniteur cardio-respiratoire.
Cependant, il faut admettre qu'il ne s'agit pas d'un moyen de prévention mais plutôt de se rassurer, car il n'est pas prouvé qu'il y ait un facteur familial.

VOIR **REFLUX GASTRO-ŒSOPHAGIEN, TABAGISME.**

MOUILLE SON LIT LA NUIT

VOIR **ÉNURÉSIE.**

MOUSTIQUES

VOIR **MORSURES ET PIQÛRES D'ANIMAUX.**

MUCOVISCIDOSE

UN ÉPAISSISSEMENT DES SÉCRÉTIONS GLANDULAIRES

Également appelée « fibrose kystique du pancréas », la mucoviscidose est une maladie d'origine génétique (1 cas sur 2 000 naissances), récessive, c'est-à-dire qu'un enfant ne peut l'avoir que si ses deux parents sont porteurs (sains) du gène correspondant.

Elle est caractérisée par l'épaississement de certaines sécrétions externes, ce qui provoque des troubles :

- bronchiques, avec toux ressemblant à celle de la coqueluche, surinfection par manque d'élimination du mucus ;
- digestifs, avec insuffisance de sécrétion du suc pancréatique, d'où diarrhée fétide avec grosses selles graisseuses, gros ventre, troubles de la croissance ; à la naissance, le retard à l'évacuation du méconium (VOIR **Nourrisson**) alerte le médecin ;
- de la sueur où il y a un excès de sel, ce que le médecin identifie par un test simple ; l'enfant élimine plus de sel qu'il ne faudrait.

En complément de la kinésithérapie respiratoire, du traitement substitutif par extraits pancréatiques, du régime riche en protéines (et en sel en période de chaleur), le médecin utilisera l'homéopathie pour aider l'enfant à lutter contre l'infection (ce qui évitera le recours fréquent à l'antibiothérapie), le retard de croissance et l'amaigrissement (l'enfant a d'ailleurs un gros appétit).
Les médicaments qu'il recommandera le plus souvent sont **NATRUM MURIATICUM** et **PHOSPHORUS**.

Prévention

La prévention se fait par le dépistage systématique au moment de la naissance (généralisé en France depuis 2002). Le dépistage prénatal est actuellement proposé dans des familles à risque, en particulier lorsqu'un enfant est né atteint d'une mucoviscidose.

VOIR AUSSI **BRONCHITE, GÉNÉTIQUES (MALADIES), TOUX.**

MUET

VOIR **LANGAGE.**

MUGUET

VOIR **BOUCHE.**

MUTISME, REPLI SUR SOI

VOIR **COMPORTEMENT.**

MYCOSE

VOIR **ÉRYTHÈME FESSIER DU NOURRISSON, PARASITES.**

MYOPATHIE

UNE ATROPHIE MUSCULAIRE CONGÉNITALE

Il s'agit d'une maladie d'origine génétique (1 cas sur 7 000 naissances) où l'on constate une altération progressive des fibres musculaires. Elle touche avant tout le garçon. Elle provoque une gêne importante dans la vie de tous les jours, en particulier pour la marche et la respiration.

Il n'y a pas à proprement parler de traitement homéopathique, mais on peut aider le petit patient à utiliser au maximum la force musculaire restante avec :

ARNICA MONTANA 12 CH,
1 dose par semaine, 2 mois sur 3,
pendant plusieurs années.

VOIR AUSSI **GÉNÉTIQUES (MALADIES).**

MYOPIE

VOIR **VUE.**

MYXŒDÈME

VOIR **THYROÏDE.**

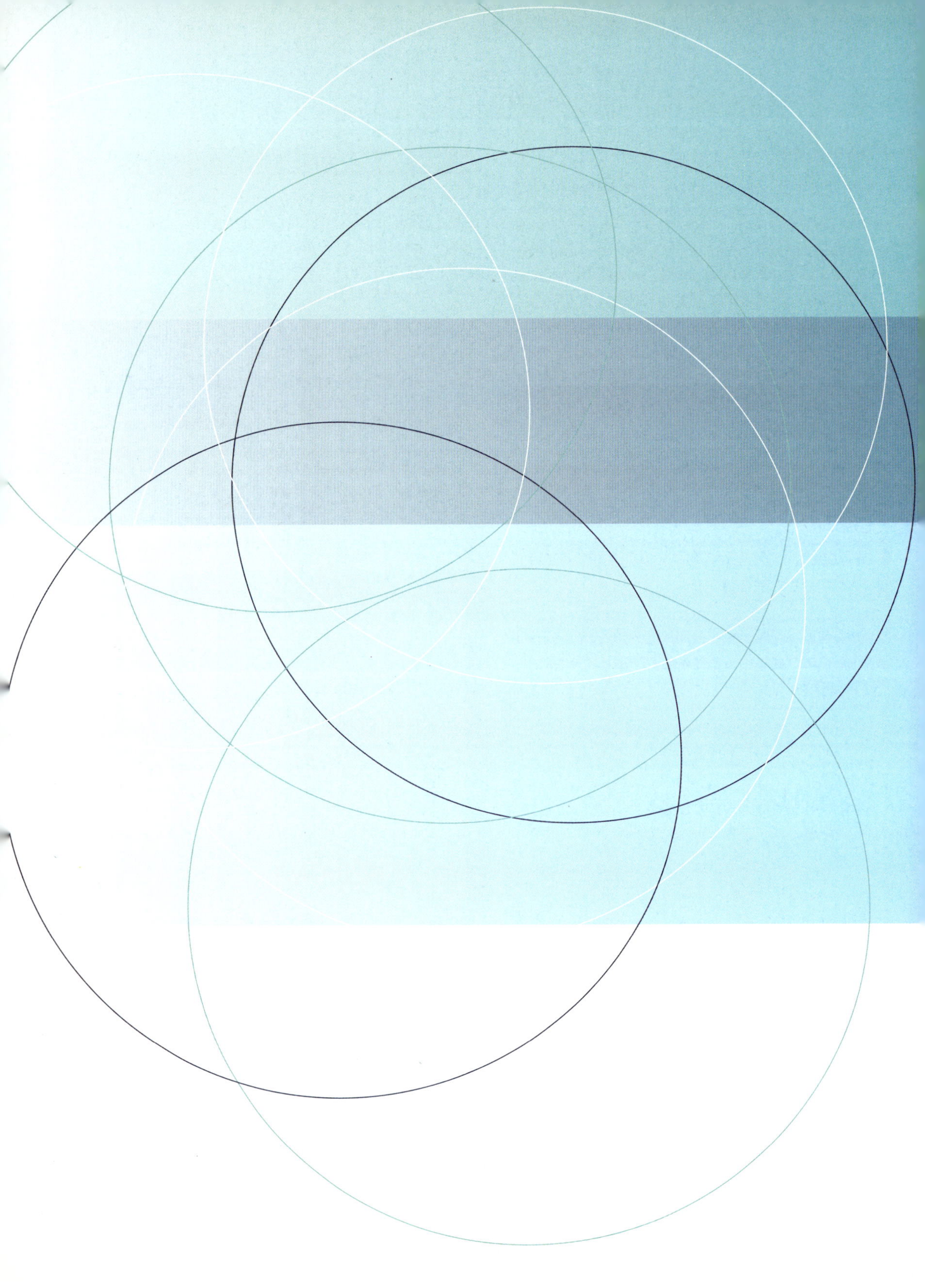

N

NANISME

VOIR RETARD (CROISSANCE).

NAUSÉES

Pour des nausées passagères
Les nausées ne sont pas en elles-mêmes significatives. De nombreuses maladies peuvent être en cause. En cas de nausées passagères, on pourra donner à l'enfant 3 granules toutes les heures pendant une demi-journée de l'un des médicaments suivants.

- Nausées après un coup de froid
  COCCULUS INDICUS 9 CH.
- Pendant un voyage
  COCCULUS INDICUS 9 CH.
- À la vue ou à l'odeur des aliments
  COLCHICUM AUTUMNALE 9 CH.
- À la suite de contrariétés
  IGNATIA AMARA 9 CH.
- Au cours d'un effort de toux
  IPECA 9 CH.
- Avec salivation intense
  IPECA 9 CH.
- Après un repas trop copieux
  NUX VOMICA 9 CH.
- Avec langue chargée dans sa moitié postérieure
  NUX VOMICA 9 CH.
- Pendant les règles
  NUX VOMICA 9 CH.
- Nausées après avoir mangé du gras
  PULSATILLA 9 CH.
- Nausées au cours d'une migraine
  SEPIA OFFICINALIS 9 CH.

Consulter en cas de persistance.

VOIR AUSSI TRANSPORTS (MAL DES).

NÉPHRÉTIQUE (COLIQUE)

VOIR COLIQUE NÉPHRÉTIQUE.

NÉPHRITE

Néphrite aiguë
Il s'agit d'une inflammation du rein d'origine infectieuse, très souvent due au streptocoque bêta-hémolytique.
Elle survient après une angine mal soignée ou une scarlatine. Il y a des enflures plus ou moins généralisées (paupières, organes génitaux, membres inférieurs), des urines rares et foncées contenant du sang et de l'albumine,

Nævus

**Le nævus est une tache de la peau, de couleur, de forme et de nombre variables : simple tache de rousseur, grain de beauté, nævus tubéreux (rouge et surélevé), ANGIOME (VOIR CE MOT) ou nævus vasculaire.
Il n'y a pas de traitement homéopathique.**

une fièvre modérée, une augmentation de la tension artérielle. C'est surtout une maladie du grand enfant.
Consulter un médecin. Il préférera peut-être les antibiotiques (de type pénicilline), surtout si les symptômes ne sont pas nets.

Après la phase aiguë, un traitement homéopathique peut éviter la rechute ou le passage à la chronicité. **APIS MELLIFICA, MERCURIUS SOLUBILIS** font partie des médicaments les plus indiqués.

Néphrite chronique
Elle n'est pas du domaine de l'homéopathie.

Pyélonéphrite
VOIR **URINAIRE (INFECTION).**

NÉPHROSE LIPOÏDIQUE

UNE LÉSION DU FILTRE RÉNAL

Il s'agit d'une lésion dégénérative de la membrane filtrante des reins.
La néphrose lipoïdique (ou syndrome néphrotique) s'accompagne d'une importante albuminurie (plus de 3 g par jour) et de corpuscules graisseux dans les urines. La prise de sang montre un manque de protéines. L'enfant est enflé de façon importante, pâle, abattu, sans appétit. Cette maladie se voit surtout entre l'âge de 1 et 5 ans. Le repos et le régime sans sel sont des mesures primordiales.
Un traitement homéopathique (avec souvent **MERCURIUS CORROSIVUS, NATRUM MURIATICUM, PHOSPHORUS**) est possible et remplacera avantageusement la cortisone dans de nombreux cas, tout en prévenant les complications infectieuses, mais il doit obligatoirement être prescrit par un médecin.
L'évolution est le plus souvent favorable en quelques mois, ne laissant pas de séquelles.

NERVOSITÉ

L'anxiété
Le comportement nerveux traduit une anxiété ou une angoisse (anxiété avec participation physique : palpitations, douleurs, oppression, etc.) sous-jacente. Voici quelques précieuses recommandations.

Donner 3 granules trois fois par jour du médicament sélectionné, jusqu'à amélioration.

- Anxiété avec peur de mourir (certains enfants le disent)
  ACONITUM NAPELLUS 9 CH.
- Anxiété après une frayeur
  ACONITUM NAPELLUS 9 CH.
- Anxiété avec palpitations
  ACONITUM NAPELLUS 9 CH
- Anxiété d'anticipation
  ARGENTUM NITRICUM 9 CH.
- Peur d'être seul
  ARSENICUM ALBUM 9 CH.
- Peur de descendre les escaliers
  BORAX 9 CH.
- Anxiété avec oppression respiratoire
  IGNATIA AMARA 9 CH.

QU'EST-CE QU'UN ENFANT NERVEUX ?

Tout simplement un enfant qui, dans la vie de tous les jours, n'a pas le comportement qu'on attend de lui. À ce titre, beaucoup d'enfants réputés nerveux sont en fait tout à fait normaux, tout au plus peut-on dire qu'ils sont « pleins de vie ». Cela étant, certains franchissent la barrière (difficile à repérer) du pathologique, et dans ce cas les médicaments homéopathiques seront les bienvenus.

- Peur à la tombée de la nuit
PHOSPHORUS 9 CH.

- Peur des voleurs
PHOSPHORUS 9 CH.

- Anxiété avec besoin impérieux de compagnie
PHOSPHORUS 9 CH.

VOIR AUSSI COMPORTEMENT, DÉPRESSION, NÉVROSE, PEURS, PUBERTÉ, TRAC.

NÉVROSE

À DÉTECTER LE PLUS TÔT POSSIBLE

La névrose est beaucoup plus que de la **nervosité** (**VOIR CE MOT**). C'est un état pathologique structuré du système émotif, rendant le comportement du malade pénible pour lui-même et pour son entourage. Le sujet est conscient du caractère anormal de son trouble. Contrairement aux cas de **psychose** (**VOIR CE MOT**), il ne perd pas le contact avec le réel.
Les enfants en sont rarement atteints, du moins dans une forme majeure, mais il faut savoir détecter la névrose car, le plus souvent, le petit patient fera tout pour que l'on ne s'aperçoive de rien.
Toute anomalie un peu marquée du **comportement** (**VOIR CE MOT**) méritera une consultation chez un médecin homéopathe et, éventuellement, chez un psychothérapeute.

En attendant la consultation, donner 3 granules trois fois par jour de l'un des médicaments suivants.

- En cas d'angoisse majeure ou de peur des maladies
PHOSPHORUS 9 CH.

- En cas d'obsession ou de troubles obsessionnels compulsifs (T.O.C.)
NATRUM MURIATICUM 9 CH.

VOIR AUSSI COMPORTEMENT (CLAUSTROPHOBIE), NERVOSITÉ.

NEZ

LES PETITS ENNUIS

Donner 3 granules trois fois par jour du médicament nécessaire, jusqu'à amélioration.

- Nez bouché
NUX VOMICA 9 CH.

- Croûtes dans le nez
KALIUM BICHROMICUM 9 CH.

- Éternuements
NUX VOMICA 9 CH.

Localement

Ne mettre dans le nez du nourrisson, et même du grand enfant, que du sérum physiologique (en changeant de dosette à chaque fois).

VOIR AUSSI HÉMORRAGIES, RHINOPHARYNGITE, RHUME.

NOMBRIL

VOIR OMBILIC.

NOURRISSON

La crise génitale

À la naissance, les organes génitaux et les seins du nouveau-né sont gonflés, ce qui n'a rien de pathologique. Il peut même y avoir, dans les deux sexes, une sécrétion ressemblant à du lait et une perte sanguine génitale chez la fille. Cet état est dû à l'imprégnation du nouveau-né par les hormones de sa maman.

Pour hâter le retour à la normale, donner :
LAC CANINUM 5 CH,
3 granules trois fois par jour, pendant 2 ou 3 jours.

Sa première selle : le méconium

Le méconium est une pâte de couleur vert foncé que le bébé expulse pendant les deux premiers jours de sa vie, avant d'avoir des selles normales (trois ou quatre par jour).

En cas de retard à l'apparition du méconium, lui glisser dans la bouche :

NUX VOMICA 5 CH,
3 granules (à écraser éventuellement au rouleau à pâtisserie à travers un linge propre avant de les glisser dans la bouche), à ne pas répéter.

La perte de poids des premiers jours

Du 3e au 5e jour, le nouveau-né perd entre 5 et 10 % de son poids. Cela est tout à fait normal. Il reviendra à son poids de naissance entre le 8e et le 14e jour. Souvent, il aura une légère jaunisse (VOIR Ictère).

Faut-il le présenter à l'homéopathe ?

Certains parents désirent présenter leur nouveau-né en bonne santé à l'homéopathe. Il ne s'agit pas seulement de « faire connaissance ». La question est souvent posée : « Devons-nous déjà donner un médicament à notre enfant pour le maintenir en forme ? » Si cette démarche cache une anxiété des parents, c'est surtout de cela qu'il faudra parler.

Sinon, donner à l'enfant :

CALCAREA CARBONICA 12 CH,
1 dose-poudre par semaine dans un peu d'eau, pendant 3 mois.

Ainsi aura-t-il un bon départ dans la vie.

LA PEAU ROSE ET L'ŒIL VIF

Le nourrisson a une figure ronde, la tête un peu grosse par rapport au corps, une peau rose et fraîche, légèrement marbrée, ferme. Il tète bien, même s'il est un peu paresseux. Il dort tranquillement. Lorsqu'il se réveille, on peut constater qu'il a l'œil vif (la couleur définitive n'en est pas fixée avant le 3e ou le 4e mois). Sa température est autour de 37 °C, son pouls et sa respiration sont rapides.

LA POUSSÉE MAMMAIRE DU NOUVEAU-NÉ

La congestion mammaire est très fréquente chez le nouveau-né, aussi bien garçon que fille. Elle résulte du passage d'un peu d'hormones maternelles à travers le placenta. Il peut même y avoir un petit écoulement par le mamelon, le « lait de sorcière ». Ne pas presser pour le faire sortir.
Aucun traitement n'est nécessaire, tout va disparaître spontanément.

NOUVEAU-NÉ (PATHOLOGIE DU)

Dans la plupart des cas, le nouveau-né est normal (VOIR Nourrisson). S'il y a un problème, l'allopathie et parfois la chirurgie auront la primauté.
Il est cependant des circonstances dans lesquelles l'homéopathie peut être utile.

La cyanose

Si le nouveau-né est légèrement bleu (un peu cyanosé) avec des fonctions vitales normales, lui glisser dans la bouche :

CARBO VEGETABILIS 5 CH,
3 granules (éventuellement réduits en poudre).

Les difficultés respiratoires

En cas de difficultés respiratoires minimes, lui donner :

ANTIMONIUM TARTARICUM 5 CH,
3 granules (éventuellement réduits en poudre), à répéter selon les besoins.

Les yeux rouges

Si le nouveau-né a les yeux rouges, lui donner, en plus des soins locaux prodigués par la maternité :

ARGENTUM NITRICUM 9 CH,
3 granules réduits en poudre trois fois par jour, pendant 3 jours.

La bosse séro-sanguine

Très souvent, l'enfant normal naît avec une bosse sérosanguine. Il s'agit d'un gonflement des parties molles du cuir chevelu, dû à un passage difficile au moment de l'accouchement ou au *vacuum extractor* (sorte d'aspirateur) qui a aidé le bébé à venir au monde.

Dans ce cas, ne pas s'inquiéter et donner :

ARNICA MONTANA 12 CH,
1 dose-poudre dans un peu d'eau,
à ne pas répéter.

VOIR AUSSI **ACNÉ, ALCOOL, ALIMENTATION, APPÉTIT, ASPHYXIE, BLESSURES (FRACTURE), COQUELUCHE, ICTÈRE, MAIGREUR, NOURRISSON, PARALYSIE, PAUPIÈRES, PRÉMATURÉ, VERGE, YEUX (CONJONCTIVITE, LARMOIEMENT, CATARACTE).**

NOUVEAUTÉ (N'AIME PAS LA)

VOIR **COMPORTEMENT.**

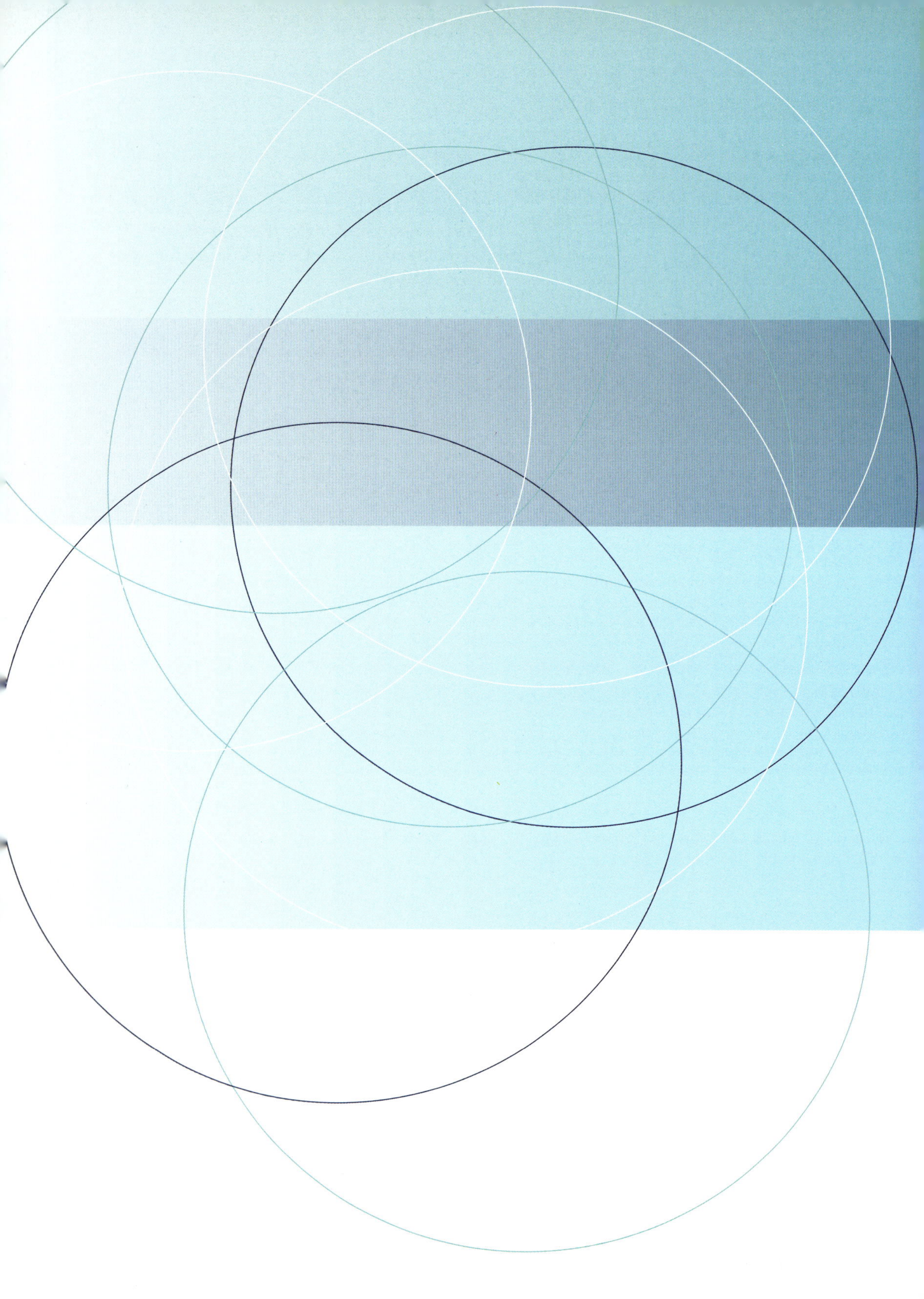

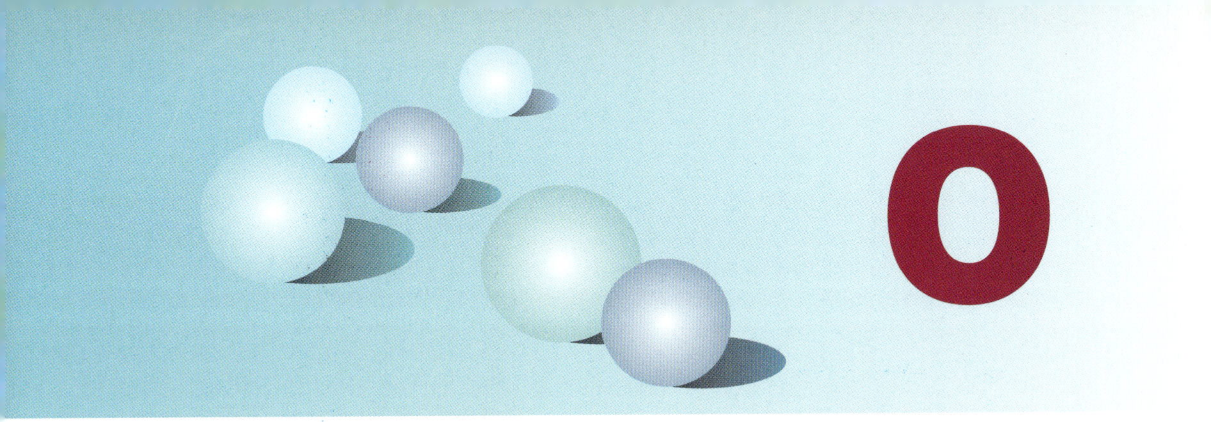

O

OBÉSITÉ

L'obésité se définit comme un excès de poids pouvant retentir sur la santé. Pour savoir si le poids d'un enfant est excessif par rapport à sa taille et à son âge, il faut connaître son indice de masse corporelle (IMC), qui se calcule en divisant le poids par la taille au carré :

$$\text{IMC} = \text{poids (en kg)}/\text{taille}^2 \text{ (en m)}$$

Par exemple, si un enfant pèse 48 kg et mesure 1,45 m, son IMC est de : 48/(1,45 x 1,45) = 22,8. On compare ensuite ce chiffre aux « courbes de corpulence » telles qu'elles figurent dans son carnet de santé. L'avis du médecin de famille ou du pédiatre reste toutefois nécessaire. En France, 1 enfant sur 10 présente un excès de poids à l'âge de 10 ans.

Les cas d'obésité ne cessent d'augmenter. L'Organisation mondiale de la santé (OMS) parle d'ailleurs d'une « épidémie d'obésité ». Cela est d'autant plus inquiétant que l'excès de poids dans l'enfance augmente le risque d'obésité à l'âge adulte, avec ses conséquences : diabète, hypertension artérielle, etc.

Le grignotage et les excès d'ingestion de calories par l'intermédiaire des boissons sucrées en sont les principaux responsables, surtout si l'enfant est sédentaire. Pour son bien-être et sa croissance, l'enfant a besoin d'une alimentation équilibrée et diversifiée, comportant en particulier des fruits et légumes. Il ne s'agit pas de le mettre au régime mais d'éviter les excès alimentaires réguliers. Les longues heures passées devant la télévision, l'ordinateur et la console de jeux électroniques jouent un rôle non négligeable.
Il y a aussi une prédisposition génétique : l'obésité est plus fréquente dans certaines familles.

Pas de régime pesé

Le traitement naturel de l'obésité de l'enfant est le régime (sous surveillance médicale), avec ce que cela comporte de doigté, car une insistance quant à la restriction fixe l'enfant dans son désir de se gaver.
Il faut également qu'il fasse du sport, le plus d'exercice possible.

ABANDONNER LE MYTHE DES « GLANDES »

En cas d'obésité, on a tendance à chercher une explication commode dans le dysfonctionnement glandulaire. Les tests spécifiques sont en fait exceptionnellement positifs.
Les obésités s'expliquent : par l'hérédité (cas familiaux contre lesquels il est difficile de lutter), un facteur affectif, la suralimentation (la table familiale est trop copieusement fournie et l'habitude de trop manger a été prise dès le départ).
Parfois, il s'agit d'« entrées clandestines » : l'enfant se bourre de gâteaux et de bonbons en cachette de ses parents.
Toutes ces causes font que les parents doivent être vigilants.

L'homéopathie : une aide

L'homéopathie a son rôle à jouer dans ce problème, bien qu'elle ne propose pas de traitement directement amaigrissant. En tout cas, c'est la seule thérapeutique médicamenteuse possible, en raison de son innocuité.
Il s'agira d'un traitement de terrain, établi par un médecin homéopathe, dès que l'obésité sera patente.
Les principaux médicaments prescrits seront **ANTIMONIUM CRUDUM, CALCAREA CARBONICA, GRAPHITES, SULFUR, THUYA OCCIDENTALIS.**

Prévention

Elle consiste à :
- réduire la sédentarité, augmenter l'activité physique, favoriser la pratique sportive ;
- donner à l'enfant des notions d'équilibre alimentaire ;
- l'habituer à manger en famille au cours de repas structurés, et non par grignotages successifs ;
- lui proposer une alimentation variée, sans interdits ;
- limiter les boissons riches en calories ;
- l'envoyer, si possible, à l'école à pied ou en vélo ;
- limiter le temps consacré à la télévision et autres activités en position assise.

VOIR AUSSI **TÉLÉVISION.**

OBSESSION

VOIR **NÉVROSE.**

OCCLUSION INTESTINALE

UN MOT QUI FAIT PEUR

En cas d'occlusion intestinale il y a des douleurs importantes par crises successives, avec cris, arrêt des matières et des gaz, ballonnement abdominal, vomissements (alimentaires ou même de matières). Il peut y avoir également des signes de **déshydratation** (VOIR CE MOT). La radiographie simple du ventre montre une distension gazeuse et la présence de lignes droites horizontales appelées « niveaux liquides ».

L'occlusion est, bien entendu, une urgence chirurgicale. Elle se produit lorsqu'il y a un obstacle mécanique sur le trajet de l'intestin : étranglement herniaire (principalement chez le garçon), invagination intestinale (l'intestin se replie à l'intérieur de lui-même), torsion de l'intestin, brides d'opérations antérieures.

Tout en transportant l'enfant en milieu spécialisé, lui glisser dans la bouche :
OPIUM 30 CH,
1 dose.

Heureusement, l'occlusion intestinale est relativement rare.
Une petite recommandation : ne jamais menacer un enfant constipé de risquer d'avoir un jour une occlusion intestinale.

ŒDÈME

ENFLURE DE LA PEAU OU DES MUQUEUSES

L'œdème peut être limité (piqûre d'insecte, traumatisme local) ou généralisé : œdème de Quincke (VOIR **Lèvres**), d'origine allergique ; œdème d'origine cardiaque ou rénale (VOIR **Néphrite, Néphrose lipoïdique**).
Dans ces cas, l'œdème « garde le godet », c'est-à-dire que la trace du doigt qu'on enfonce dans la peau reste marquée quand on relâche la pression. Une consultation est, bien évidemment, nécessaire.

ŒIL

VOIR **YEUX.**

LE MOIGNON OMBILICAL

Le bout de cordon ombilical qui est laissé en place au moment de la section tombe seul entre la première et la deuxième semaine après la naissance.

OMBILIC

Suintement ombilical
Après la chute du moignon, il est tout à fait normal que persiste pendant 10 à 15 jours un petit suintement. Il vaut mieux cependant le soigner pour éviter qu'il ne soit le point de départ d'une infection plus sérieuse.

Donner au bébé :
CALCAREA CARBONICA 9 CH,
3 granules trois fois par jour (au besoin réduits en poudre), jusqu'à cessation.

Localement

Appliquer un peu de crème au **CALENDULA** après le bain.

Granulome ombilical
Un petit bourgeon de chair rouge peut se produire au niveau de l'ombilic après la chute du moignon. Il faut le traiter avant qu'il ne suppure.

Donner :
CALCAREA CARBONICA 9 CH,
3 granules trois fois par jour (au besoin réduits en poudre), jusqu'à disparition.

Localement

Appliquer un peu de crème au **CALENDULA** après le bain.

Saignement ombilical
Parfois, on constate une sécrétion sanguinolente. Cela n'est pas inquiétant. Faire le même traitement que ci-dessus.

Hernie ombilicale
VOIR **HERNIE.**

ONGLES

Ongle incarné
Chez le nourrisson, il suffira d'appuyer sur l'ongle 10 minutes trois fois par jour avec le plat de la queue d'une cuillère, pendant quelques jours.
Chez le grand enfant, comme chez l'adulte, on aura recours au pédicure.

Infection autour d'un ongle (périonyxis)
HEPAR SULFURIS CALCAREUM 9 CH,
3 granules trois fois par jour, jusqu'à guérison.

Localement

Appliquer un peu de crème au **CALENDULA** deux fois par jour.

Mycose unguéale
Présence de champignon au niveau de l'ongle.
VOIR **PARASITES.**

Taches blanches sur les ongles
SILICEA 9 CH,
3 granules trois fois par jour, pendant 2 mois.

Si l'enfant ronge ses ongles
VOIR **COMPORTEMENT (ONGLES).**

OPÉRATION

VOIR **INTERVENTION CHIRURGICALE.**

OPPOSITION

VOIR **COMPORTEMENT.**

ORCHITE

VOIR **TESTICULES.**

OREILLES

Cérumen
Après le lavage à grande eau, donner à l'enfant :
CONIUM MACULATUM 9 CH,
3 granules trois fois par jour, 15 jours par mois, pendant 3 mois.

Ne jamais utiliser de bâtonnet de soin muni d'un coton, qui risquerait de tasser le bouchon, voire de percer le tympan.

Suppuration derrière les oreilles
GRAPHITES 9 CH,
3 granules trois fois par jour, pendant quelques jours.
Consulter en cas de persistance.

LE CÉRUMEN OU CIRE D'OREILLES

Chez le nourrisson, il ne faut pas s'occuper du cérumen : plus on en enlève, plus il s'en forme. **Attention :** ne pas nettoyer les oreilles avec un coton sur un bâtonnet. Cela ne peut qu'enfoncer le cérumen, le tasser contre le tympan (sans compter les risques, non négligeables, de perforation).
Il ne faut nettoyer que le pavillon de l'oreille. S'il y a vraiment un bouchon, c'est le médecin qui procédera au lavage.

Percement des oreilles
Le percement des oreilles pour mise en place de boucles peut provoquer une suppuration.

Dans ce cas, donner :
HYPERICUM PERFORATUM 9 CH,
LEDUM PALUSTRE 9 CH,
3 granules de chaque trois fois par jour, jusqu'à guérison.

Les oreilles décollées
L'intervention, décidée d'un commun accord entre les parents et le grand enfant, sera, bien entendu, la seule solution possible.
Pour la préparer, VOIR Intervention chirurgicale.

VOIR AUSSI ECZÉMA, INTERTRIGO, LEINER-MOUSSOUS (MALADIE DE), MASTOÏDITE, OTITE.

OREILLONS

L'INFLAMMATION DES PAROTIDES

Il s'agit d'une inflammation d'origine virale des glandes parotides (situées en avant et en dessous des oreilles) et éventuellement des glandes sous-maxillaires et sublinguales. Toutes sont des glandes salivaires.
Les principaux symptômes sont : gonflement et douleurs au niveau des glandes atteintes, de façon uni- ou bilatérale, gêne à la mastication, fièvre modérée, rougeur au niveau de l'abouchement de la glande à l'intérieur de la joue.
L'incubation est de 3 semaines environ. La contagion se fait dans la période où la maladie n'est pas encore manifeste. Il s'agit d'une maladie bénigne avant la puberté. Il ne faut donc pas éloigner les enfants de moins de 14 ans, il est plutôt souhaitable qu'ils soient débarrassés précocement du problème.

Traitement homéopathique

Les antibiotiques étant inefficaces dans cette maladie, on aura tout intérêt à traiter l'enfant par l'homéopathie.

Donner :
MERCURIUS SOLUBILIS 9 CH,
PULSATILLA 9 CH,
RHUS TOXICODENDRON 9 CH,
3 granules de chaque trois fois par jour, pendant 10 jours.

Complications

Ainsi traités les oreillons ne donneront pas lieu à complication. Mais ils passent parfois inaperçus. Dans ce cas, on peut avoir :
- une méningite bénigne par diffusion du virus dans les méninges ;
- une atteinte pancréatique, rare chez l'enfant ;
- une atteinte testiculaire, ou orchite, qui ne se déclare jamais avant la puberté (mais qui, chez l'adulte, est responsable de stérilité).

Dans tous ces cas, le médecin homéopathe sera consulté.

Prévention

Si un enfant a les oreillons, il faut faire un traitement préventif des membres de la famille de plus de 14 ans qui n'ont pas eu antérieurement la maladie.

Prendre alors :
TRIFOLIUM REPENS 3 DH,
10 gouttes trois fois par jour, pendant 10 jours.

ORGELET

VOIR PAUPIÈRES.

ORGUEILLEUX

VOIR COMPORTEMENT.

OSGOOD-SCHLATTER (MALADIE D')

UNE MALADIE DU GARÇON À L'ÂGE DE LA PUBERTÉ

Il s'agit de la nécrose (destruction) de la petite tubérosité du tibia sur laquelle s'insère le tendon rotulien contribuant à l'extension du genou. Cette affection survient à l'époque de la puberté, principalement chez le garçon. Elle guérit lentement (quelques mois). Il faut interdire les mouvements violents du genou, avant tout le football, mais aussi le rugby et le basket-ball.

Pour hâter la guérison, donner :

ARNICA MONTANA 9 CH,
HEKLA LAVA 9 CH,
RUTA GRAVEOLENS 9 CH,
3 granules de chaque trois fois par jour, 20 jours par mois, pendant quelques mois.

VOIR AUSSI GENOUX.

OSTÉOCHONDRITE DE LA HANCHE

Également appelée « maladie de Legg-Calvé-Perthes », il s'agit d'un défaut de croissance de la tête du fémur due à sa mauvaise irrigation. L'os se nécrose et se déforme rapidement. La prise en charge doit donc être précoce. L'affection, qui se traduit par une boiterie douloureuse, survient en général entre les âges de 4 et 8 ans, de préférence chez les garçons.

Il n'y a pas de médicament classique pour soigner cette maladie. En revanche, il existe un traitement homéopathique, qui se révèle très efficace s'il est pris à temps, c'est-à-dire le plus près possible du début de la maladie :

PHOSPHORUS 9 CH,
3 granules trois fois par jour jusqu'à guérison complète déclarée par le médecin (ou stabilisation si le traitement homéopathique est entrepris alors que la nécrose a déjà commencé).

Dans tous les cas, une immobilisation prolongée de la hanche est indispensable. Si le diagnostic a été posé tardivement et que les déformations n'ont pu être évitées, une opération est nécessaire pour replacer la tête du fémur en bonne position.

OSTÉOMYÉLITE

UN ABCÈS OSSEUX

L'ostéomyélite est une infection de l'os, généralement due au microbe staphylocoque. Elle est heureusement rare actuellement. Outre des douleurs de l'os atteint (à la fois spontanées et à la pression), on constate une fièvre élevée et l'impossibilité de bouger l'articulation la plus proche. La radiographie confirme le diagnostic.

L'orthophonie

L'orthophonie est la rééducation des troubles du langage : à l'oral (articulation, compréhension orale, phonation) et à l'écrit (lecture à voix haute, lecture silencieuse, orthographe). Les principales indications de l'orthophonie sont le retard de la parole, la dyslexie (VOIR ÉCOLE). Un traitement homéopathique associé aidera l'enfant à participer au maximum à sa rééducation, ce qui est capital.

En cherchant bien, on pourrait trouver un traitement homéopathique, mais il ne faut absolument pas se tromper de médicament. Comme souvent en homéopathie, il n'y a pas de diagnostic automatique en fonction du nom de la maladie. Vu la gravité, le traitement antibiotique et l'immobilisation plâtrée représentent la meilleure chance. Cela évitera les formes traînantes et le recours à la chirurgie.

Une fois la phase aiguë terminée, donner :

SILICEA 9 CH,
3 granules trois fois par jour, pendant 3 mois.

OTITE

L'INFLAMMATION DE L'OREILLE MOYENNE

L'otite habituelle est due à l'inflammation de l'oreille moyenne, la partie qui est immédiatement derrière le tympan.
Elle est souvent consécutive à une rhinopharyngite, parfois à une rougeole ou une scarlatine mal soignées.
Il y a de la fièvre (généralement élevée), des douleurs plus ou moins fortes (chez le nourrisson, ce sont des cris inexpliqués qui font consulter ; chez l'enfant un peu plus grand, on voit qu'il se frotte l'oreille). Une diarrhée peut se produire, ce qui ne doit pas empêcher de penser à la possibilité d'une otite. Heureusement, les médecins pratiquent l'examen systématique des oreilles des enfants, même lorsque les symptômes n'ont apparemment rien à voir.
Lorsque le médecin examine l'oreille, il constate que le tympan est rouge, ou bien bombe vers l'extérieur et recouvre une collection purulente, ou bien qu'il est ouvert et que l'oreille coule spontanément. Parfois, il n'y a aucun symptôme et l'otite est une découverte d'examen au cours d'une visite de routine.

Traitement de l'otite aiguë

Il est préférable de consulter un médecin homéopathe, surtout chez le nourrisson. En cas d'impossibilité, donner, sous surveillance médicale :

BELLADONNA 9 CH,
CAPSICUM ANNUUM 9 CH,
FERRUM PHOSPHORICUM 9 CH,
3 granules toutes les heures en alternance, jusqu'à disparition de la fièvre et des douleurs.

Ce traitement est valable pour une otite rouge.

En cas de suppuration, la paracentèse représente un traitement essentiel et urgent, surtout si l'otite est douloureuse. On peut la compléter avec :

ARSENICUM ALBUM 9 CH,
MERCURIUS SOLUBILIS 9 CH,
PYROGENIUM 9 CH,
3 granules de chaque trois fois par jour, pendant 5 jours.

Attention : les gouttes auriculaires peuvent être dangereuses si le tympan est ouvert. Il ne faut donc pas en mettre sans avis médical.

Otites aiguës à répétition

En cas d'otites aiguës à répétition, le traitement de fond par un médecin homéopathe sera efficace et suffisant ; il n'y aura pas besoin de faire enlever les végétations.
Au cours du traitement, on pourra assister les premiers temps à des « otites express » qui guériront spontanément : on couche l'enfant en pleine forme ; lorsqu'on va le voir dans son lit le lendemain il est toujours en bonne santé mais il y a une tache sur l'oreiller, et l'on comprend qu'il a eu un écoulement par le conduit auditif. Il s'agit d'une otite qui s'est résolue d'elle-même par paracentèse spontanée. Poursuivre simplement le traitement de fond.

L'otite séreuse (ou séromuqueuse)

L'oto-rhino-laryngologiste découvre parfois un liquide épais et transparent derrière le tympan. Il peut d'ailleurs provoquer des douleurs fugaces et surtout une surdité plus ou moins à rechutes, authentifiée par des examens complémentaires (audiogramme notamment). De ce fait, il peut y avoir un retard dans l'acquisition du langage et un risque de passage à l'otite chronique.

En général, le spécialiste propose la mise en place d'un aérateur transtympanique, ou diabolo, sous anesthésie. Il s'agit d'un petit drain à cheval de part et d'autre du tympan permettant l'écoulement permanent de la glue à l'extérieur.
Avec un traitement homéopathique de fond, le diabolo est inutile ; mais, bien sûr, il faudra continuer à faire surveiller l'enfant par un oto-rhino-laryngologiste afin qu'il constate la disparition progressive en quelques mois et définitive de la surdité.

En attendant la consultation, on peut lui donner :

MERCURIUS DULCIS 9 CH,
3 granules trois fois par jour.

L'otite chronique
L'otite chronique, avec disparition du tympan, suppuration permanente, destruction des osselets de l'oreille moyenne, ne doit plus se voir : les antibiotiques l'ont rendue exceptionnelle et le traitement homéopathique est également suffisant pour qu'elle ne survienne pas.

Si par hasard il en existe une, on peut, en attendant la consultation, donner :

SILICEA 9 CH,
3 granules trois fois par jour.

Plus tard, il faudra sans doute faire pratiquer une greffe du tympan, mais celle-ci n'interviendra qu'après la disparition définitive de la suppuration grâce au traitement de fond.

Prévention

Les facteurs favorisant l'otite sont :
- les antécédents d'otites à répétition chez d'autres membres de la famille ;
- l'absence d'allaitement maternel ;
- les séjours en crèche collective ;
- l'augmentation de volume des végétations, ce qui entraîne des rhinopharyngites à répétition.

Il faut faire moucher l'enfant dès qu'il en est capable (2 ans et demi), pour éviter la propagation des microbes à partir d'une rhinopharyngite.

VOIR AUSSI **MASTOÏDITE, RHINOPHARYNGITE.**

OXYDE DE CARBONE

VOIR **INTOXICATIONS.**

OXYURES

VOIR **PARASITES (VERS).**

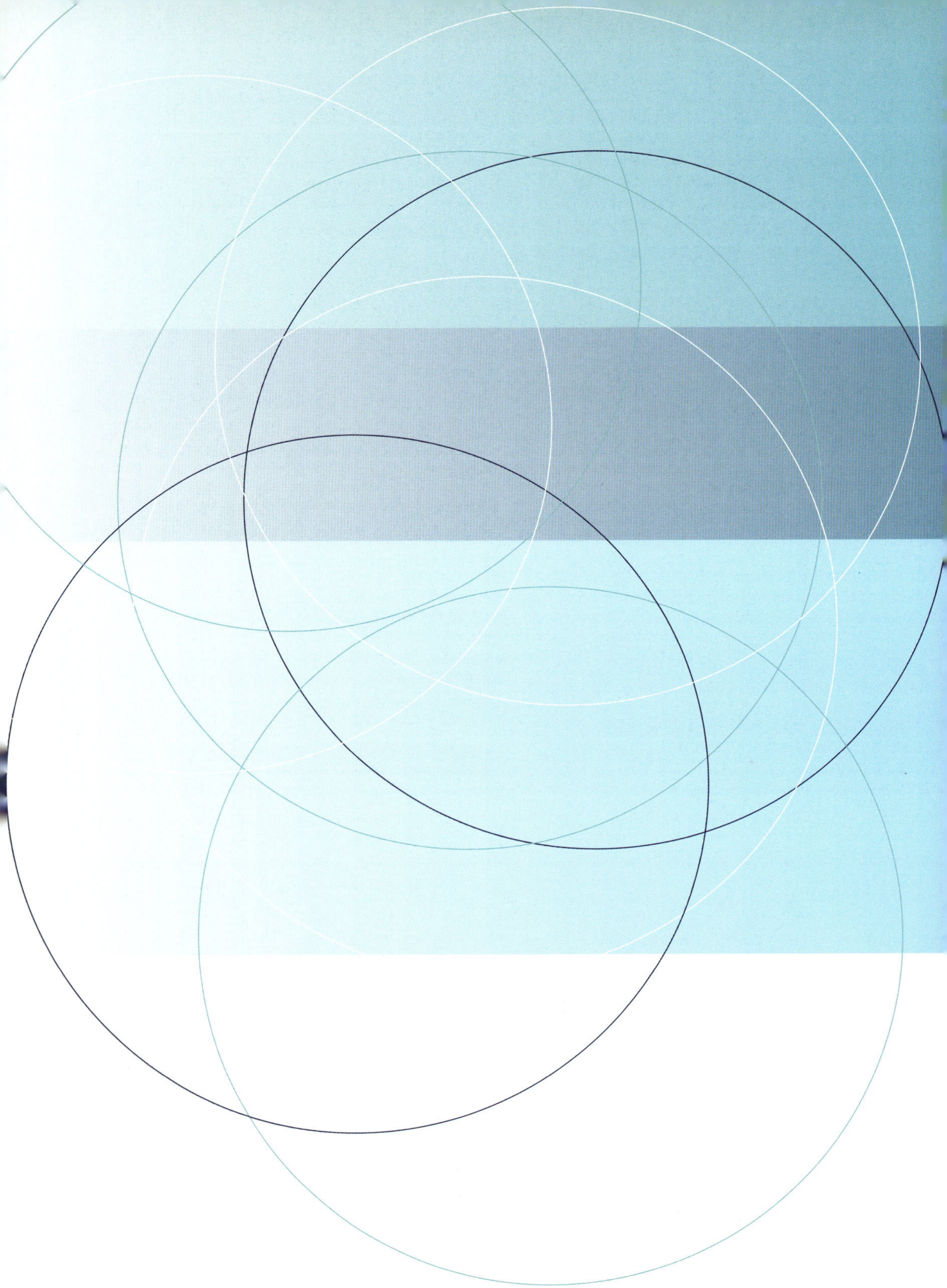

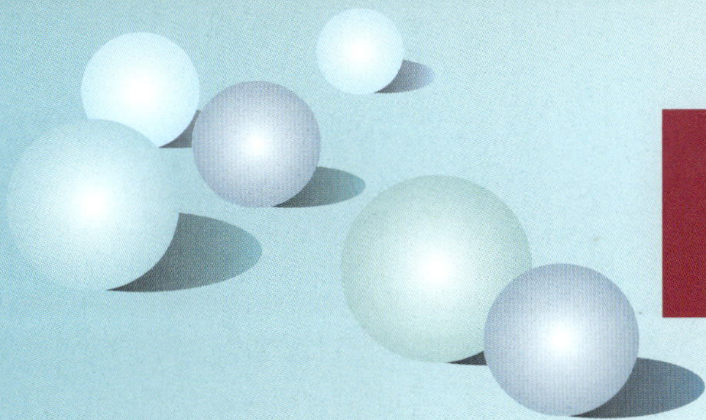

PQ

PÂLEUR

ANÉMIE OU PAS ?

La crainte, en cas de pâleur, est l'éventualité d'une **anémie** (VOIR CE MOT) sous-jacente.
Il faut savoir toutefois que certains enfants sont naturellement pâles sans être malades pour autant. Tirer doucement sur l'une des paupières inférieures : si la conjonctive (la muqueuse qui est sous la paupière) est elle-même pâle, il y a lieu de consulter.

PALPITATIONS

Si l'enfant ressent des palpitations après une peur, lui donner :

ACONITUM NAPELLUS 9 CH,
3 granules toutes les heures, jusqu'à cessation.

Pour les autres cas, consulter.

PALUDISME

UNE FIÈVRE INTERMITTENTE

Le paludisme est dû à un parasite (l'hématozoaire) transmis, dans les régions tropicales et subtropicales, par un moustique : l'anophèle. Selon l'espèce, l'hématozoaire se reproduit toutes les 48 ou 72 heures à l'intérieur des globules rouges. Survient alors une fièvre intermittente avec des pics élevés, accompagnée de frissons violents et de sueurs, de douleurs abdominales, de maux de tête, de nausées, de vomissements.
Les globules rouges qui servent d'hôtes au parasite sont détruits, d'où un certain degré d'anémie. Le nombre des globules blancs est supérieur ou inférieur à la normale selon les cas. Parfois le médecin découvre une rate augmentée de volume. Le diagnostic est assuré par une prise de sang, qui permet de déceler l'hématozoaire responsable.

Traitement chimique

Il est indispensable et se fait avec la chloroquine, un dérivé de la quinine capable de tuer l'hématozoaire. L'homéopathie sera donnée en complément, une fois l'accès terminé, pour éviter les séquelles.

Tout en continuant la chloroquine sous surveillance médicale, donner à l'enfant :

CHINA RUBRA 9 CH,
3 granules trois fois par jour,
20 jours par mois, pendant 3 mois.

Traitement préventif

Il est obligatoire en cas de voyage dans un pays où sévit le paludisme. Il consiste en la prise quotidienne de chloroquine, en commençant une semaine avant le départ, à poursuivre pendant tout le séjour en zone infestée, puis pendant les 2 mois qui suivent le retour.

PANARIS

HOMÉOPATHIE OU PETITE CHIRURGIE ?

Le panaris correspond à l'infection de l'extrémité d'un doigt et peut revêtir plusieurs formes.

- **En cas de simple rougeur, donner :**
  DIOSCOREA VILLOSA 9 CH,
  HEPAR SULFURIS CALCAREUM 9 CH,
  3 granules de chaque trois fois par jour,
  jusqu'à guérison.

Localement

Faire tremper plusieurs fois par jour le doigt de l'enfant dans un bol d'eau chaude contenant 25 gouttes de **CALENDULA T.M.**

- **S'il y a une collection suppurée (plus ou moins profonde)**

L'homéopathie ne suffira pas et le médecin devra sans doute inciser. De toute manière, les antibiotiques sont d'indication exceptionnelle. Après l'incision, suivre les indications du médecin homéopathe.

PANCRÉATITE

À LA SUITE DES OREILLONS

Inflammation du pancréas assez sérieuse mais accessible à la thérapeutique homéopathique, la pancréatite, chez l'enfant, suit certains cas d'oreillons. Les autres causes sont exceptionnelles.
Les principaux symptômes sont : douleurs abdominales intenses irradiées dans le dos, vomissements, baisse de l'état général. Le médecin demande un dosage de l'amylase ou de la lipase sanguines, enzymes du pancréas qui se déversent en trop grande quantité dans le sang. Le traitement homéopathique est efficace. Consulter.

En cas d'impossibilité absolue, voir un médecin classique et ajouter à son traitement :

PHOSPHORUS 9 CH,
3 granules toutes les heures ou trois fois par jour selon l'intensité des douleurs ; espacer en fonction de l'amélioration.

VOIR AUSSI **MUCOVISCIDOSE.**

PARALYSIE

UN TRAITEMENT ADJUVANT

Les causes de paralysie sont variées et le plus souvent correspondent à des lésions organiques (infectieuses, toxiques, traumatiques). L'homéopathie ne représentera qu'un traitement adjuvant ; consulter un médecin homéopathe, qui aidera à maintenir le capital neuromusculaire resté intact.

Paralysie obstétricale

Il arrive qu'au cours d'un accouchement un peu difficile (par exemple, une présentation par le siège) le nouveau-né ait une paralysie d'un membre supérieur (paralysie du plexus brachial). Ce sera souvent transitoire et nécessitera exceptionnellement le recours à la chirurgie orthopédique.

Pour hâter le retour à la normale, donner :

ARNICA MONTANA 9 CH,
PLUMBUM METALLICUM 9 CH,
3 granules deux fois par jour (à écraser éventuellement), pendant 1 mois.

PARAPHIMOSIS

VOIR **VERGE.**

PARASITES

Le parasite est un organisme plus ou moins gros qui vit dans le corps humain et dont il faut se débarrasser par des moyens chimiques. L'homéopathie sera cependant indispensable comme traitement complémentaire pour modifier le terrain et éviter ainsi les rechutes.

Champignons, mycoses (herpès circiné, pityriasis versicolor)

Les champignons microscopiques donnent des taches grises ou roses de la peau.

Faire prendre à l'enfant :

ARSENICUM IODATUM 5 CH,
SEPIA OFFICINALIS 5 CH,
3 granules de chaque trois fois par jour, jusqu'à disparition.

Localement

Badigeonner un peu de **CALENDULA T.M.**, deux fois par jour. En cas de persistance des lésions au-delà de 15 jours, consulter un homéopathe.

En cas de mycose unguéale (l'ongle devient épais, fendillé, déformé, raccourci à cause des champignons) :

ANTIMONIUM CRUDUM 9 CH,
GRAPHITES 9 CH,
3 granules de chaque trois fois par jour, jusqu'à amélioration.

Localement

Badigeonner un peu de **CALENDULA T.M.**, deux fois par jour.

Gale

Le parasite de la gale (le sarcopte) provoque des sillons sous la peau, à l'extrémité desquels apparaît une petite vésicule. La démangeaison est forte. Les localisations électives sont le dos et les espaces interdigitaux. Le grattage risque de provoquer des lésions de surinfection.
Il faut entreprendre un traitement externe à l'aide d'applications locales de médecine allopathique (en lisant bien la notice car il existe des contre-indications chez les enfants en bas âge). On doit également désinfecter la literie, le linge de corps, les vêtements, et souvent traiter préventivement tous les membres de la famille.

Par la suite, donner à l'enfant :
PSORINUM 30 CH,
1 dose par semaine, pendant 3 mois.

Muguet

VOIR **BOUCHE.**

Paludisme

VOIR CE MOT.

Poux

Chez l'enfant scolarisé, le pou est toujours d'actualité quels que soient le milieu et l'hygiène. La transmission se fait par contact direct, échange de bonnets, casquettes, vêtements. Les poux ne volent pas et ne sautent pas. En revanche, ils résistent à l'eau et aux lavages habituels.

Donner :
LEDUM PALUSTRE 5 CH,
3 granules trois fois par jour,
jusqu'à disparition du parasite.

Localement

Faire un traitement local classique. En outre, masser le cuir chevelu après le shampooing avec quelques gouttes de **SABADILLA T.M.**

Teigne

VOIR **CHEVEUX.**

Toxoplasmose

VOIR CE MOT.

Vers

Votre enfant tousse, se frotte le nez, grince des dents, a mal au ventre et des démangeaisons à l'anus. Vous pensez qu'il a des vers et vous allez certainement demander à votre médecin : « Les vers, vous y croyez ? »
Le médecin ne croit pas : il constate. Il refuse de recourir systématiquement au diagnostic de vers chaque fois qu'un vague symptôme y fait penser. En revanche, s'il en voit, si les parents disent qu'ils en ont vu, si certaines analyses (de l'anus, des selles ou du sang) confirment la présence de vers, il ne refusera pas le diagnostic.
Il faut utiliser un vermifuge de médecine classique (pour l'enfant porteur ainsi que pour les autres membres de la famille) et donner en plus, pour calmer les symptômes (quelle que soit la nature des vers – oxyures, ascaris, ténia), l'un des médicaments suivants, à raison de 3 granules trois fois par jour, jusqu'à amélioration (au besoin, associer les médicaments).

- Nervosité par les vers
  CINA 9 CH.
- Démangeaison du nez
  CINA 9 CH.
- Faim canine
  CINA 9 CH.
- Douleurs abdominales
  SPIGELIA ANTHELMIA 9 CH.
- Démangeaisons anales
  TEUCRIUM MARUM 9 CH.

Encore un conseil : l'enfant (une petite fille), en pleine nuit, se met à hurler, se tord littéralement de douleur, éventuellement en montrant son sexe. Il s'agit d'un oxyure (petit vermicelle remuant) qui a migré de l'anus au vagin. Une seule solution : bien éclairer la région génitale, écarter les grandes lèvres et ôter délicatement le coupable à l'aide d'une pince. Si on l'a dans la trousse, on pourra donner :

CALADIUM SEGUINUM 9 CH,
3 granules.

PARATHYROÏDES

RÉGULATRICES DU CALCIUM

Les parathyroïdes sont quatre petites glandes situées, comme leur nom l'indique, contre la thyroïde, dans le cou. Elles régularisent la production, la circulation et l'élimination du calcium sanguin. Quand elles fonctionnent trop, le calcium est en excès dans le sang où il peut provoquer des lésions dans divers organes (os, arbre urinaire, tube digestif, système nerveux), mais cela est très rare. Quand elles ne fonctionnent pas assez, il y a un manque de calcium dans le sang, d'où convulsions et spasmes (plus impressionnants que graves, **VOIR** Spasmophilie).

Un traitement homéopathique contribuera à la régularisation du fonctionnement des parathyroïdes. Consulter.

PARATYPHOÏDE

UN PEU MOINS GRAVE QUE LA TYPHOÏDE

Maladie infectieuse assez proche de la typhoïde, due à un microbe voisin (même famille de *Salmonella*) et un peu moins grave. La contagion se fait par contact direct avec un malade ou indirectement par de la nourriture contaminée.

Après une incubation qui dure de 1 à 10 jours une fièvre apparaît, accompagnée de diarrhée plus ou moins forte. L'analyse des selles permet au médecin de faire le diagnostic.

La paratyphoïde était du domaine de l'homéopathie avant l'apparition d'antibiotiques efficaces. Elle l'est encore en théorie, mais le médecin doit alors être absolument sûr de son choix thérapeutique. S'il manque de symptômes décisifs, il préférera les antibiotiques.

Prévention

Elle repose sur l'application de mesures d'hygiène lors de la préparation des aliments. Elle concerne en premier lieu les industriels de la chaîne agroalimentaire, qui doivent appliquer strictement la réglementation relative à la préparation et à la conservation des aliments.

Les particuliers sont également concernés. Il leur faut :

- respecter la chaîne du froid ;
- nettoyer régulièrement le réfrigérateur ;
- observer une hygiène rigoureuse lors de la préparation des repas en milieu familial ; le lavage des mains et des ustensiles de cuisine est essentiel, en tout temps bien sûr, mais plus spécialement en période d'épidémie afin d'éviter la contamination par les matières fécales ;
- placer rapidement les œufs au réfrigérateur (à + 4 °C) après leur achat ; ne pas les conserver plus de deux semaines ; les enfants (ainsi que les personnes âgées et les personnes immunodéprimées) doivent éviter de consommer des œufs crus ou peu cuits ;
- cuire à cœur les viandes hachées et les viandes de volaille.

PARESSEUX

VOIR COMPORTEMENT.

PARLER, PAROLE

VOIR LANGAGE.

PAUPIÈRES

Blépharite

Inflammation du bord de la paupière, qui est collée le matin au réveil. Elle se voit fréquemment chez le nouveau-né.

Lui donner :

GRAPHITES 9 CH,
MERCURIUS SOLUBILIS 9 CH,
3 granules trois fois par jour,
en alternance, jusqu'à guérison.

Chalazion
Petite masse ronde et indolore du bord de la paupière, à montrer à l'ophtalmologiste pour décision chirurgicale éventuelle.

Dans les suites de l'opération, donner :

STAPHYSAGRIA 9 CH,
THUYA OCCIDENTALIS 9 CH,
3 granules trois fois par jour, pendant 1 mois.

Orgelet
Furoncle de la paupière, à la base d'un cil.

Donner dès le début :

HEPAR SULFURIS CALCAREUM 9 CH,
PULSATILLA 9 CH,
3 granules trois fois par jour, jusqu'à guérison.

Localement

Appliquer un peu de pommade au **CALENDULA**, deux fois par jour.

Éviter que l'enfant ne touche son orgelet, sinon il y a risque de dissémination du microbe. En cas d'orgelets à répétition (qui se produisent généralement après une grosse contrariété familiale), consulter un médecin homéopathe qui établira un traitement de fond.

PEAU

Pour les différentes maladies et lésions de la peau qui peuvent s'observer chez un enfant, VOIR **Abcès, Acné, Anthrax, Atopie, Blessures, Bulles, Cicatrices, Dartres, Dermite des prés, Dermite du nourrisson, Eczéma, Érythème fessier du nourrisson, Folliculite, Herpès, Impétigo, Intertrigo, Leiner-Moussous (maladie de), Panaris, Parasites, Perlèche, Pityriasis rosé de Gibert, Prurigo strophulus, Prurit, Psoriasis, Soleil, Sudamina, Urticaire.**

VOIR AUSSI **HYGIÈNE DU NOURRISSON.**

PELADE

VOIR **CHEVEUX.**

PELLICULES

VOIR **CHEVEUX.**

PEMPHIGUS

VOIR **BULLES.**

PÉRIONYXIS

VOIR **ONGLES.**

PÉRITONITE

LE VENTRE DE BOIS

Inflammation du péritoine, membrane qui tapisse la cavité abdominale, la péritonite se voit surtout comme complication d'une appendicite passée inaperçue.
Les principaux symptômes sont : douleur abdominale diffuse, ventre dur comme du bois, vomissements, fièvre, atteinte grave de l'état général.

Sans différer l'hospitalisation, qui est urgente, glisser sous la langue de l'enfant :

PYROGENIUM 9 CH,
3 granules.

Prévention

Elle repose sur le diagnostic aussi précoce que possible de l'appendicite. Il vaut mieux montrer l'enfant pour des douleurs du ventre qui se révéleront sans gravité lors de l'examen par un médecin que de risquer de laisser passer une appendicite.

PERLÈCHE

INFLAMMATION DU COIN DE LA BOUCHE

On parle de perlèche lorsque les commissures des lèvres sont enflammées, voire fendues. Il peut s'agir d'une cause microbienne, d'une levure, d'un manque de vitamines.

Donner à l'enfant :

GRAPHITES 9 CH,
3 granules trois fois par jour, jusqu'à disparition.

Localement

Appliquer un peu de pommade au **CALENDULA**, une ou deux fois par jour.

PERTE DE CONNAISSANCE

VOIR **SYNCOPE**

PERTES BLANCHES

VOIR **PERTES VAGINALES.**

PERTES VAGINALES

NORMALES OU PAS SELON L'ASPECT

Les pertes vaginales, ou pertes blanches ou leucorrhées, sont normales chez la fillette si elles sont claires et peu abondantes. En revanche, si elles sont abondantes, purulentes, épaisses, il faut consulter.

En attendant, on peut donner 3 granules de l'un des deux médicaments suivants, trois fois par jour.

- Pertes purulentes mais non irritantes
  PULSATILLA 9 CH.
- Pertes irritantes
  MERCURIUS SOLUBILIS 9 CH.

Ne pas négliger l'éventualité d'un corps étranger dans le vagin, à faire enlever au plus tôt.

PETIT MAL

VOIR **ÉPILEPSIE.**

PEURS

NE PAS ESSAYER DE LE RAISONNER !

Si un enfant a eu une frayeur, lui donner le plus tôt possible :

OPIUM 30 CH,
1 dose.

Si un enfant a une peur particulière, il est inutile de le raisonner, cela ne sert à rien sauf à fixer son trouble. Selon l'objet de sa peur, lui donner 3 granules trois fois par jour, par petites périodes de 10 jours, de l'un des médicaments suivants.

- Suite de frayeur
  ACONITUM NAPELLUS 9 CH.
- Peur de la mort (certains enfants arrivent à l'exprimer)
  ACONITUM NAPELLUS 9 CH.
- Claustrophobie (peur d'être enfermé, ascenseur, toilettes, etc.)
  ARGENTUM NITRICUM 9 CH.
- Peur des hauteurs
  ARGENTUM NITRICUM 9 CH.
- Peur des animaux
  BELLADONNA 9 CH.
- Peur de tomber, peur des mouvements de descente
  BORAX 9 CH.
- Peur de l'avenir
  CALCAREA CARBONICA 9 CH.
- Peur des voleurs (il regarde sous le lit, derrière les rideaux)
  NATRUM MURIATICUM 9 CH.
- Peur de l'orage
  PHOSPHORUS 9 CH.
- Peur de la maladie, du moindre « bobo »
  PHOSPHORUS 9 CH.
- Peur du noir
  STRAMONIUM 9 CH.
- Peur dans un tunnel
  STRAMONIUM 9 CH.

VOIR AUSSI **NERVOSITÉ, TRAC.**

PHARMACIE HOMÉOPATHIQUE FAMILIALE

VOIR **PAGE 11.**

PHARYNGITE

VOIR **RHINOPHARYNGITE.**

PHÉNYLCÉTONURIE

L'ENZYME MANQUANTE

Il s'agit de l'intoxication du cerveau du nourrisson (1 cas sur 20 000 naissances) par un acide aminé, la phénylalanine, présent dans

toutes les protéines de son alimentation. La maladie est d'origine génétique, transmise par les deux parents, eux-mêmes indemnes de la maladie mais porteurs du gène responsable. Il y a alors absence congénitale d'une enzyme indispensable (la phénylalanine hydroxylase), ce qui empêche la transformation de la phénylalanine en tyrosine. La première substance est toxique, la seconde ne l'est pas. L'accumulation de phénylalanine provoque des troubles nerveux et un retard mental qu'on remarque à partir du 3e mois, mais il est alors trop tard pour guérir le bébé.
Heureusement, cela appartient au passé. Actuellement, on fait le diagnostic à temps et les troubles n'apparaissent pas. Un test très simple, le test de Guthrie, est fait systématiquement à la naissance dans toutes les maternités. Il permet de détecter la présence de phénylalanine dans le sang et d'établir précocement un régime strict où la phénylalanine est réduite au minimum.
Le régime est établi par le pédiatre de façon à ne pas apporter plus de 25 mg par kilo de poids corporel et par jour. Il ne faut pas que la phénylalanine soit complètement absente car elle est indispensable à la croissance. Des contrôles sanguins périodiques sont nécessaires pour adapter le régime à chaque cas particulier. Le régime sera suivi pendant 5 ans environ, et élargi par la suite à un moment où la phénylalanine ne sera plus dangereuse. Ainsi a-t-on pu faire disparaître les conséquences de cette maladie (autrefois sévère et incurable), du moins dans les pays correctement médicalisés. L'homéopathie n'interviendra que pour les maladies intercurrentes.

VOIR AUSSI **GÉNÉTIQUES (MALADIES).**

PHIMOSIS

VOIR **VERGE.**

PHLEGMON

L'HOMÉOPATHIE ÉVITE LES RÉCIDIVES

Inflammation du tissu conjonctif, entraînant une enflure de la gorge, qui risque de se transformer en abcès et peut s'accompagner de contracture des mâchoires.
Le phlegmon doit être soigné aussi précocement que possible par l'homéopathie, ce qui aura le double avantage de le faire avorter et d'éviter les récidives (beaucoup plus fréquentes avec les antibiotiques et la cortisone). Il est préférable de montrer l'enfant à un médecin.

Si on ne peut pas, lui donner (sous surveillance médicale) :

HEPAR SULFURIS CALCAREUM 9 CH,
3 granules de chaque toutes les 2 heures, en alternance.

PHOBIES

VOIR **COMPORTEMENT (CLAUSTROPHOBIE), NERVOSITÉ, NÉVROSE, PEURS.**

PICA

L'AVALEUR DE TERRE

« Pica » est un terme médical qui désigne le fait de manger des substances indigestes : terre, charbon, craie, papier, etc. En général, l'enfant qui présente cette particularité choisit toujours le même produit, qui peut très bien être toxique.

Lui donner :

CALCAREA CARBONICA 9 CH,
3 granules trois fois par jour, pendant quelques semaines.

PIEDS DÉFORMÉS

Pieds déformés à la naissance

En cas de pied déformé à la naissance comme le pied talus (le pied est ramené vers la jambe), ou plus fréquemment le pied bot *varus équin*, le *metatarsus varus* (seul l'avant-pied est déformé), le traitement orthopédique est indispensable. Le plus souvent, il faudra des manipulations douces du pied (simple kinésithérapie à visée réflexogène), des bandages, parfois des appareils de contention. La chirurgie est devenue exceptionnelle.

PIEDS PLATS

Les pieds sont normalement plats jusqu'à l'âge de 4 ans. Cela est dû à la faiblesse naturelle des muscles qui se fortifieront progressivement avec la marche. Les semelles orthopédiques sont inutiles et illusoires dans la plupart des cas, d'autant plus qu'elles ne musclent pas le pied mais modèlent passivement la courbure manquante. Au-delà de l'âge de 4 ans, il faut consulter.

Dans tous les cas, donner à l'enfant pour tonifier sa musculature :

ARNICA MONTANA 12 CH,
1 dose par semaine, 2 mois sur 3, pendant toute la durée des soins orthopédiques.

Dans les cas sévères au départ, il peut rester malgré tout une légère atrophie du mollet ou une discrète inégalité de longueur des membres inférieurs.

Pied qui tourne en dedans

Cette déformation est également à négliger jusqu'à l'âge de 5 ans.
La guérison spontanée est habituelle. Entre-temps, il y aura eu quelques chutes pendant la marche, sans gravité.

PIPI AU LIT

VOIR **ÉNURÉSIE.**

PIQÛRES

VOIR **MORSURES ET PIQÛRES D'ANIMAUX.**

PITYRIASIS ROSÉ DE GIBERT

DES MÉDAILLONS ROSES

Maladie éruptive présentant l'aspect de taches roses et arrondies en forme de médaillon, évoluant par poussées. L'origine est inconnue. La guérison spontanée se fait en 2 ou 3 semaines.

Elle peut être hâtée en donnant à l'enfant :

ARSENICUM ALBUM 9 CH,
3 granules trois fois par jour, jusqu'à disparition.

PITYRIASIS VERSICOLOR

VOIR **PARASITES (CHAMPIGNONS).**

PLAIES

VOIR **BLESSURES.**

PLEURÉSIE

DU LIQUIDE AUTOUR D'UN POUMON

La pleurésie est l'inflammation de la plèvre (enveloppe séreuse qui entoure les poumons), avec épanchement liquidien. Elle est exceptionnelle actuellement. La cause en était autrefois l'infection (banale ou tuberculeuse).
Principaux signes d'alarme : point de côté (chez le grand enfant), toux sèche et répétée, essoufflement, fièvre, fatigabilité. Le médecin perçoit une matité derrière les côtes. Il demande une radiographie, qui confirme le diagnostic. Il fait éventuellement une ponction du liquide.

Le traitement homéopathique est possible, mais il faut consulter. **BRYONIA ALBA** est le médicament le plus souvent prescrit.

PLEURNICHARD

VOIR **COMPORTEMENT.**

PLOMB

VOIR **EMPOISONNEMENT (SATURNISME).**

PNEUMONIE, PNEUMOPATHIE

VOIR **BRONCHOPNEUMOPATHIES.**

Point de côté

Un truc efficace
Faire ramasser un caillou à l'enfant sans qu'il plie les genoux (ou lui faire mimer ce geste) ; ensuite il se redresse ; puis il repose le caillou au même endroit ou fait semblant : le point de côté a disparu.

On peut aussi lui faire prendre :

CEANOTHUS AMERICANUS 5 CH,
3 granules à répéter
de 2 minutes en 2 minutes,
jusqu'à cessation de la douleur.

POIDS

VOIR **MAIGREUR, OBÉSITÉ.**

POISON

VOIR **EMPOISONNEMENT.**

POLIOMYÉLITE

LA « PARALYSIE INFANTILE »

Tel est l'ancien nom de la poliomyélite responsable de paralysies irréversibles. Il y a également des troubles respiratoires. Le vaccin buccal est très efficace, et cette maladie ne devrait plus se voir.
L'homéopathie est active au stade grippal du début, c'est-à-dire au moment où le diagnostic n'est pas encore possible (**GELSEMIUM SEMPERVIRENS** est alors le médicament). Il n'y a pas de traitement du stade paralytique. Tout enfant doit donc être vacciné.

VOIR **VACCINATION.**

POLLENS

VOIR **RHUME DES FOINS.**

POLLUTION

VOIR **ENVIRONNEMENT.**

POLLUTIONS NOCTURNES

VOIR **SEXUELS (PROBLÈMES).**

POLYPES

PRIORITÉ AU TRAITEMENT DE FOND

Tumeurs bénignes des muqueuses, les polypes peuvent se développer n'importe où : nez, gorge, sinus, intestins, vessie... La tendance actuelle est de les enlever.
Le médecin homéopathe accepte ce principe à condition d'y adjoindre un traitement de fond afin d'éviter les récidives. Consulter.

À noter cependant que les polypes du larynx disparaissent le plus souvent sans intervention avec :

PHOSPHORUS 9 CH,
3 granules trois fois par jour,
jusqu'à disparition, sous contrôle
d'un oto-rhino-laryngologiste.

POTT (MAL DE)

UN ABCÈS TUBERCULEUX

Il s'agit d'un abcès tuberculeux de la colonne vertébrale, qui peut appuyer sur la moelle épinière et provoquer des troubles neurologiques. Cette affection est très rare actuellement.

Le traitement doit être avant tout à base d'antibiotiques antituberculeux. L'homéopathie, avec en particulier **SILICEA**, sera un traitement complémentaire.

POUCE (SUCE SON)

VOIR **COMPORTEMENT.**

POUX

VOIR **PARASITES.**

PRÉCIPITÉ

VOIR **COMPORTEMENT.**

PRÉMATURÉ

Les techniques modernes de surveillance de la grossesse et de soins aux prématurés ont largement diminué la mortalité de ces derniers. Il s'agit d'enfants nés avant la 37e semaine (8 mois) de grossesse et dont le poids est nettement inférieur à la moyenne, ce qui correspond à environ 6 % des naissances en France. Leurs principaux organes (appareil respiratoire, appareil digestif, système immunitaire en particulier) sont immatures. Leur respiration est saccadée et ils n'ont pas, d'instinct, les réflexes de succion et de déglutition. Par la suite, leur croissance sera d'autant plus rapide au cours de la première année que leur poids de naissance était faible. Leurs acquisitions psychomotrices et leurs performances intellectuelles seront normales.
Parfois on connaît la cause : maladie de la mère pendant la grossesse (infection en particulier), accouchement prématuré par anomalie utérine, placenta mal placé ou décollé prématurément, béance du col utérin, grossesse gémellaire, surmenage de la mère, mère adolescente, décision médicale de déclencher l'accouchement. Mais dans la moitié des cas, aucune cause n'est trouvée.

Le service de néonatalogie

Les enfants prématurés posent des problèmes de réchauffement, d'oxygénation, de lutte anti-infectieuse, d'alimentation, car beaucoup de leurs organes sont immatures. Les soins qu'ils nécessitent diffèrent de ceux donnés au nouveau-né normal. Ils sont pris en charge dans des services spécialisés et placés en incubateur (couveuse). Ils sont ainsi sous surveillance permanente.

Si le service de néonatalogie l'accepte, on peut donner à l'enfant :

CARBO VEGETABILIS 5 CH,
1 granule deux fois par jour, pendant 10 jours.

Il n'y a aucun problème de prise du médicament. On peut glisser le granule sous la langue. Pour se rassurer, on peut le faire fondre dans un peu d'eau ou l'écraser.

L'alimentation

Si le poids de l'enfant le permet, on encourage actuellement la mère à allaiter. Le lait est prélevé puis administré par sonde de gavage car l'enfant ne peut téter ; on ajoute du phosphore et des protéines.

L'arrivée à la maison

On tire d'affaire beaucoup de prématurés, et le pronostic à long terme est excellent. Évidemment, l'hospitalisation d'emblée retarde l'intégration du prématuré dans le milieu familial. Il y arrive lorsqu'il pèse 2,3 kg. Il a encore besoin d'une surveillance particulière.
Si la mère a pu allaiter son enfant dans le service de néonatalogie, elle continue en donnant le sein. L'alimentation artificielle, elle, se fait avec des laits riches en protéines, en graisses et en sucres spéciaux. Il faut peser l'enfant tous les jours mais en calculant la moyenne sur une semaine. Il faut beaucoup s'occuper du prématuré, le stimuler pour qu'il se développe harmonieusement.

Consulter le médecin si l'enfant :
- garde les mains fermées après 3 mois ;
- rejette la tête en arrière ;
- présente une asymétrie dans ses mouvements (un côté remue plus que l'autre) ;
- tombe toujours du même côté quand on le met assis.

Le médicament de fond des anciens prématurés est souvent **SILICEA**.

PRÉPUCE

VOIR **VERGE.**

PRIMO-INFECTION

IL VIRE SA CUTI

Lorsque le bacille de la tuberculose (le bacille de Koch) pénètre pour la première fois dans l'organisme de l'enfant non vacciné, il se produit une lésion pulmonaire minime, habituellement sans suite : c'est la primo-infection. Il peut y avoir un peu de fièvre, de la fatigue, une baisse de l'appétit, un léger amaigrissement, un ganglion visible à la radiographie pulmonaire.

Parfois la primo-infection passe inaperçue. En soi, ce n'est pas grave, mais il est d'usage de donner à l'enfant des antibiotiques antituberculeux. Avec l'homéopathie, ce n'est pas nécessaire. Un simple traitement de fond conduit par un médecin homéopathe (**DROSERA ROTUNDIFOLIA, TUBERCULINUM** sont les médicaments les plus indiqués) suffira.

VOIR AUSSI TUBERCULOSE, VACCINATION.

PROLAPSUS RECTAL

VOIR ANUS.

PRONATION DOULOUREUSE DU COUDE

VOIR COUDE.

PRURIGO STROPHULUS

COMME DES PIQÛRES DE PUCE

Il s'agit de petites papules de teinte rosée, avec au centre une minuscule vésicule, qu'on trouve sur différentes parties du corps excepté la face, et qui démangent (d'où parfois des lésions de grattage surinfectées). Elles ressemblent à des piqûres de puce. Il peut y avoir plusieurs poussées successives.

C'est une maladie bénigne que l'on voit surtout chez l'enfant de 3 à 5 ans. On n'en connaît pas la cause exacte. On pense actuellement à une réaction allergique à des piqûres d'insecte, sans en être tout à fait certain.

Donner :

RHUS TOXICODENDRON 5 CH,
3 granules trois fois par jour, jusqu'à guérison.

Localement

Appliquer un peu de crème au **CALENDULA**, deux fois par jour.

PRURIT

DÉMANGEAISON SANS CAUSE

Si un enfant se plaint de démangeaison et qu'on ne trouve pas de cause évidente (**eczéma, urticaire, prurigo strophulus, varicelle** : **VOIR CES MOTS**), lui donner :

DOLICHOS PRURIENS 9 CH,
3 granules trois fois par jour,
jusqu'à amélioration.

Localement

Saupoudrer sur les parties prurigineuses du talc au **CALENDULA**. Consulter en cas de persistance.

PSORIASIS

CE N'EST PAS UN ECZÉMA

Le psoriasis est une affection désespérante par sa chronicité et son origine inconnue. Il s'agit d'une éruption squameuse, souvent en taches rondes et rouges, siégeant de façon caractéristique au cuir chevelu, au pli du coude, au creux du genou. Il y a peu de démangeaisons. L'évolution se fait par poussées successives. Les ongles sont piquetés de trous plus petits que des têtes d'épingle.

Il s'agit toujours de sujets prédisposés, nés avec des modifications biologiques par rapport à la norme. C'est souvent après un choc émotif que se déclenche la première poussée.

L'homéopathie le plus tôt possible

Il faut consulter un médecin prescrivant de l'homéopathie dès la première poussée. L'homéopathie est très efficace dans les premiers mois de l'éruption, surtout si l'on n'a pas

appliqué de pommade à la cortisone. Celle-ci a un effet spectaculaire, mais le psoriasis ressort dès que l'on cesse de l'utiliser, et le traitement devient plus difficile.
Les enfants peuvent être sujets au psoriasis.

En attendant la consultation, on peut donner :

ARSENICUM ALBUM 9 CH,
PSORINUM 9 CH,
SEPIA OFFICINALIS 9 CH,
3 granules de chaque trois fois par jour.

N'appliquer aucune pommade. Exposer l'enfant au soleil avec les précautions d'usage.

PSYCHOSE

PERTE DE CONTACT AVEC LE RÉEL

Trouble grave du comportement au cours duquel le sujet vit dans son propre monde. Le contact avec autrui est perturbé ou absent. En principe, l'homéopathie est inopérante dans ces cas, mais il est intéressant de consulter un homéopathe dans les formes débutantes et dans celles dites limites. Il y aura amélioration, au moins pour un temps. On distingue essentiellement :

L'autisme
Il peut débuter dès l'âge de 3 mois ; l'enfant est apathique, replié sur lui-même, en état d'indifférence affective (il ne manifeste aucune émotion) ; à l'âge de la parole, celle-ci n'apparaît pas ou est très pauvre ; l'enfant ne s'intéresse pas aux personnes mais seulement aux objets, qu'il manipule sans cesse. En attendant une consultation, on peut commencer à donner :

OPIUM 9 CH,
3 granules trois fois par jour.

La schizophrénie
Elle apparaît plus tardivement, généralement après la puberté (chez l'adolescent, on l'appelle aussi hébéphrénie). Dans les formes débutantes, il est intéressant de donner :

PHOSPHORUS 9 CH,
3 granules trois fois par jour,

ce qui ne dispense pas de consulter un médecin homéopathe.

PSYCHOSOMATIQUES (TROUBLES)

TROUBLES PHYSIQUES D'ORIGINE PSYCHIQUE

Il s'agit de troubles physiques nés après une émotion ou des soucis, en quelque sorte la forme majeure et à expression corporelle de l'angoisse.
La volonté ne peut faire cesser les troubles. Il est donc inutile de gronder l'enfant ou de lui demander de se ressaisir : mieux vaut consulter un médecin homéopathe.

PSYCHOTHÉRAPIE

À RÉSERVER AUX CAS SÉRIEUX

La psychothérapie sera réservée aux cas très sérieux, si, par exemple, l'homéopathie échoue et que les symptômes nerveux sont particulièrement marqués, dominant la vie de l'enfant ou perturbant gravement le milieu familial. En effet, la psychothérapie peut amener l'enfant à se poser plus de questions qu'à en résoudre.

PUBERTÉ

ENTRE DEUX ÂGES

La puberté n'est pas seulement une période de modifications sexuelles, d'apparition des caractères sexuels secondaires : c'est l'époque où de profondes transformations physiques, affectives et intellectuelles se produisent. C'est l'aube de la maturité. Les joies de l'enfance s'estompent. La gravité de la période adulte se profile à l'horizon. C'est le malaise des années entre deux âges. C'est aussi une période où l'on cherche à s'informer dans de nombreux domaines, où l'on s'identifie, où le conflit est nécessaire pour mieux s'affirmer, où l'on se demande si l'on est bien apte à la vie.

La puberté précoce
Exceptionnellement, entre 8 et 10 ans, la puberté peut se déclencher sans qu'il s'agisse d'un cas pathologique (surtout chez la fille).

De toute manière, il est préférable de consulter. Le médecin surveillera la croissance (point capital car il faut éviter qu'elle ne se termine trop vite et que la taille future ne s'en ressente) et demandera dans de rares cas des dosages hormonaux.

Le retard pubertaire

La puberté peut être tardive sans qu'il y ait, là non plus, un caractère pathologique. C'est une sorte de « puberté physiologique différée ». Consulter seulement si la puberté n'est pas déclenchée à 16 ans.

Donner en attendant :

PULSATILLA 9 CH,
3 granules trois fois par jour, 20 jours par mois, jusqu'au déclenchement des règles chez la fille ou de la mue chez le garçon.

LA PUBERTÉ NORMALE

Chez la fille

Chez la fille, l'âge moyen de la puberté se situe entre 10 et 12 ans. Le premier signe en est le gonflement des mamelons, bientôt suivi de celui des glandes mammaires. Puis vient la pilosité pubienne. Les grandes et petites lèvres s'hypertrophient, la muqueuse vaginale se modifie, l'utérus grossit. Le bassin s'élargit. Les premières règles arrivent.

Chez le garçon

Chez le garçon, la puberté normale débute un peu plus tard, en moyenne vers l'âge de 13 ans. La voix mue. Les muscles se développent. La taille subit des poussées soudaines. Les testicules et la verge augmentent de taille et de volume. La pilosité se développe.
À noter parfois un léger gonflement des seins, pour lequel il ne faut rien faire et qui passera tout seul.

Les problèmes psychologiques

La personnalité change, en tout cas s'affirme. Exaltation et révolte, recherche d'un absolu et d'une identité propre, contestation sont de règle.
Un adolescent peut être aidé par l'homéopathie si ses difficultés perturbent de façon importante sa vie personnelle ou celle de sa famille. Demander un traitement de fond au médecin homéopathe.

Voici quelques conseils en attendant la consultation (en sachant qu'à la période pubertaire les jeunes gens suivent mal leur traitement). Donner 3 granules trois fois par jour de l'un des médicaments suivants.

- Si l'adolescent pleure pour un rien
  PULSATILLA 9 CH.
- S'il est agressif
  STAPHYSAGRIA 9 CH.
- S'il est exubérant
  PLATINA 9 CH.
- S'il devient très timide
  SILICEA 9 CH.
- S'il se replie sur lui-même et devient sauvage, peu communicatif
  NATRUM MURIATICUM 9 CH.
- S'il est très fatigué par une brusque poussée de croissance
  CALCAREA PHOSPHORICA 9 CH.

Anomalies des règles

- Retard à l'apparition des premières règles
  PULSATILLA 9 CH :
  3 granules trois fois par jour, 20 jours par mois, pendant quelques mois. Consulter au-delà de 16 ans.
- Règles irrégulières

Si les premières règles sont irrégulières, ne rien faire ; si cela dure plus de 6 mois, donner :

PULSATILLA 9 CH,
3 granules trois fois par jour, 20 jours par mois, pendant quelques mois.

LA CONTRACEPTION CHEZ LES ADOLESCENTS

Il ne faut pas oublier d'aborder avec les adolescents le problème de la contraception, d'autant plus qu'actuellement l'âge des premiers rapports sexuels s'abaisse. Les meilleures méthodes sont le préservatif et la pilule. Le préservatif est une protection actuellement indispensable à cause du sida.

La pilule n'est pas appréciée du médecin homéopathe en raison de son côté artificiel, mais il est parfois difficile de l'éviter. Son inconvénient majeur est la nécessité de sa prise régulière par une adolescente qui aura peut-être des rapports amoureux occasionnels.

- Règles douloureuses
  BELLADONNA 9 CH,
  MAGNESIA PHOSPHORICA 9 CH,
  3 granules de chaque trois fois par jour, en période menstruelle.

Consulter si ce traitement ne suffit pas.

- Hémorragies menstruelles
  CHINA RUBRA 9 CH,
  HELONIAS DIOICA 9 CH,
  3 granules de chaque trois fois par jour, en période menstruelle.

Les seins

- Seins asymétriques

La pousse des seins est souvent asymétrique ; ne rien faire, cela se régularise tout seul.

- Lait dans les seins à la puberté

C'est une anomalie sans gravité.

Donner :
  PULSATILLA 9 CH,
  3 granules trois fois par jour, pendant 2 mois.

La grossesse des adolescentes

La grossesse en elle-même se passe bien dans la plupart des cas. Il faut simplement que le régime de la future mère soit riche en protéines (elle en a besoin autant pour elle-même que pour son enfant).
Le problème que l'on rencontre parfois est que l'adolescente cache sa grossesse le plus longtemps possible et n'est pas médicalement surveillée.
L'accouchement se fait sans problème. Il n'y a pas de risque particulier en dehors d'une certaine tendance à mettre au monde un enfant **prématuré** (VOIR CE MOT), deux fois plus que chez la mère adulte.
L'attitude de l'entourage est capital : il faut prodiguer beaucoup de tendresse et d'affection à la jeune mère, la pousser à continuer ses études (la loi oblige les établissements scolaires à accepter les élèves enceintes). Le mariage et l'IVG se discutent au cas par cas. Le médecin aura également son mot à dire, un traitement homéopathique à proposer pour que tout se passe bien, quelles que soient les circonstances.

VOIR AUSSI **ACNÉ, ALCOOL, ANOREXIE MENTALE, BOULIMIE, COLITE, COLONNE VERTÉBRALE, COMPORTEMENT, DROGUE, ÉCOLE, PERTES VAGINALES, PSYCHOSE, SEINS, SEXUELS (PROBLÈMES), TABAGISME.**

PUCES

VOIR **MORSURES ET PIQÛRES D'ANIMAUX.**

PURPURA

UN PIQUETÉ HÉMORRAGIQUE

Le purpura est un piqueté hémorragique de la peau, souvent bénin, mais pour lequel il vaut mieux montrer d'urgence l'enfant au médecin traitant.
Il peut s'agir d'une maladie du sang, d'une infection des méninges, d'un purpura rhumatoïde, qui est une forme d'allergie.

En allant chez le médecin, glisser dans la bouche de l'enfant (quel que soit son âge) :

PHOSPHORUS 9 CH,
3 granules.

PYÉLONÉPHRITE

VOIR URINAIRE (INFECTION).

PYLORE

VOIR STÉNOSE.

QUINCKE (ŒDÈME DE)

VOIR LÈVRES.

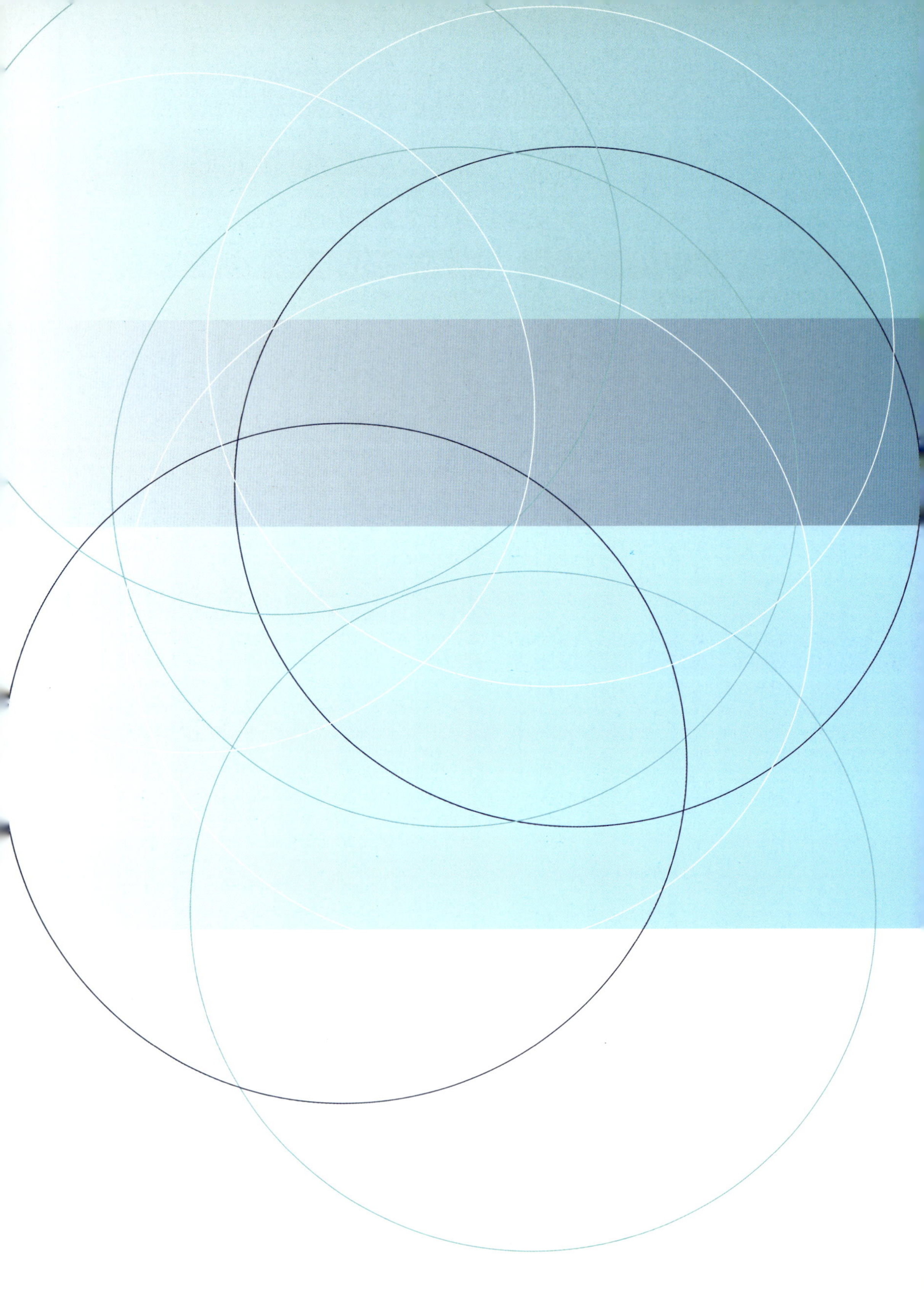

R

RACHITISME

UNE CARENCE EN VITAMINE D

Le rachitisme est dû à une carence en vitamine D, laquelle régularise l'équilibre phosphocalcique et la minéralisation des os. Cette vitamine est notamment fabriquée par la peau, sous l'influence des rayons ultraviolets du soleil. Elle est, pour une partie, fournie par les aliments (jaune d'œuf en particulier).

Principaux symptômes

On les rencontre surtout chez le petit enfant entre 6 et 18 mois. Ce sont :

- les déformations osseuses ; retard à la fermeture des fontanelles, élargissement des poignets, des côtes, des chevilles, creux dans le sternum, déformation des genoux, jambes arquées (en « parenthèses ») ;
- les muscles sont mous, manquent de tonus, les ligaments sont hyperlaxes ;
- les dents sortent en retard ;
- il y a quelques troubles digestifs, un ballonnement du ventre ;
- une anémie, éventuellement une tendance à la spasmophilie.

Le rôle bénéfique du soleil

Le meilleur traitement du rachitisme est préventif : allaitement maternel du nourrisson et exposition à la lumière du soleil (avec les précautions d'usage), administration préventive de vitamine D.

Traitement homéopathique

Si le rachitisme est déjà constitué, le mieux est de consulter un médecin homéopathe.

En attendant, donner :

CALCAREA PHOSPHORICA 6 DH,
SILICEA 6 DH,
2 comprimés de chaque deux fois par jour.

RAGE

TRANSMISE PAR LA SALIVE

Infection virale mortelle si elle n'est pas diagnostiquée à temps, la rage touche le système nerveux central, et particulièrement le cerveau. Elle peut venir de la morsure d'un animal infecté, sauvage ou domestique (si celui-ci a lui-même été mordu), la transmission se faisant par la salive. Il faut savoir que, si un animal enragé lèche une plaie anodine, la rage peut survenir. Les animaux familiers doivent être systématiquement vaccinés.
Les principaux symptômes de la rage sont : agitation, difficultés pour avaler, panique à la vue de l'eau (l'ancien nom de la rage était l'« hydrophobie »). Lorsque ces signes apparaissent, il est trop tard. Il faut donc faire un traitement par sérum antirabique au moindre doute, tandis que l'animal responsable, s'il est connu, est mis en observation ou abattu.
Bien entendu, l'homéopathie constitue, dans cette redoutable maladie, un traitement accessoire. Il peut être intéressant de l'essayer en complément, sous le contrôle d'un médecin.

VOIR AUSSI VACCINATION.

RATE

UNE GROSSE RATE

Lorsque le médecin découvre une grosse rate, il demande des examens complémentaires

pour en déterminer la cause (infectieuse, parasitaire, sanguine, etc.).
En attendant le diagnostic, donner à l'enfant (quel que soit l'âge) :

CEANOTHUS AMERICANUS 5 CH,
3 granules, trois fois par jour.

RECTUM

VOIR **ANUS (PROLAPSUS RECTAL).**

REFLUX GASTRO-ŒSOPHAGIEN

Le reflux gastro-œsophagien du nourrisson débute, généralement, avant l'âge de 3 mois. Il est dû à un manque de tonus du muscle circulaire situé au bas de l'œsophage. De ce fait, l'orifice supérieur de l'estomac est mal ou pas fermé, ce qui provoque des régurgitations de petites quantités de lait caillé ou des vomissements.

Donner :

NUX VOMICA 5 CH,
3 granules, quelques minutes avant chaque tétée.

Prévention

- Avant la tétée : ajouter au biberon une préparation épaississante ou utiliser un lait pré-épaissi.
- Pendant la tétée : donner le biberon lentement, avec une tétine bien réglée.
- Après la tétée : garder le bébé un moment à demi-assis ; le faire dormir sur le dos.
- Fractionner les repas.

VOIR AUSSI **STÉNOSE DU PYLORE.**

REFLUX VÉSICO-URÉTÉRAL

VOIR **URINAIRE (INFECTION).**

RÉGIME

Régime en cas de fièvre
Autrefois, tout enfant fiévreux était mis à la diète. Cette pratique est illogique. Ce n'est pas en affamant un enfant qu'on l'aide à se défendre contre un agent infectieux.

Bien sûr, il faut lui donner des aliments simples : bouillie (chez le bébé), purée, jambon maigre, riz, carottes (surtout en cas de diarrhée), fruits cuits. Des boissons seront proposées régulièrement afin que l'enfant puisse boire à volonté.

Régime au long cours
Le régime pour une maladie chronique sera établi par le médecin, mais cela est rarement nécessaire chez l'enfant.

VOIR AUSSI **ALIMENTATION.**

RÈGLES

VOIR **PUBERTÉ.**

RÉGURGITATIONS

VOIR **ALIMENTATION (RÉGURGITATION DE LAIT), MÉRYCISME, REFLUX GASTRO-ŒSOPHAGIEN.**

REINS

VOIR **ANGINE, CALCULS, COLIQUE NÉPHRÉTIQUE, NÉPHRITE, NÉPHROSE LIPOÏDIQUE, ŒDÈME, SCARLATINE, URINAIRE (INFECTION).**

RENIFLE CONSTAMMENT

VOIR **RHUME, TICS.**

RENVOIS, ROTS

VOIR **ALIMENTATION (INCIDENTS DE LA TÉTÉE), ÉRUCTATIONS.**

RESPIRATOIRES (TROUBLES)

VOIR **ASPHYXIE, ASTHME, BRONCHIOLITE, BRONCHITE, BRONCHOPNEUMOPATHIES, DILATATION DES BRONCHES, LARYNGITE, PLEURÉSIE, RHINOPHARYNGITE, RHUME, RHUME DES FOINS, TOUX, TUBERCULOSE, VÉGÉTATIONS ADÉNOÏDES.**

RETARD

Le développement psychomoteur du nourrisson
Tout est relatif dans le développement de l'enfant. Par rapport aux diverses moyennes, chaque enfant est en avance dans un domaine et éventuellement un peu en retard dans un

autre. Il ne faut s'inquiéter que si les écarts sont importants ou s'inscrivent dans un ensemble de troubles généraux.

- **Si tout tarde un peu**
  CALCAREA CARBONICA 9 CH,
  3 granules trois fois par jour,
  20 jours par mois, pendant 3 mois.

- **Si l'enfant tombe facilement**
  CAUSTICUM 9 CH,
  3 granules trois fois par jour,
  20 jours par mois, pendant 3 mois.

VOIR AUSSI ÉCOLE, LANGAGE.

La dentition

Les premières dents apparaissent vers l'âge de 6 mois. Si elles tardent un peu, donner :

CALCAREA CARBONICA 9 CH,
SILICEA 9 CH,
3 granules de chaque trois fois par jour,
20 jours par mois, pendant 3 mois.

La croissance : la taille et le poids

Âge	Taille (en cm)	Poids (en kg)
Naissance	50	3,5
1 an	75	10
4 ans	105	16
7 ans	120	22
10 ans	135	29
14 ans	155	45

En cas de simple retard de croissance (moins de 15 % de différence avec les chiffres ci-dessus), se contenter de :

CALCAREA CARBONICA 9 CH,
SILICEA 9 CH,
3 granules de chaque trois fois par jour,
20 jours par mois, pendant 6 mois.

En cas de retard plus important, consulter. Le médecin demandera des radiographies pour déterminer l'âge osseux, seul critère objectif. Les glandes sont peut-être en cause (hypophyse, thyroïde), et c'est en consultant à temps qu'on évitera certains cas de nanisme (autrefois incurables).

VOIR AUSSI CŒLIAQUE (MALADIE), FONTANELLES.

Le retard affectif

Un enfant privé d'affection, ou bien, c'est le cas le plus fréquent, qui se croit mal-aimé, peut avoir un retard affectif qui le fera (à tort) prendre pour un enfant retardé sur le plan mental. Lorsqu'un enfant demande : « Est-ce que tu m'aimes ? », il importe de lui répondre « Oui » et de lui prouver.

S'il le demande « trop » souvent, n'est jamais satisfait des marques d'affection prodiguées, lui donner en complément :

PULSATILLA 9 CH,
3 granules trois fois par jour, 20 jours par mois, pendant quelques mois.

Si l'enfant ne demande pas d'affection, semble secret, repousse les caresses, alors que ses parents perçoivent qu'au fond de lui-même c'est un sentimental, lui donner :

NATRUM MURIATICUM 9 CH,
3 granules trois fois par jour, 20 jours par mois, pendant quelques mois.

Le retard mental

L'insuffisance de développement des facultés intellectuelles s'estime en fonction du test appelé quotient intellectuel (QI) qui est normalement (mais est-ce que la norme peut se quantifier ?) de 100.
Les causes de retard intellectuel sont variables : atteinte du système nerveux pendant la grossesse (rubéole, toxoplasmose), séquelles de prématurité, de jaunisse ou de défaut d'oxygénation au moment de la naissance, malformations, troubles vasculaires, **trisomie 21** (VOIR CE MOT), **phénylcétonurie** (VOIR CE MOT).

Un médecin homéopathe pourra aider un enfant atteint d'un retard mental. **BARYTA CARBONICA, BUFO** sont parmi les médicaments les plus fréquemment indiqués.

VOIR AUSSI PUBERTÉ (RETARD PUBERTAIRE), ÉCOLE.

RÊVES

VOIR SOMMEIL.

RHINITE

VOIR **RHINOPHARYNGITE, RHUME.**

RHINOPHARYNGITE

L'INFECTION NUMÉRO UN DE L'ENFANT

La rhinopharyngite est l'inflammation des voies aériennes supérieures : nez, arrière-gorge (ou pharynx), la première région à subir l'assaut des microbes et surtout des virus (neuf fois sur dix) ; c'est pourquoi elle est la principale infection de l'enfant. Elle est l'équivalent du rhume chez le grand enfant et l'adulte.
La rhinopharyngite est nécessaire, elle est pour l'enfant l'occasion de se constituer un équipement immunitaire et de se défendre contre l'infection. Lorsqu'elle ne prend pas par elle-même des proportions gênantes, elle peut être considérée comme une maladie qui rend service. D'où l'intérêt de ne pas la « casser » avec des antibiotiques, par ailleurs inutiles puisque l'infection est le plus souvent virale.

Principaux symptômes

On pense à la rhinopharyngite devant la survenue brusque d'un écoulement clair, puis jaune (par les narines et dans l'arrière-gorge), d'une toux légère, de douleurs dans l'arrière-gorge (le bébé a du mal à téter, le grand enfant se plaint), d'une fièvre entre 38 °C et 40 °C, parfois de quelques douleurs de ventre.

Traitement homéopathique de la crise

Donner systématiquement :

KALIUM BICHROMICUM 9 CH,
3 granules trois fois par jour, jusqu'à guérison.

Ajouter, selon les symptômes, 3 granules trois fois par jour de l'un des médicaments suivants.

- Fièvre élevée
  BELLADONNA 9 CH.
- Écoulement irritant la lèvre supérieure
  ARSENICUM IODATUM 9 CH.
- Écoulement jaune verdâtre et filant
  KALIUM BICHROMICUM 9 CH.
- Croûtes dans le nez
  KALIUM BICHROMICUM 9 CH.
- Écoulement aqueux virant au jaune
  PULSATILLA 9 CH.
- Haleine fétide
  MERCURIUS SOLUBILIS 9 CH.
- Nez bouché et qui coule en même temps
  NUX VOMICA 9 CH.
- Rhinopharyngite compliquée d'otite
  AGRAPHIS NUTANS 5 CH.

Localement

Se contenter de dosettes de sérum physiologique (à changer chaque fois). Ne pas mettre de gouttes nasales du commerce, surtout si elles contiennent du camphre (lire l'étiquette).

Rhinopharyngites à répétition

C'est un des domaines où l'homéopathie est très appréciée. Le traitement de terrain (prescrit par un médecin) évite la rechute de 15 jours en 15 jours de la même rhinopharyngite mal guérie.
De toute façon, tout rentre dans l'ordre vers l'âge de 7 ans ; mais avec l'homéopathie on écourte l'évolution. L'enfant gardera éventuellement, malgré le traitement de fond, un écoulement périodique incolore et sans fièvre, auquel on n'attachera pas plus d'importance qu'il ne mérite.
Il ne sera pas utile de faire enlever les **végétations adénoïdes** (VOIR CE MOT), car le traitement homéopathique protégera l'enfant contre les otites, complication habituelle des rhinopharyngites à répétition. De même, les cures thermales ne sont pas indispensables du fait de l'efficacité de l'homéopathie.

L'attitude des parents

Il s'agit d'une affection bénigne et bien contrôlée par l'homéopathie. Les parents doivent donc soigner la rhinopharyngite de leur enfant sans anxiété inutile. Leur inquiétude pourrait être à l'origine de certaines rechutes. En outre, ils veilleront à ce que l'enfant prenne l'air le plus souvent possible (avec les précautions d'usage). Si l'atmosphère est très polluée, il faudra l'emmener à la campagne aussi souvent que possible. L'enfant ne doit pas rester enfermé tout l'hiver sous prétexte qu'il risque de prendre froid. De plus, il faut humidifier sa chambre et le scolariser normalement malgré la promiscuité des petits camarades qui abritent forcément des microbes dans leur rhinopharynx.

VOIR AUSSI BRONCHIOLITE, OTITE, VÉGÉTATIONS ADÉNOÏDES.

RHUMATISMES

Le rhumatisme est une atteinte des articulations et des parties molles qui les entourent. En résumant, on distingue deux grandes catégories de rhumatismes :
- les rhumatismes dégénératifs, ou arthrose, où il y a un remaniement du cartilage des articulations, et qui atteignent surtout l'adulte ;
- les rhumatismes inflammatoires (ou arthrite), qui touchent les séreuses (membranes qui tapissent l'intérieur des articulations) et les muscles. C'est à cette dernière catégorie qu'appartiennent les rhumatismes de l'enfant.

Le rhumatisme articulaire aigu

Le plus dangereux des rhumatismes inflammatoires est le rhumatisme articulaire aigu, ou maladie de Bouillaud, autrefois fréquent, actuellement très rare. Il survenait dans les suites d'une angine mal soignée ou passée inaperçue. Les principales articulations gonflaient, devenaient rouges et chaudes, douloureuses, les unes après les autres.

Il y avait également des signes biologiques : augmentation de la vitesse de sédimentation, des antistreptolysines (les anticorps luttant contre le microbe responsable, le streptocoque bêta-hémolytique du groupe A) et du fibrinogène. Le risque était celui d'une atteinte cardiaque ou rénale, qui en faisait toute la gravité. L'homéopathie était possible mais réservée au cas où le médecin était vraiment sûr d'avoir bien sélectionné son traitement. À défaut, les antibiotiques et la cortisone étaient indispensables.

La monoarthrite à streptocoque

Actuellement, on voit avant tout des monoarthrites à streptocoque, atteinte inflammatoire d'une seule articulation avec à peu près le même profil biologique que dans le rhumatisme articulaire aigu, mais de pronostic beaucoup moins sévère. Le traitement homéopathique est possible. Consulter.

L'arthrite chronique juvénile

L'arthrite chronique juvénile, ou maladie de Still, est une affection inflammatoire chronique ou à rechutes. Plusieurs articulations sont touchées de façon plus ou moins symétrique pendant quelques semaines. Elles sont gonflées et douloureuses. Il y a de la fièvre, de la fatigue, parfois des ganglions, une rate augmentée de volume et une inflammation de l'iris. Les radiographies et les analyses sanguines (Waaler-Rose, test au latex) aident le médecin à faire son diagnostic. Les formes sévères sont rares. Les médecins évitent les dérivés de la cortisone, qui sont très actifs sur la douleur mais peuvent favoriser les récidives et avoir des retentissements sur la croissance. Ils se contentent de prescrire de l'aspirine ou d'autres anti-inflammatoires. L'homéopathie constitue un traitement de fond très efficace, à condition de consulter dès le début de la maladie. La kinésithérapie douce est un bon adjuvant pour éviter les ankyloses.

RHUME

Une recette

Au moindre coup de froid, sans attendre les premiers symptômes du rhume, ou coryza, donner à l'enfant :

OSCILLOCOCCINUM® 200,
1 dose dès que possible.
ACONIT COMPOSÉ,
3 granules toutes les heures, jusqu'à guérison, après avoir donné la dose ci-dessus.

Si le rhume est installé

Dans ce cas, donner 3 granules trois fois par jour d'un ou de plusieurs des médicaments suivants.

- L'écoulement est comme de l'eau
  ALLIUM CEPA 9 CH.
- L'écoulement est jaune verdâtre
  KALIUM BICHROMICUM 9 CH.
- Il y a des croûtes dans le nez
  KALIUM BICHROMICUM 9 CH.
- L'écoulement est jaune et irrite la lèvre supérieure
  MERCURIUS SOLUBILIS 9 CH.
- L'enfant éternue fréquemment
  NUX VOMICA 9 CH.
- Le nez est bouché la nuit et coule le jour
  NUX VOMICA 9 CH.
- L'écoulement est jaune ou vire de l'incolore au jaune, sans irriter
  PULSATILLA 9 CH.
- En cas de perte du goût et de l'odorat pendant le rhume
  PULSATILLA 9 CH.
- Le nez est bouché et sec
  SAMBUCUS NIGRA 9 CH.
- L'enfant renifle constamment
  SAMBUCUS NIGRA 9 CH.

Localement

Utiliser exclusivement du sérum physiologique (en changeant la dosette chaque fois). Pas de gouttes nasales du commerce, surtout si elles contiennent du camphre (antidote des médicaments homéopathiques).

Prévention

Elle se fait à l'aide d'un traitement de fond. Consulter un médecin homéopathe dès l'automne.

RHUME DE HANCHE

Le rhume de hanche, ou coxite transitoire, correspond à une inflammation passagère de la hanche et de ses ligaments, survenant chez un enfant entre l'âge de 3 ans et 8 ans, souvent à la suite d'un rhume ou d'une otite. Il boite à cause de la douleur et a parfois une fièvre modérée. L'échographie montre la présence d'un liquide dans l'articulation, ce qui confirme l'inflammation. Le repos au lit pendant une semaine est indispensable, puis la reprise de l'activité se fait progressivement. L'affection est le plus souvent bénigne, mais il vaut mieux contrôler l'intégrité de la hanche à l'aide d'une radiographie car une **ostéochondrite de la hanche** (VOIR CE MOT) peut débuter par les mêmes symptômes et il ne faut pas qu'elle passe inaperçue.

Donner :

RHUS TOXICODENDRON 9 CH,
3 granules trois fois par jour, pendant 15 jours.

RHUME DES FOINS

Les principaux symptômes sont : rhinite avec éternuements en salves, nez bouché, écoulement nasal incolore ; conjonctivite avec yeux rouges, larmoyants, qui démangent, et paupières enflées ; parfois démangeaison du voile du palais, de la gorge ou des oreilles ;

PLUTÔT LE GRAND ENFANT

Le petit enfant est victime de **rhinopharyngite** (VOIR CE MOT). Le grand enfant (au-delà de 5-7 ans) aura plutôt, comme l'adulte, des rhumes, avec écoulement nasal, tête lourde (d'où le nom populaire de « rhume de cerveau »), mal de tête, toux, fièvre, fatigue passagère. Il s'agit d'une maladie à virus survenant après un coup de froid.

toux de trachéite ; parfois asthme (complication de 20 % des rhumes des foins, l'enfant ne faisant ses crises qu'au moment des pollens) ; fatigue générale. L'importance des symptômes dépend des conditions météorologiques : la pluie atténue le phénomène, le soleil et le vent l'accentuent. Le rhume des foins est d'autant plus pénible qu'il se situe à la période des examens.

La solution homéopathique

Donner systématiquement :

ARSENICUM ALBUM 9 CH,
POLLENS 9 CH,
GALPHIMIA GLAUCA 5 CH,
3 granules de chaque trois fois par jour, pendant toute la période des pollens.

Ajouter, selon les symptômes et tant qu'ils durent, 3 granules trois fois par jour de l'un des médicaments qui suivent.

- **Les yeux de l'enfant sont irrités ou gonflés (même le blanc de l'œil)**
  APIS MELLIFICA 9 CH.
- **Il a des démangeaisons au niveau de la peau du nez (donc à l'extérieur)**
  NATRUM SULFURICUM 9 CH.
- **Il a des démangeaisons à l'intérieur du nez qui l'obligent à racler ses muqueuses en faisant le bruit du cochon qui grogne**
  NATRUM SULFURICUM 9 CH.
- **L'enfant a des éternuements**
  NUX VOMICA 9 CH.
- **Il a de la toux**
  IPECA 9 CH.
- **Il a de l'asthme**
  IPECA 9 CH.

Localement

1 goutte dans chaque œil de collyre au **CINERARIA** avant de sortir (éventuellement mettre à l'enfant des lunettes de soleil), et un peu de pommade au **CALENDULA** dans les narines avant de sortir.

UNE « INFIRMITÉ » SAISONNIÈRE

Le rhume des foins est un rhume allergique. Les enfants à partir de 2 ans peuvent en être atteints, mais le plus souvent il ne commence qu'à l'adolescence. Si ce rhume allergique dure toute l'année, on parle plutôt de coryza spasmodique. S'il se manifeste lorsqu'il y a des pollens, on parle plutôt de rhume des foins, alors que ceux-ci ne sont pas spécialement en cause. En fait, il s'agit d'une allergie aux pollens de graminées (pâturin, dactyle, etc.) qui se trouvent dans l'air et sont dispersés par le vent en mai et juin. Il y a aussi des pollens plus précoces (fin mars, début avril) et d'autres plus tardifs (septembre, période où sévit l'ambrosia).

Le traitement de fond

Le traitement ci-dessus réussira dans les cas récents. Dans les cas plus anciens, il est préférable de consulter (en février) pour que l'enfant reçoive un traitement de fond personnalisé. Avec un traitement bien conduit, la désensibilisation spécifique aux pollens n'est pas nécessaire.

VOIR AUSSI **ALLERGIE.**

RONFLEMENT

Traiter la rhinopharyngite

Près de 1 enfant sur 10 ronfle. Ce bruit, audible à distance, est dû à la vibration du voile du palais (sa partie postérieure, qui est flottante). Il est favorisé par l'hypertrophie des amygdales et des **végétations adénoïdes** (VOIR CE MOT), responsables de **rhinopharyngites** (VOIR CE MOT) plus ou moins chroniques.
Le meilleur traitement est l'homéopathie. Consulter.

La cloison nasale

Exceptionnellement, il y aura une petite anomalie de la cloison nasale ; elle n'a pas besoin d'être corrigée par le chirurgien ; lorsque l'enfant grandira, elle s'atténuera d'elle-même.

En période de ronflement, donner à l'enfant :

OPIUM 9 CH,
3 granules chaque soir au coucher.

RONGE SES ONGLES

VOIR **COMPORTEMENT (ONGLES).**

ROSÉOLE INFANTILE

LA SIXIÈME MALADIE

Encore appelée « sixième maladie » ou « exanthème subit », la roséole infantile est une maladie virale bénigne du nourrisson âgé de 6 mois à 2 ans. Elle ressemble à la rubéole, mais elle est due à un virus différent.
Après 3 jours d'une fièvre généralement bien supportée, et qui ne dit pas encore sur quoi elle va déboucher, apparaît une éruption rose pâle, très fugace (quelques heures), puis la fièvre disparaît.

Si l'on est sûr du diagnostic, donner :

PULSATILLA 9 CH,
3 granules trois fois par jour, pendant 3 jours.

Cette maladie est assez proche de la **cinquième maladie** (VOIR CE MOT).

ROTS

VOIR **ALIMENTATION (INCIDENTS DE LA TÉTÉE), ÉRUCTATIONS.**

ROUGEOLE

BÉNIGNE EN EUROPE

Maladie virale bénigne chez les petits Européens en bonne santé, la rougeole est sérieuse dans certains pays d'Afrique, surtout quand les enfants sont en état de malnutrition. C'est une maladie très répandue. L'incubation dure entre 1 à 2 semaines pendant lesquelles elle n'est pas contagieuse (sauf vers la fin). Puis survient un embarras de la respiration, avec écoulement nasal (celui-ci est contagieux car il contient le virus) et une fièvre qui va durer de 3 à 5 jours. Il y a un peu de toux, une gorge rouge, des yeux brillants. C'est la période du catarrhe oculo-nasal. Le seul signe distinctif qui permet de suspecter la rougeole est la présence de minuscules points blancs sur fond rouge à la face interne des joues : c'est le signe de Köplick, qui apparaît juste avant la sortie de l'éruption et est éphémère.
L'éruption se présente sous forme de taches rouges assez intenses, plus ou moins arrondies, à peine surélevées, avec des intervalles de peau saine (contrairement à la scarlatine). Elle débute à la face et derrière les oreilles, puis gagne le reste du corps de haut en bas en 24 heures. Elle pâlit progressivement et disparaît en 3 à 5 jours.
Les complications, qui ne se voient pas sous traitement homéopathique, peuvent être : otite, laryngite, bronchite, bronchopneumonie, exceptionnellement encéphalite.
La maladie confère une immunité définitive.
La première sortie de l'enfant aura lieu 10 jours après la survenue de l'éruption, si le temps le permet.
Le nourrisson est protégé jusqu'à 6 mois par les anticorps qu'il a reçus de sa mère (si elle a eu la rougeole).

Traitement homéopathique

Si l'on est sûr du diagnostic, on peut donner :

BELLADONNA 9 CH,
MORBILLINUM 9 CH,
3 granules de chaque trois fois par jour, pendant 5 jours.

Localement

Dans les yeux, mettre 1 goutte de collyre à l'**EUPHRASIA**, trois fois par jour pendant 2 ou 3 jours.

La vaccination contre la rougeole

Vu la bénignité de la maladie lorsqu'elle est soignée par l'homéopathie, la vaccination n'est pas nécessaire. Certaines crèches la rendent obligatoire. C'est regrettable : il faut réserver les **vaccinations** (VOIR CE MOT) aux enfants fragiles.

ROUGIT FACILEMENT

VOIR **COMPORTEMENT.**

RUBÉOLE

DES TACHES ROSÉES ET DES GANGLIONS

La rubéole est une maladie éruptive d'origine virale. L'incubation dure 2 semaines environ. Apparaît ensuite une éruption rosée assez discrète avec intervalles de peau saine, sans passage par la phase de catarrhe oculo-nasal avec toux que l'on voit dans la rougeole. Cette éruption débute à la face puis s'étend à tout le corps en descendant. Des petits ganglions sans gravité se manifestent, d'abord à la partie postérieure du cou (comme de minuscules grains de plomb), puis ils se généralisent. La fièvre est modérée ou même absente. En 3 jours, traité ou non, l'enfant guérit. L'immunité est définitive. Le nourrisson est protégé par les anticorps de sa mère (si elle a eu la rubéole) pendant les six premiers mois de sa vie.

Traitement homéopathique

Si l'on est sûr du diagnostic (sinon consulter), donner à l'enfant :

PULSATILLA 9 CH,
3 granules trois fois par jour, pendant 5 jours.

PATHOLOGIE DU FŒTUS

Le seul problème, désormais bien connu, que pose la rubéole est celui des risques de malformations (cérébrales, oculaires, cardiaques, auditives, hépatiques, osseuses) du fœtus lorsque la mère contracte la rubéole pendant les trois premiers mois de sa grossesse. En France, seulement 10 % des femmes en âge d'avoir des enfants ne possèdent pas les anticorps protecteurs.
D'où les règles suivantes :

- Les filles non pubères qui n'ont pas eu la rubéole doivent être mises en contact avec les enfants atteints (la contagiosité est de 7 jours avant et 7 jours après la sortie de l'éruption).
- Le médecin demande le dosage des anticorps chez toute femme qui n'est pas sûre d'avoir eu la rubéole et qui désire avoir un enfant (ou est enceinte de moins de 3 mois) : si le dosage est négatif, il en demande un second quelque temps plus tard afin de savoir s'il y a une montée des anticorps et d'agir en conséquence, c'est-à-dire traiter par les gammaglobulines.
- Le problème le plus délicat est celui de la vaccination systématique des filles d'âge scolaire : vacciner, c'est risquer les complications inhérentes aux **vaccins** (VOIR CE MOT) ; ne pas vacciner, c'est prendre pour l'avenir le risque de complications en début de grossesse. Ce problème est à discuter avec les parents en fonction de chaque cas.

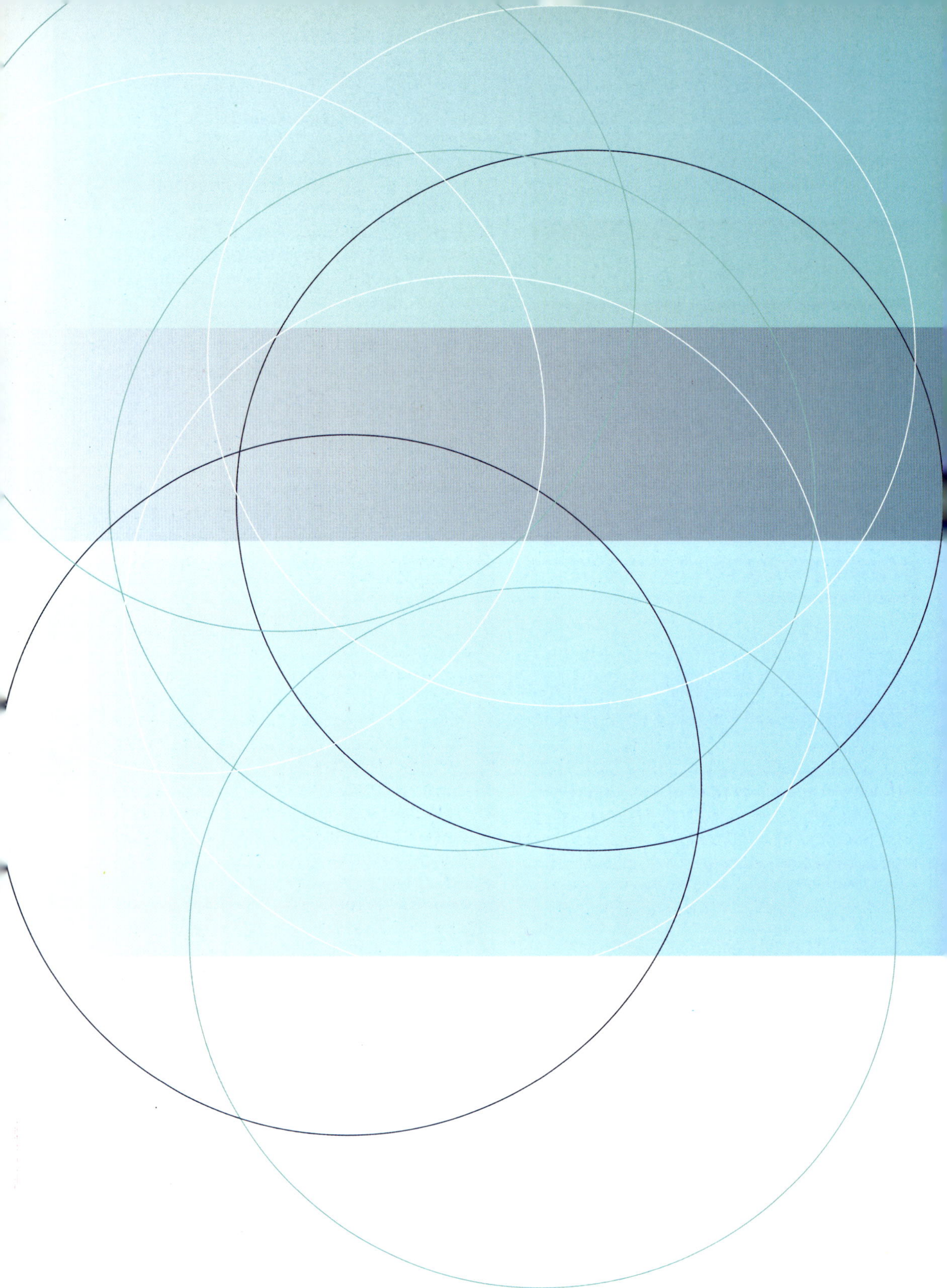

S

SAIGNEMENT

VOIR **HÉMORRAGIES.**

SALIVE

IL BAVE

Il est normal qu'un nourrisson bave tant qu'il n'a pas de dents. Si sa salive est vraiment très abondante, lui donner :

MERCURIUS SOLUBILIS 9 CH,
3 granules le soir au coucher, pendant quelques semaines.

SALMONELLOSES

ASSEZ FRÉQUENTES CHEZ L'ENFANT

Les salmonelloses sont des maladies dues à différentes sortes de microbes salmonelles, responsables de diarrhée. Elles sont assez fréquentes chez le nourrisson et l'enfant.

Certaines, assez bénignes, sont en recrudescence actuellement à cause des aliments congelés, décongelés puis recongelés (ce qui ne doit jamais se faire).

D'autres sont plus sérieuses, comme la **typhoïde** et la **paratyphoïde** (VOIR CES MOTS).

De toute manière, le traitement est du ressort du médecin. L'homéopathie peut être envisagée dans certains cas.

SANGLOT (SPASME DU)

VOIR **SPASME DU SANGLOT.**

SATURNISME

VOIR **EMPOISONNEMENT.**

SCARLATINE

BEAUCOUP MOINS GRAVE ET BIEN PLUS RARE QU'AUTREFOIS

La scarlatine est due à un microbe, le streptocoque bêta-hémolytique (du groupe A), et à sa toxine. Cette maladie est exceptionnelle actuellement (lorsqu'elle se voit, c'est surtout chez le grand enfant) et beaucoup moins grave que dans le passé, d'où des difficultés de diagnostic.

L'incubation dure de 2 à 5 jours. Puis surviennent une forte fièvre, une rougeur de la bouche et de la gorge, avec difficultés pour avaler. Des papilles rouges font saillie sur la langue, une éruption rouge sans intervalles de peau saine (contrairement à la rougeole et à la rubéole), rugueuse au toucher, apparaît d'abord sur le ventre, le cou, aux plis de flexion, puis s'étend au reste du corps (sauf à la paume des mains et à la plante des pieds). Plus tard, se produit une desquamation en lambeaux plus ou moins grands (discrète de nos jours).

Non ou mal traitée, la scarlatine donne lieu à des complications : otite, mastoïdite, néphrite, rhumatisme articulaire aigu. C'est dire que les antibiotiques, la pénicilline avant tout, sont obligatoires au moindre doute. Avant la découverte de la pénicilline, les homéopathes obtenaient des succès. Aujourd'hui, ils hésitent à prescrire leurs médicaments lorsqu'ils ne sont pas sûrs d'avoir vraiment celui qui convient à chaque cas particulier.

L'immunité est quasi définitive. Exceptionnellement, on peut assister à une seconde scarlatine par variante dans la nature du streptocoque responsable. La scarlatine ne se voit pas avant l'âge de 2 ans.

Prévention

En cas de scarlatine dans l'entourage, donner aux enfants qui ont été en contact avec le malade :

STREPTOCOCCINUM 9 CH,
3 granules trois fois par jour, pendant 15 jours.

SCHEUERMANN (MALADIE DE)

VOIR COLONNE VERTÉBRALE.

SCHIZOPHRÉNIE

VOIR PSYCHOSE.

SCOLAIRES (PROBLÈMES)

VOIR ÉCOLE.

SCOLIOSE, ATTITUDE SCOLIOTIQUE

VOIR COLONNE VERTÉBRALE.

SÉBORRHÉE

VOIR CHEVELU (CUIR), CROÛTES DE LAIT.

SECOUÉ (BÉBÉ)

Les cris ou les pleurs d'un bébé déclenchent parfois chez un parent ou un soignant en situation de stress une forme de violence qui peut, pendant un certain temps, passer inaperçue : le syndrome du bébé secoué. Il s'agit généralement d'un bébé de moins de 1 an. De l'absence d'effets apparents à la lésion cérébrale définitive entraînant une invalidité (cécité, épilepsie, paralysie), tout peut se voir.

Si on a connaissance d'un tel cas, tout en alertant les autorités compétentes, on peut donner à l'enfant :

ARNICA MONTANA 9 CH,
3 granules trois fois par jour, 10 jours par mois, pendant 6 mois, même après la cessation du traumatisme.

VOIR AUSSI MALTRAITANCE.

CHEZ LA FILLE À LA PUBERTÉ

Souvent un sein commence à pousser avant l'autre. Cette asymétrie se corrige d'elle-même. Ne pas s'inquiéter.

SEINS

Gonflement des seins du nouveau-né

VOIR NOUVEAU-NÉ (PATHOLOGIE DU).

Des seins chez le garçon

Avant la puberté, consulter.
Chez l'adolescent, un sein (ou même les deux) peut gonfler et être légèrement douloureux. Ne rien faire : cela régressera lentement mais sûrement.

Le développement précoce des seins chez la fille

Si les seins commencent à pousser avant l'âge normal de la puberté (avant 10 ans en tout cas), le médecin demandera des dosages hormonaux, qui seront le plus souvent normaux. L'abstention thérapeutique est alors la règle.

SEPTICÉMIE

DES MICROBES DANS LE SANG

Un enfant avec une fièvre très élevée (plus de 40 °C) sous forme de pics successifs accompagnés de frissons peut avoir une septicémie (libre circulation de microbes dans le sang). Les principales portes d'entrée sont : une otite, une appendicite, un furoncle ou toute autre infection négligée de la peau, rarement une infection du cœur. Le médecin demandera une hémoculture (recherche de microbes dans le sang). Il palpera la rate pour voir si elle est augmentée de volume.
Le traitement le plus efficace est à base d'antibiotiques adaptés au microbe particulier trouvé à l'hémoculture. En cas de forme rebelle aux antibiotiques, on peut toujours tenter un traitement homéopathique.

Demander l'avis d'un médecin homéopathe. S'il n'y en a pas à proximité, donner :

ARSENICUM ALBUM 9 CH,
3 granules trois fois par jour.

SERPENTS

VOIR MORSURES ET PIQÛRES D'ANIMAUX.

SÉVICES

VOIR MALTRAITANCE.

SEVRAGE

VOIR ALIMENTATION.

SEXUELS (PROBLÈMES)

L'éducation sexuelle

Il ne faut pas laisser l'éducation sexuelle de l'enfant se faire au hasard. Ce n'est pas parce que le sexe envahit actuellement la vie quotidienne (on pourrait presque dire qu'il la conditionne) qu'il faut croire que le jeune est bien renseigné. Il a besoin de l'aide de ses parents, de leurs explications, à condition qu'ils aient eux-mêmes une attitude positive vis-à-vis de la sexualité.

Il n'y a pas d'âge moyen pour commencer son éducation. C'est affaire de cas particulier, avec un principe directeur très simple : si un enfant pose une question – quelle qu'elle soit – c'est qu'il est capable d'entendre la réponse (pas forcément de tout comprendre, cependant la réponse doit être franche et directe). Il faut, surtout, lui parler d'amour. Car, si tôt ou tard il est renseigné sur le sexe, qui mieux que ses parents pourra lui en donner la dimension affective ? Cette éducation doit se faire tout au long des années que l'enfant passe au foyer, par bribes, sans heurt, au hasard de ses réflexions. Il faut se sentir à l'aise pour bien en parler.

En dehors des problèmes d'éducation sexuelle, les parents peuvent être confrontés à quelques situations qu'ils auront à considérer avec calme.

Érections spontanées du petit garçon

Cela peut se produire lors du déshabillage et ne mérite pas d'attention.

Si l'érection est très fréquente, donner :

LACHESIS MUTUS 9 CH,
3 granules le soir au coucher,
pendant quelques jours.

L'enfant aime se promener nu dans la maison

Rien de dramatique à cela, c'est surtout l'attitude parentale qui risque de fixer les choses. Ne rien faire dans la mesure où il n'y a pas de problème avec les frères et sœurs. Le faire se rhabiller gentiment si des étrangers à la famille sont présents.

Dans les cas marqués ou répétés, donner :

HYOSCYAMUS NIGER 9 CH,
3 granules le soir au coucher,
par petites périodes.

La masturbation

Souvent le jeune enfant manipule ses organes génitaux. Il n'y met pas plus de curiosité que lorsqu'il explore son nez ou ses oreilles. Ne pas se montrer choqué est essentiel. La masturbation chez le garçon ou la fille plus grands est également normale. Il faut même la déculpabiliser si on a le sentiment qu'elle s'accompagne

LA VIE SEXUELLE DE L'ENFANT

Dès sa naissance, l'enfant a une vie sexuelle et émotive : à ses parents de savoir comment il l'exprime.

La prise de nourriture, l'élimination des matières fécales sont ses premières sources de plaisir. Vers 4 ans, ses organes génitaux deviennent pour lui un pôle d'attraction. Les amours infantiles sont fréquentes, naturelles. Les parents, lorsqu'ils sont au courant, laissent à l'enfant la possibilité de s'exprimer et montrent qu'ils savent partager son émotion.

LES JEUX SEXUELS ENTRE ENFANTS

Vers 5 ou 6 ans, ces jeux sont tout à fait normaux. Ils ne sont sexuels que parce qu'on le dit : l'enfant essaie de comprendre les subtilités de l'anatomie, il ne faut pas en faire cas.

d'inquiétude. Il n'y a que si elle est incessante qu'elle doit faire l'objet d'un traitement :

STAPHYSAGRIA 9 CH,
3 granules le soir au coucher, par petites périodes.

Éjaculations nocturnes

Appelé autrefois pollutions nocturnes, ce phénomène est tout à fait normal et la connotation péjorative doit être oubliée.

Si les éjaculations nocturnes sont très fréquentes, donner :

PICRICUM ACIDUM 9 CH,
3 granules le soir au coucher, par petites périodes.

VOIR AUSSI **MALTRAITANCE, PUBERTÉ (CONTRACEPTION).**

SIDA

L'infection à VIH, ou syndrome d'immunodéficience acquise ou sida, se voit chez des enfants nés de mère séropositive. Chaque année en France, 1 000 à 2 000 femmes infectées par le VIH débutent une grossesse, et 75 % d'entre elles décident de garder l'enfant. Le nombre d'enfants infectés est de l'ordre de 10 000 en Europe, 20 000 aux États-Unis, mais plus de 500 000 en Afrique subsaharienne.

Donner à l'enfant, en plus des soins médicaux classiques :

MERCURIUS SOLUBILIS 9 CH,
SEPIA OFFICINALIS 9 CH,
3 granules de chaque trois fois par jour, aussi longtemps que nécessaire.

SINUSITE

ELLE RISQUE DE PASSER INAPERÇUE

Les cavités osseuses de la face peuvent être infectées aussi bien chez l'adulte que chez l'enfant. Chez celui-ci, la sinusite peut passer inaperçue jusqu'à ce qu'un médecin ordonne des radiographies et arrive à expliquer ainsi des maux de tête fréquents, une toux persistante, un écoulement nasal.
Chez le petit enfant, seuls les sinus maxillaires (derrière les joues) et ethmoïdaux (derrière la racine du nez) sont atteints. Les sinus frontaux ne le sont qu'après 10 ans.

La crise aiguë

Après une rhinopharyngite ou un gros rhume (selon l'âge), le nez se bouche ou se met à couler jaune par accès, il y a des croûtes dans le nez, de la fièvre. L'enfant se plaint de douleurs qui augmentent quand on appuie sur ses sinus. Il s'agit d'une maladie infectieuse ou parfois allergique.

Donner 3 granules trois fois par jour d'un ou de plusieurs des médicaments suivants, selon les symptômes.

- **Sinusite avec nez bouché, sans écoulement**
  BELLADONNA 9 CH.
- **Avec douleurs aggravées au toucher**
  HEPAR SULFURIS CALCAREUM 9 CH.
- **Avec douleurs aggravées au moindre courant d'air**
  HEPAR SULFURIS CALCAREUM 9 CH.
- **Avec écoulement vert ou croûtes dans le nez**
  KALIUM BICHROMICUM 9 CH.
- **Avec écoulement jaune**
  MERCURIUS SOLUBILIS 9 CH.
- **Avec mauvaise haleine**
  MERCURIUS SOLUBILIS 9 CH.
- **Avec pus mélangé de sang**
  PHOSPHORUS 9 CH.

En cas de sinusite chronique ou de sinusites à répétition

Donner :
SILICEA 9 CH,
KALIUM BICHROMICUM 9 CH,
3 granules trois fois par jour,
20 jours par mois, pendant 3 mois.

Consulter en cas de persistance, d'autant plus qu'une surveillance radiologique est souvent nécessaire.

SIXIÈME MALADIE

VOIR **ROSÉOLE INFANTILE.**

SMEGMA

VOIR **VERGE.**

SOIF

En cas de soif inhabituelle, il faut penser à : une montée de fièvre (quelle qu'en soit l'origine), une perte liquidienne (vomissements, diarrhée), un coup de chaleur, un diabète.
Bien sûr, chez le grand enfant, il faut d'abord se demander s'il ne vient pas de s'agiter énormément, de jouer avec fougue, de courir. Dans ces cas, la soif est normale.

SOLEIL

L'exposition pendant l'enfance et l'adolescence favorise l'apparition, à l'âge adulte, de cancers de la peau (mélanome et autres types). Il faut savoir également que les rayons ultraviolets du soleil affaiblissent le système immunitaire. Toute exposition excessive est donc vivement déconseillée.

Le coup de soleil
Le coup de soleil est une véritable brûlure du premier degré, parfois même du deuxième degré, comme lorsqu'il y a des cloques.

Donner, selon l'aspect, 3 granules trois fois par jour de l'un des médicaments suivants, jusqu'à amélioration.

- **Si la peau est rouge, sèche, douloureuse**
  BELLADONNA 9 CH.
- **Si elle présente une ou plusieurs cloques**
  CANTHARIS 9 CH.

Localement

Appliquer une crème hydratante.

L'insolation
Le grand enfant est en état de malaise parce qu'il est resté trop longtemps au soleil sans chapeau.

Lui donner immédiatement :
GLONOÏNUM 9 CH,
OPIUM 9 CH,
3 granules de chaque, de 5 minutes en 5 minutes, ou de quart d'heure en quart d'heure (selon la gravité) jusqu'à amélioration.

LE SOLEIL EST BON POUR SA CROISSANCE

À dose modérée, le soleil peut être bienfaisant. Sa chaleur et sa lumière sont indispensables à tout être vivant.
L'enfant, plus que tout autre, a besoin des rayons ultraviolets du soleil pour avoir une croissance harmonieuse. Ainsi peut-il fabriquer de la vitamine D naturelle et éviter le **rachitisme** (VOIR CE MOT).

Le soleil est également indiqué pour les cas de **psoriasis** (VOIR CE MOT). Une exposition raisonnable et progressive (2 minutes le premier jour, puis 2 minutes de plus chaque jour) est bénéfique. En revanche, une exposition intempestive peut être dangereuse : risque de coup de soleil, de coup de **chaleur** (VOIR CE MOT), d'insolation.

Allergie au soleil

En cas d'urticaire ou d'eczéma au soleil avec démangeaison, donner :

APIS MELLIFICA 9 CH,
3 granules trois fois par jour, jusqu'à cessation.

Prévention

La prévention consiste, il va de soi, à éviter l'exposition aux effets potentiellement nocifs du soleil. La durée d'exposition doit être brève, en particulier pendant les heures du jour où le rayonnement est le plus intense, c'est-à-dire entre 10 heures et 16 heures. Il faut rechercher l'ombre, faire porter un vêtement protecteur léger, un chapeau, des lunettes protectrices de qualité et utiliser un écran solaire, au moins sur les parties qui ne peuvent être protégées.

VOIR AUSSI **ALLERGIE, ECZÉMA.**

SOMMEIL

AU-DELÀ DE 2 MOIS, ON PEUT PARLER D'INSOMNIE

La durée totale du sommeil est de 16 heures par jour à 1 mois, 12 heures à 3 ans, 8 heures à 14 ans, avec tous les intermédiaires et toutes les variations individuelles possibles.

Les causes de l'insomnie sont variables :
- problème diététique, à régler avec le pédiatre, qui recommandera éventuellement un épaississement du repas du soir ;
- la pièce est trop chauffée, pas assez humidifiée ;
- début de maladie infectieuse ou douloureuse (nez bouché, poussée dentaire, vers sont souvent les responsables) ;
- mise en « nourrice » (l'assistante maternelle) ou à la crèche ;
- mise à l'école trop précoce (à 2 ans au lieu de 3) ;
- un trouble affectif, de l'anxiété, une tendance à l'opposition ;
- habitude trop longtemps prolongée de dormir dans la chambre des parents ;
- chez le grand enfant, excitation due à la télévision ; certaines émissions stimulent trop l'imagination ;
- problèmes scolaires.

Il s'agit pour chaque cas d'être à la fois ferme et compréhensif, de préparer l'enfant à une vie progressivement autonome, avec uniquement les heurts qu'il est capable de supporter.
On se livrera avec plaisir au rituel du coucher : caresses, baisers, une histoire. Ne pas supprimer l'objet ou le jouet qu'il tient à garder avec lui, comme s'il avait besoin de quelque chose (ou de quelqu'un ?) pour veiller sur son sommeil.
L'homéopathie, mieux que les médicaments chimiques, est un bon adjuvant en cas de troubles du sommeil. Médecine douce et sans accoutumance, elle peut aider à franchir un cap sans perturber les phases naturelles du sommeil.

Les difficultés à s'endormir

Donner, dans les périodes troublées, 3 granules au coucher de l'un des médicaments qui suivent.

- **S'il dit non, refuse d'aller se coucher**
  STAPHYSAGRIA 9 CH.
- **S'il tombe de sommeil mais n'arrive pas à s'endormir**
  BELLADONNA 9 CH.
- **S'il marmonne dans un demi-sommeil**
  BELLADONNA 9 CH.
- **S'il a peur du noir**
  STRAMONIUM 9 CH.
- **S'il voit des choses terrifiantes, loups, monstres, etc.**
  CALCAREA CARBONICA 9 CH.
- **S'il a peur des voleurs, et regarde chaque soir sous son lit**
  NATRUM MURIATICUM 9 CH.
- **S'il a du mal à s'endormir à cause de son nez bouché**
  SAMBUCUS NIGRA 9 CH.

- À cause de la chaleur
PULSATILLA 9 CH.
- À cause de la fatigue physique
ARNICA MONTANA 9 CH.
- À cause de la fatigue intellectuelle
KALIUM PHOSPHORICUM 9 CH.
- À cause d'une excitation cérébrale par abondance d'idées
COFFEA CRUDA 9 CH.

Symptômes pendant le sommeil

Donner 3 granules au coucher pendant les périodes troublées ; éventuellement 3 granules en pleine nuit s'il se réveille (le grand enfant préparera lui-même 3 granules dans le creux du bouchon de plastique et les prendra si nécessaire).

- Il transpire en dormant
CALCAREA CARBONICA 9 CH.
- Il bave en dormant
MERCURIUS SOLUBILIS 9 CH.
- Il se réveille angoissé
ARSENICUM ALBUM 9 CH.
- Il a des terreurs nocturnes (il se met à hurler tout en dormant, donnant l'impression d'avoir devant les yeux des visions effrayantes, mais se calme si on allume la lumière, s'il sent une présence)
STRAMONIUM 9 CH.
- Il a souvent des cauchemars
STRAMONIUM 9 CH.
- Il parle en dormant
BELLADONNA 9 CH.
- Il grince des dents en dormant
BELLADONNA 9 CH.
- Il rit en dormant
LYCOPODIUM CLAVATUM 9 CH.
- Il pleure en dormant
CHAMOMILLA VULGARIS 9 CH.
- Il tousse en dormant, sans se réveiller
CHAMOMILLA VULGARIS 9 CH.
- Il dort les yeux à demi ouverts
LYCOPODIUM CLAVATUM 9 CH.
- Il sursaute en dormant
HYOSCYAMUS NIGER 9 CH.
- Il se berce en dormant (il s'agit d'un problème de carence affective que le traitement homéopathique ne règlera pas, mais qui aura, au moins, le mérite de faciliter le dialogue et de dédramatiser)
PULSATILLA 9 CH.

VOIR AUSSI **COMPORTEMENT, ÉNURÉSIE, RONFLEMENT, SOMNAMBULISME, TÉLÉVISION.**

SOMNAMBULISME

Le somnambulisme est une manifestation relativement fréquente puisque 15 % des enfants de 1 à 15 ans font au moins un accès dans leur vie. Cependant, les cas de somnambulisme avérés, dans lesquels il se produit plusieurs épisodes par mois, ne concernent, selon les diverses statistiques, que de 1 % à 6 % des enfants.

Dans sa forme typique, l'accès survient pendant la première partie de la nuit et

UN NOURRISSON QUI PLEURE LA NUIT N'EST PAS INSOMNIAQUE

C'est très souvent un enfant qui a faim (car un nourrisson a très peu de réserves). Les premiers temps, il est nécessaire de le nourrir la nuit s'il le réclame. On essaie de le décaler chaque nuit d'un petit quart d'heure jusqu'à ce que ses premiers cris se produisent le matin. C'est en général vers 3 mois que le bébé dort 6 à 8 heures d'affilée.

PAS DE SOUVENIR DE LA CRISE

Il faut dédramatiser le problème du somnambulisme. Il impressionne l'entourage mais ne correspond pas à un trouble grave.
Il peut avoir lieu une ou deux fois dans la vie d'un enfant et ne pas se reproduire. Il peut être plus fréquent, mais cela n'a aucune valeur péjorative. On peut très bien en parler devant l'enfant.
La grande caractéristique qui permet de reconnaître le somnambulisme est le fait que le lendemain l'enfant ne se souvient pas des gestes qu'il a accomplis durant la nuit. Il faut savoir également qu'il n'est pas dangereux de le réveiller pour le reconduire dans son lit.

dure environ 10 minutes. L'enfant se lève, ses yeux sont grands ouverts, son regard est vide. Son visage est inexpressif et il ne paraît pas avoir peur. Il marche lentement. Il peut réaliser des actes relativement élaborés, comme éviter des meubles ou descendre des escaliers, mais il est maladroit. Il peut accomplir des actes dangereux. En revanche, il se laisse facilement reconduire dans son lit si l'on ne tente pas de le réveiller.

- **Si le trouble se reproduit souvent**

Donner :

KALIUM BROMATUM 9 CH,
STRAMONIUM 9 CH,
3 granules de chaque trois fois par jour, 20 jours par mois, pendant 3 mois.

SOMNOLENCE PENDANT LA TÉTÉE

VOIR ALIMENTATION.

SOUFFLE CARDIAQUE

VOIR CŒUR.

SPASME DU SANGLOT

« SANS VIE » PENDANT QUELQUES SECONDES

Après une contrariété, une réprimande, une peur, un refus, ou encore à l'occasion d'une douleur (il vient de se cogner, de tomber), l'enfant entre 6 mois et 5 ans se met en colère, crie, pleure. Soudain, sa respiration se bloque, ses yeux se révulsent. Il ouvre la bouche, devient bleu et mou. Il perd connaissance (par manque d'oxygène), avec parfois quelques mouvements convulsifs. Le tout dure moins de 1 minute. Ensuite son souffle revient, il reprend conscience et une couleur normale. Selon les cas, il se remet à jouer ou dort un moment. Le rythme des crises est variable d'un enfant à l'autre.

Si nécessaire, lui donner :

IGNATIA AMARA 9 CH,
3 granules trois fois par jour, 20 jours par mois, pendant quelques mois.

En aucun cas, un enfant ne doit boire du café. Cela est particulièrement vrai pour les enfants atteints du spasme du sanglot. Même le traditionnel « canard » (morceau de sucre trempé dans le café) est interdit.

SPASMOPHILIE

Excitabilité neuromusculaire

La spasmophilie, ou tétanie (rien à voir avec le tétanos), est due à un trouble de l'utilisation du calcium par les cellules, ce qui provoque une excitabilité neuromusculaire anormale. Elle peut être concomitante du **rachitisme** (VOIR CE MOT). Elle peut se voir aussi bien chez le nourrisson que chez le grand enfant (mais elle est surtout fréquente chez l'adulte).

Fourmillement des extrémités

Les principaux symptômes sont : sensation de fourmillement des extrémités, oppression respiratoire, contractures musculaires (avec, en particulier, difficulté pour remuer les doigts), spasmes. Le médecin demandera des examens complémentaires : électromyogramme (enre-

UNE SYNCOPE TRÈS BANALE

Le spasme du sanglot, puisque c'est ainsi qu'on le nomme, bien que très impressionnant, n'est pas grave. Ce n'est ni de l'épilepsie, ni une crise cardiaque, juste une syncope très banale. Évidemment, la première fois, on est très frappé, inquiet. On se croit en plein drame alors qu'il s'agit seulement d'un enfant nerveux, cherchant à échapper à une situation affective qu'il ne supporte pas. Il faut garder son calme pendant et après la crise. Si l'enfant voit son parent inquiet à son réveil, il va sentir qu'il possède une arme contre lui. Il saura bientôt déclencher son spasme à volonté. Il suffit de ne pas entrer dans son jeu pour prévenir la plupart des crises.

gistrement de l'électricité des muscles), dosage du calcium et du magnésium sanguins. Dans la plupart des cas, les résultats seront normaux : il peut y avoir un déficit de l'utilisation du calcium ou du magnésium, même s'ils ne manquent pas.

Traitement homéopathique

Il est généralement suffisant. En cas de crise, donner :

COCCULUS INDICUS 9 CH,
3 granules de 5 minutes en 5 minutes ou de quart d'heure en quart d'heure, selon l'intensité, jusqu'à amélioration.

En cas de crises à répétition, il faut consulter un médecin homéopathe. Il donnera un traitement de fond (**NATRUM MURIATICUM, SEPIA** sont les médicaments qui reviennent le plus souvent). Il ajoutera du calcium ou du magnésium si ceux-ci sont en déficit.

SPORT

UN RÔLE ÉDUCATIF

Le sport apprend à l'enfant à se contrôler, à avoir le goût de l'effort, à mériter le succès. Les exemples médiatisés ne manquent pas de nos jours, et l'enfant aime se conformer au comportement de ses héros sportifs.

Préparation au sport

Donner 3 granules trois fois par jour d'un des médicaments suivants, en commençant quelques jours avant la compétition.

- **Pour préparer l'effort**
  ARNICA MONTANA 9 CH.
- **Pour empêcher le trac**
  GELSEMIUM SEMPERVIRENS 9 CH.

En cas de complication

Donner 3 granules trois fois par jour, jusqu'à amélioration.

- **Crampes musculaires**
  NUX VOMICA 9 CH.
- **Claquage musculaire, fatigue intense, courbature, médicament également valable pour l'épicondylite**
  RHUS TOXICODENDRON 9 CH.

Chez un enfant malade

La piscine sera interdite à l'enfant allergique (mais pas la mer). Pour l'enfant cardiaque, VOIR Cœur.

Pour les autres maladies : demander au médecin, qui répondra au cas par cas.

VOIR AUSSI BLESSURES.

STÉNOSE DU PYLORE

DES VOMISSEMENTS EN JET

Il s'agit d'une urgence chirurgicale, qui survient entre la 2e et la 4e semaine de la vie. Le bébé, le plus souvent un garçon, se met à vomir de façon violente, en jet, tout de suite après la tétée. Il maigrit rapidement (tout en gardant son appétit) si on ne le soigne pas à temps.

Cela est dû à une hypertrophie du muscle du pylore, muscle circulaire qui ferme l'extrémité inférieure de l'estomac, au niveau de son abouchement à l'intestin. Lorsque les contractions de l'estomac n'arrivent plus à aider le lait à franchir l'orifice, le mouvement est inversé et de puissants vomissements surviennent. Le médecin regarde la région de l'estomac à jour frisant et constate une ondulation caractéristique. À la palpation, il perçoit une grosseur : l'olive pylorique. La radiographie confirme le diagnostic. L'opération (qui consiste en une simple incision du muscle responsable) est spectaculairement efficace, et cet épisode ne laissera qu'un mauvais souvenir et une cicatrice.

Pendant le transport jusqu'au service de chirurgie, glisser dans la bouche du nourrisson :

PHOSPHORUS 9 CH,
3 granules (éventuellement réduits en poudre).

VOIR AUSSI REFLUX GASTRO-ŒSOPHAGIEN.

STILL (MALADIE DE)

VOIR RHUMATISMES (ARTHRITE CHRONIQUE JUVÉNILE).

STOMATITE

VOIR BOUCHE.

STRABISME

NORMAL JUSQU'À 4 MOIS

Un enfant peut loucher jusqu'à l'âge de 4 mois sans qu'on puisse affirmer que cela sera définitif. Il s'agit d'un déficit musculaire, qui l'empêche de coordonner ses mouvements oculaires. Le risque est la perte du fonctionnement d'un des deux yeux (l'enfant n'en utilise qu'un pour ne pas voir double), et des troubles psychologiques. Si le strabisme persiste au-delà de 6 mois, il y a lieu de consulter.

Le spécialiste pourra proposer divers traitements : lunettes, occlusion passagère de l'œil qui fonctionne le mieux pour obliger l'autre à travailler, gymnastique oculaire chez le grand enfant, éventuellement chirurgie.

Un traitement homéopathique peut être entrepris pour fortifier les muscles. Consulter. **GELSEMIUM SEMPERVIRENS, NATRUM MURIATICUM** sont les médicaments les plus utilisés.

VOIR AUSSI VUE.

SUCE SON POUCE

VOIR COMPORTEMENT (POUCE).

SUDAMINA

DE GROS BOUTONS DE CHALEUR

Il s'agit de vésicules (comme de gros **boutons de chaleur**, **VOIR CE MOT**) entourées d'une aréole rouge, survenant à la suite d'une transpiration abondante chez le nourrisson. Elles siègent principalement au niveau du cou, des épaules, du thorax. C'est une éruption sans gravité.

Donner à l'enfant :

RHUS TOXICODENDRON 9 CH,
3 granules trois fois par jour, jusqu'à disparition.

SUEURS

VOIR TRANSPIRATION.

SUPPURATION

VOIR ABCÈS, ANTHRAX.

SURDITÉ

Seule la surdité passagère due à une infection de l'oreille moyenne (la cavité qui est derrière le tympan) est du domaine de l'homéopathie (**VOIR Otite**).
Les autres causes (congénitales ou acquises) sont en rapport avec des lésions organiques et ne peuvent bénéficier d'un traitement homéopathique qu'à titre de complément.

SURDOUÉ

VOIR ÉCOLE.

SYNCOPE

GRAVE OU PAS ?

Simple malaise (lipothymie) ou syncope vraie ? La vue d'un enfant qui pâlit, demandant à s'allonger ou tombant brutalement les yeux révulsés, est toujours inquiétante. Bien sûr, il y a des causes bénignes et passagères : **spasme du sanglot** (VOIR CE MOT), émotivité, excès de chaleur ambiante, mais comment savoir ? Appeler le médecin traitant.

En attendant, glisser dans la bouche de l'enfant, quel que soit son âge :

ACONITUM NAPELLUS 9 CH,
3 granules.

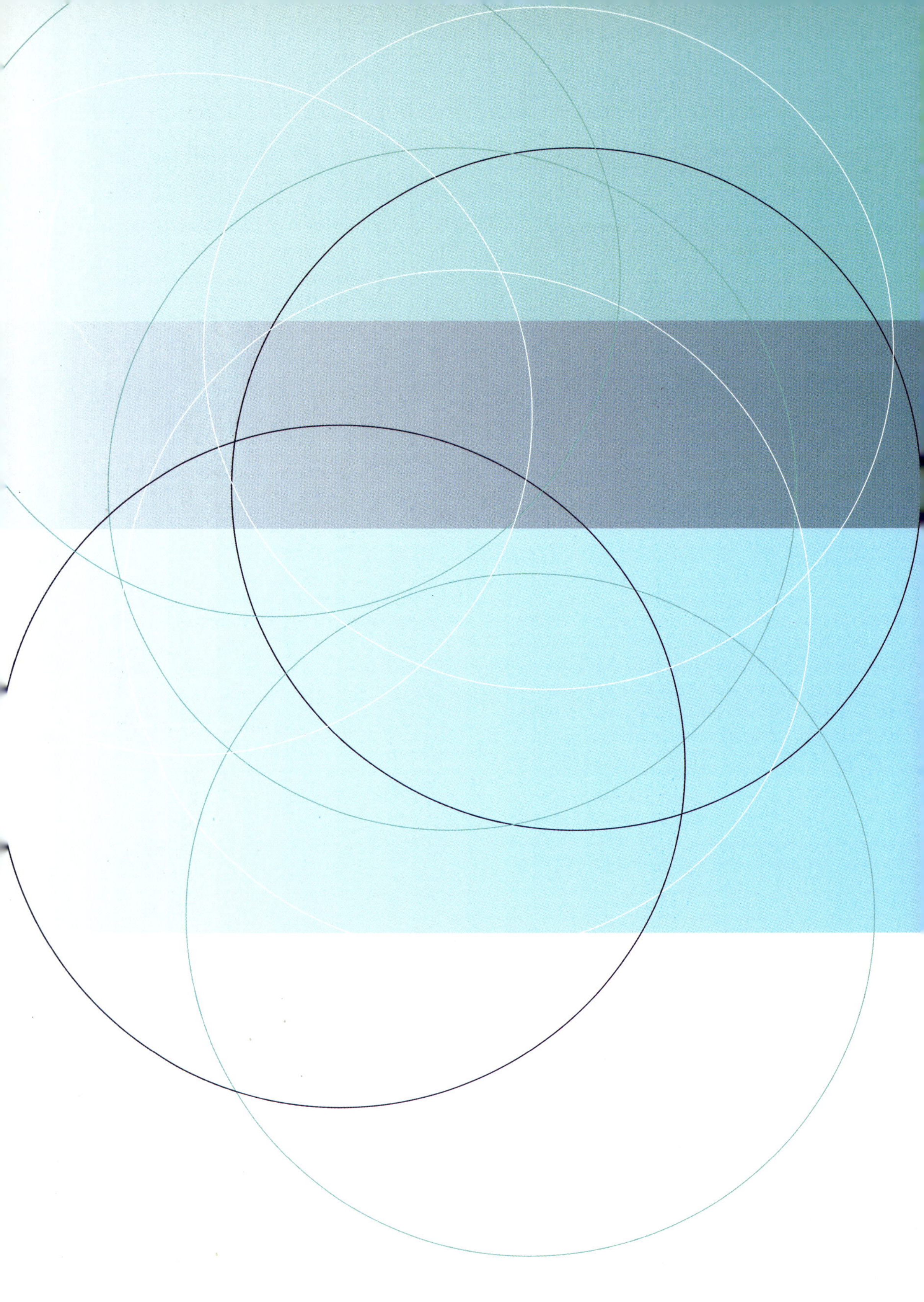

T

TABAGISME

Le tabagisme passif

Les enfants, mêmes petits, peuvent être victimes du tabagisme passif dans la mesure où ils vivent dans une atmosphère polluée par le tabac de façon plus ou moins permanente. Ils inhalent ainsi diverses substances toxiques, en particulier nicotine, goudron, monoxyde de carbone, gaz irritants.
Certains en sont même victimes avant leur naissance. L'usage du tabac pendant la grossesse est une cause possible de décollement du placenta, avortement spontané, accouchement prématuré, bébé mort-né et de mort subite du nourrisson. Il est responsable d'environ 18 % des cas d'hypotrophie (petit poids) du nourrisson (inférieur à 2,5 kg).

Le tabagisme actif des adolescents

Le tabagisme s'acquiert de plus en plus tôt, le plus souvent entre 13 et 18 ans. Les adolescents commencent à fumer principalement parce que leurs amis fument et qu'ils sont influencés par le groupe. Ils essaient aussi par curiosité, parce que c'est « cool », et aussi parce leur père ou leur mère fume. Ils méconnaissent (ou font semblant de méconnaître) le caractère à la fois addictif et dangereux du tabac. Ils croient pouvoir s'arrêter facilement.

Pour les aider à se débarrasser de l'habitude tabagique, et s'ils sont consentants, leur faire prendre :

CALADIUM SEGUINUM 9 CH,
3 granules matin et soir,

et

ISOTHÉRAPIQUE 9 CH,
3 granules à chaque envie de fumer.

L'isothérapique est une dilution homéopathique préparée avec un échantillon de la marque de cigarettes habituelle.

VOIR AUSSI ATOPIE, BRONCHIOLITE, DROGUE, MORT SUBITE DU NOURRISSON.

TACHES

Taches de rousseur

Ne pas confondre les taches de rousseur, ou éphélides, ces petites taches rondes, brun clair, du visage et des mains, que le soleil de l'été accentue, avec les grains de beauté (**VOIR** Nævus). Il n'y a pas de traitement.

Tache mongoloïde

Il s'agit d'une tache bleuâtre qu'on peut voir au bas (parfois à la partie supérieure) de la colonne vertébrale du nouveau-né.

Elle est fréquente en Extrême-Orient et en Afrique. Elle n'a aucune signification pathologique et disparaît avec les années.

Taches de vin

VOIR ANGIOME.

TAILLE

VOIR RETARD (CROISSANCE).

TEIGNE

VOIR CHEVEUX.

TEMPÉRAMENT

VOIR COMPORTEMENT.

TÉNIA

VOIR PARASITES (VERS).

TENSION ARTÉRIELLE

VOIR HYPERTENSION ARTÉRIELLE.

Télévision

La télévision est indirectement responsable de certains troubles chez l'enfant. Les stations trop longues devant le petit écran perturbent le rythme du sommeil, diminuent l'attention scolaire et favorisent l'obésité par la voie de la sédentarité et du grignotage. L'influence des images violentes sur le psychisme des enfants n'est pas démontrée. En revanche, les émissions de qualité et destinées à leur tranche d'âge peuvent les aider à enrichir leur imaginaire, à faire des projets d'avenir ou à découvrir des passe-temps intéressants, voire une future profession. De toute façon, il faut garder un certain contrôle et ne pas installer de poste de télévision dans leur chambre.

VOIR COMPORTEMENT, OBÉSITÉ, SOMMEIL.

TERREURS NOCTURNES

VOIR SOMMEIL.

TEST D'ALLERGIE

VOIR ALLERGIE.

TESTICULES

Coup sur les testicules

Si un petit garçon, au cours d'un jeu, reçoit un coup sur les parties génitales, lui donner :

ARNICA MONTANA 9 CH,
3 granules trois fois par jour, pendant 8 jours.

Cela évitera la réaction d'enflure et les séquelles, de quelque sorte que ce soit. Consulter seulement si le coup a été très violent.

Testicules non descendus, ou ectopie ou cryptorchidie

Tous ces mots sont équivalents. Les testicules sont dans le ventre et non dans les bourses (celles-ci sont vides). Il ne faut pas confondre avec des testicules mobiles, qui remontent contre l'aine au moment où on les cherche. L'examen est relativement difficile et demande beaucoup de patience : ne rien conclure avant l'avis du médecin.

Essayer éventuellement :

AURUM METALLICUM 9 CH,
3 granules trois fois par jour,
20 jours par mois, pendant 3 mois.

Cela ne réussira que si l'orifice entre le ventre et les bourses est assez grand pour laisser passer le ou les testicules non descendus. En cas d'échec, il faut opérer (VOIR **Intervention chirurgicale**). Le plus tôt sera le mieux, afin d'éviter une stérilité. En général, on le fait avant 6 ans (c'est-à-dire avant le début de l'école primaire, ce qui évite les questions des petits camarades).

Hydrocèle

Il s'agit d'un épanchement de liquide dans la poche qui entoure les testicules. Cela n'a rien à voir avec une hernie.

On peut voir une hydrocèle à la naissance, ou plus tard. De toute manière, cela est sans danger et guérit spontanément en quelques semaines.

Pour hâter la résorption, donner :

RHODODENDRON CHRYSANTHUM 9 CH,
3 granules trois fois par jour, jusqu'à disparition.

L'opération sera exceptionnellement nécessaire.

Orchite

Il s'agit de l'inflammation des testicules par un microbe ou un virus (celui des oreillons, par exemple). Il vaut mieux consulter un médecin homéopathe. Si cela est impossible, donner :

PULSATILLA 9 CH,
3 granules trois fois par jour, jusqu'à guérison.

Torsion aiguë du testicule

La torsion du testicule est une urgence chirurgicale (sinon le testicule est perdu en 2 heures). En soi, elle n'est pas grave mais s'avère très douloureuse. Les principaux symptômes en sont : douleur vive et soudaine au niveau d'un testicule, augmentation de volume avec tuméfaction de la bourse du côté atteint, vomissements, éventuellement un peu de fièvre.

Pendant le transport en milieu chirurgical, glisser dans la bouche de l'enfant :

ARNICA MONTANA 9 CH,
3 granules.

TÉTANIE

VOIR **SPASMOPHILIE.**

TÉTANOS

TOUTE PLAIE EST SUSPECTE

Les plaies apparemment anodines peuvent autant être à l'origine d'un tétanos que les plus graves. Les plus dangereuses sont les plaies profondes souillées de terre.

Tout le monde doit être vacciné, les enfants comme les adultes. La **vaccination** (VOIR CE MOT) a moins d'inconvénient que la maladie (mortelle deux fois sur trois).

Toute plaie sera soigneusement nettoyée. Si par hasard l'enfant a échappé à la vaccination, le médecin lui fera un sérum antitétanique (d'efficacité immédiate).

Le microbe en cause (le bacille de Nicolaïer) se multiplie dans la plaie et envoie à distance une toxine néfaste pour le système nerveux. Les principaux symptômes sont, après une incubation de 5 à 15 jours : contracture de la mâchoire devenue impossible à ouvrir (une autre cause de ce trouble est le phlegmon de la gorge), qui se généralise ensuite à tous les muscles, avec aggravation à la moindre excitation (bruit, lumière).

Le sujet reste conscient et est très angoissé. L'hospitalisation en milieu spécialisé est urgente. On peut augmenter les chances de guérison en ajoutant un traitement homéopathique.

Mettre dans un grand verre 10 granules de chacun des médicaments suivants :

CICUTA VIROSA 9 CH,
HYPERICUM PERFORATUM 9 CH,
LEDUM PALUSTRE 9 CH.
Agiter énergiquement et donner 1 cuillerée à café toutes les heures, en commençant le plus tôt possible ; espacer selon l'amélioration.

TÊTE (MAL DE)

La céphalée

Le mal de tête, ou céphalée, est souvent banal chez l'enfant. Se méfier cependant d'un mal de tête qui ne réagit pas rapidement au traitement ou qui revient souvent.

Les causes sont trop nombreuses pour être détaillées. Globalement, on peut penser :

- en cas de mal de tête inhabituel, à un simple rhume, à une sinusite aiguë, à une grippe ; et plus exceptionnellement, c'est heureux, à une méningite ;
- en cas de mal de tête chronique ou à répétition, à faire vérifier la vue, les dents, les sinus ; penser à la **migraine** (VOIR CE MOT) ;
- une cause assez fréquente est l'anxiété de l'enfant, diagnostic d'élimination, c'est-à-dire que l'on peut faire quand aucune autre cause n'a été retenue.

Traitement homéopathique

S'il n'y a manifestement pas d'urgence (sinon consulter), donner à l'enfant 3 granules toutes les demi-heures du médicament sélectionné (éventuellement en alterner deux ou trois), jusqu'à amélioration.

Selon la cause

- Après avoir pris chaud
  ANTIMONIUM CRUDUM 9 CH.
- Après un bain froid
  ANTIMONIUM CRUDUM 9 CH.
- Après un coup de froid
  BELLADONNA 9 CH.
- Après une coupe de cheveux
  BELLADONNA 9 CH.
- Par constipation
  BRYONIA ALBA 9 CH.
- Après un travail intellectuel intense et continu
  CALCAREA PHOSPHORICA 9 CH.
- Par temps froid et humide
  DULCAMARA 9 CH.
- Après un coup de soleil
  GLONOÏNUM 9 CH.
- À cause d'une odeur forte
  IGNATIA AMARA 9 CH.
- Après une contrariété
  NATRUM MURIATICUM 9 CH.
- Après un traumatisme crânien
  NATRUM SULFURICUM 9 CH.
- Quand l'enfant a trop mangé
  NUX VOMICA 9 CH.
- Après avoir été mouillé
  RHUS TOXICODENDRON 9 CH.
- Par fatigue musculaire
  RHUS TOXICODENDRON 9 CH.

Selon les modalités (amélioration)

- Par un enveloppement froid
  ALOE SOCOTRINA 9 CH.
- En serrant la tête dans un bandeau
  ARGENTUM NITRICUM 9 CH.
- Par un saignement de nez
  MELILOTUS ALBA 9 CH.
- En marchant
  PULSATILLA 9 CH.
- Par un enveloppement chaud
  SILICEA 9 CH.

Selon les modalités (aggravation)

- Par un bruit ou la lumière
  BELLADONNA 9 CH.
- En toussant
  BRYONIA ALBA 9 CH.
- Par le moindre mouvement, par exemple le simple fait de bouger les yeux
  BRYONIA ALBA 9 CH.
- À la montagne
  COCA 9 CH.
- En voiture
  COCCULUS INDICUS 9 CH.
- Avant l'orage
  PHOSPHORUS 9 CH.
- Après les repas
  PULSATILLA 9 CH.
- Par les courants d'air
  SILICEA 9 CH.

Selon la sensation (si l'enfant est assez grand pour la décrire)

- Sensation d'éclatement du crâne
  ACTEA RACEMOSA 9 CH.
- Battements dans la tête
  BELLADONNA 9 CH.
- Sensation de clou dans la tête
  COFFEA CRUDA 9 CH.
- Avec paupières lourdes
  GELSEMIUM SEMPERVIRENS 9 CH.

- Avec une sensation de battements dans le cou
GLONOÏNUM 9 CH.
- Sensation de mille petits marteaux tapant sur le cerveau
NATRUM MURIATICUM 9 CH.
- Sensation d'yeux tirés en arrière
PARIS QUADRIFOLIA 9 CH.

Selon la localisation

- Au sommet du crâne
ACTEA RACEMOSA 9 CH.
- À une tempe
BELLADONNA 9 CH.
- Dans toute la moitié droite de la tête
BELLADONNA 9 CH.
- À l'arrière du crâne
GELSEMIUM SEMPERVIRENS 9 CH.
- Dans les deux moitiés du crâne en alternance
LAC CANINUM 9 CH.
- Au-dessus de l'œil droit
SANGUINARIA CANADENSIS 9 CH.
- Au-dessus de l'œil gauche
SPIGELIA ANTHELMIA 9 CH.
- Dans toute la moitié gauche de la tête
SPIGELIA ANTHELMIA 9 CH.

Selon les symptômes concomitants

- Mal de tête avec soif
BRYONIA ALBA 9 CH.
- Avec besoin d'uriner
GELSEMIUM SEMPERVIRENS 9 CH.
- Avec troubles oculaires à type de voile devant les yeux
IRIS VERSICOLOR 9 CH.
- Avec vomissements brûlants
IRIS VERSICOLOR 9 CH.
- Avec visage congestionné et saignement de nez
MELILOTUS ALBA 9 CH.
- Avec larmoiement
PULSATILLA 9 CH.
- Avec frissons ou frilosité
SILICEA 9 CH.
- Avec battements de cœur
SPIGELIA ANTHELMIA 9 CH.
- Avec diarrhée profuse
VERATRUM ALBUM 9 CH.
- Avec sueurs froides
VERATRUM ALBUM 9 CH.

Les médicaments ci-dessus agiront d'autant mieux qu'ils auront été donnés dès le début du mal de tête.

TÉTÉE

VOIR **ALIMENTATION.**

THERMALISME

VOIR **CURES THERMALES.**

THYROÏDE

Les hormones thyroïdiennes
La glande thyroïde sécrète des hormones qui ont pour rôle d'assurer la croissance, le développement des ongles, des cheveux et des dents, l'ossification, le maintien de la température corporelle, du rythme cardiaque, et même d'aider à la maturation intellectuelle.

Le faciès lunaire
Si l'organisme manque d'hormone thyroïdienne, on parle de myxœdème, ou hypothyroïdie. Cette affection peut se voir dès les premiers jours de la vie (1 cas sur 4 000 naissances). En cas d'hypothyroïdie congénitale, le nourrisson est apathique ; il ne crie pas, ne s'intéresse à rien. Sa température est au-dessous de la normale. Son visage est trop rond, bouffi, pâle, lunaire. Il a la bouche ouverte, une grosse

langue. Ses muscles sont mous. Il est constipé, n'a pas faim, alors que son poids est normal.
Il faut consulter dès que l'on remarque cet état pour éviter un retard osseux important, qui pourrait aboutir au nanisme et au retard intellectuel, avec goitre. Le traitement classique par réintroduction des hormones manquantes est de règle. L'homéopathie ne sera qu'un traitement complémentaire.

Le regard tragique
Si les hormones sont en excès, il s'agit de la maladie de Basedow, ou hyperthyroïdie, qui se voit surtout chez la fille au-delà de 10 ans. Comme chez l'adulte, les symptômes sont : amaigrissement, tremblement, fatigue, sudation, yeux saillants donnant un regard tragique, pouls rapide. L'enfant est particulièrement nerveux, irritable, coléreux.
Une forme fruste peut se soigner exclusivement par l'homéopathie. Une forme marquée sera avant tout du domaine des médicaments chimiques, les antithyroïdiens de synthèse, avec l'homéopathie comme complément.

TICS

Les tics apparaissent souvent vers l'âge de 6 ou 7 ans. Ils se produisent le plus souvent au niveau du visage sous forme de clignements des yeux, mâchonnement, mordillement des lèvres, léchage des lèvres, mouvements du cou (hochements de tête, rotation...) ou des épaules (haussements). Ils sont aggravés par le stress et disparaissent pendant le sommeil.

Traitement homéopathique

Choisi selon la personnalité, le terrain de l'enfant, le traitement homéopatique le débarrassera mieux de ses tics que la médecine chimique.

Si on ne peut consulter, donner :
AGARICUS MUSCARIUS 9 CH,
NATRUM MURIATICUM 9 CH,
3 granules trois fois par jour, jusqu'à cessation.

On peut recommencer le traitement en cas de rechute.

INUTILE DE LE GRONDER

Maladie plus fréquente chez le garçon entre 5 et 10 ans, les tics sont des mouvements saccadés et brusques que l'enfant reproduit plus ou moins consciemment, et qui concernent le plus souvent la face, le cou, les épaules.
Inutile de le gronder : il se rend compte de son état et, pourtant, il ne peut s'empêcher de continuer. Les remarques de l'entourage ne font qu'aggraver son anxiété, d'où un risque de redoublement des tics. Ceux-ci cessent pendant le sommeil, ce qui les distingue des mouvements de la danse de Saint-Guy, ou **chorée** (VOIR CE MOT).
Les plus fréquents sont : les mouvements latéraux de la tête, le clignement des yeux ou l'écarquillement des paupières, les bruits de bouche et de gorge, les ronflements, les grimaces, les mouvements d'épaule.
Le tic peut changer selon les périodes.
On remarque une aggravation lors de la rentrée des classes, en cas de mauvaises notes, de leçons mal sues, de perturbation de l'équilibre familial.

Ne pas soigner les « faux tiqueurs »
Lorsqu'un enfant a des tics, certains de ses camarades ont tendance à l'imiter. Cela n'a aucune valeur pathologique. Ne pas traiter, cela passera tout seul.

TIMIDE

VOIR **COMPORTEMENT.**

T.O.C.

VOIR **NÉVROSE.**

TOILETTE

VOIR **HYGIÈNE DU NOURRISSON.**

TORTICOLIS

Torticolis après un faux mouvement

ARNICA MONTANA 9 CH,
3 granules toutes les heures, jusqu'à amélioration.

Torticolis d'origine virale

Il existe une maladie virale bénigne (évoluant par petites épidémies) au cours de laquelle il y a des douleurs du cou et de la fièvre.

Dans ce cas, donner :

RHUS TOXICODENDRON 9 CH,
3 granules trois fois par jour, pendant 5 jours.

Si l'affection est très douloureuse, ajouter de l'aspirine à raison de 50 mg par kilo de poids et par jour (répartis en quatre prises).

Torticolis spasmodique

En cas de spasme du cou qui tire périodiquement la tête de l'enfant sur le côté, donner :

CUPRUM METALLICUM 9 CH,
NATRUM MURIATICUM 9 CH,
3 granules de chaque trois fois par jour.

Montrer l'enfant à un médecin si cela persiste.

Torticolis congénital

Lors de la naissance ou un peu plus tard, on constate parfois que la tête du bébé est penchée sur le côté. On ne peut la remettre droite, même avec des gestes patients et délicats. Un des muscles du cou (le sterno-cléïdo-mastoïdien) est dur comme une corde et raccourci. Il faudra opérer vers l'âge de 2 ans.

En attendant, donner :

ARNICA MONTANA 12 CH,
1 dose par semaine, 2 mois sur 3, jusqu'à l'intervention.

TOUCHE-À-TOUT

VOIR **COMPORTEMENT (HYPERACTIF).**

TOUX

UN BON SYMPTÔME

La toux correspond à un réflexe qui se déclenche lors de la présence d'un corps étranger dans la gorge ou les bronches. Dans certaines maladies infectieuses, les muqueuses de l'arbre respiratoire sécrètent un mucus qui a pour rôle de stopper la progression des microbes ou des virus. Ce mucus constitue un corps étranger que l'organisme élimine par la toux. La toux est donc utile.

Le sirop « contre la toux » est une erreur

Le sirop classique, habituellement prescrit pour calmer la toux, est efficace dans la mesure où il stoppe le réflexe gênant, mais alors le mucus reste dans les bronches et les encombre, ce qui est illogique.
Au contraire, le médicament homéopathique, soigneusement sélectionné d'après les symptômes particuliers, est actif et sans inconvénient : il commence par renforcer la toux, ce qui sert à débarrasser les bronches du mucus infecté ; lorsqu'elles sont nettoyées, le réflexe de toux s'arrête de lui-même.

Les causes de la toux

On ne peut se contenter du diagnostic de toux. Il faut en rechercher la cause (VOIR **Asthme, Bronchite, Bronchopneumopathies, Coqueluche, Laryngite**).
Au besoin consulter.

Traitement homéopathique

Donner 3 granules trois fois par jour du ou des médicaments sélectionnés (et cela quel que soit l'âge), pendant 1 ou 2 jours.
Si l'enfant ne guérit pas rapidement, consulter le médecin pour en savoir plus.

Selon la cause déclenchante

- Toux après un coup de froid par temps sec
  ACONITUM NAPELLUS 9 CH.
- Toux en avalant
  BROMUM 9 CH.
- Toux en dormant, qui ne réveille pas l'enfant
  CHAMOMILLA VULGARIS 9 CH.
- Toux due aux vers
  CINA 9 CH.

- Toux déclenchée par le temps humide
  DULCAMARA 9 CH.
- Toux après une contrariété
  IGNATIA AMARA 9 CH.
- Toux allergique
  IPECA 9 CH.
- Toux déclenchée lorsque l'on touche son larynx
  LACHESIS MUTUS 9 CH.
- Toux à l'effort
  PULSATILLA 9 CH.
- Toux au moindre courant d'air frais
  RUMEX CRISPUS 9 CH.
- Toux lorsque l'enfant parle ou rit
  STANNUM METALLICUM 9 CH.
- Toux après qu'il s'est baigné
  RHUS TOXICODENDRON 9 CH.

Selon les modalités (aggravation)

- Par le mouvement
  BRYONIA ALBA 9 CH.
- Lorsque l'enfant entre dans une pièce chaude
  BRYONIA ALBA 9 CH.
- Lorsqu'il boit
  DROSERA ROTUNDIFOLIA 9 CH.
- Lorsqu'il s'allonge
  DROSERA ROTUNDIFOLIA 9 CH.
- Lorsqu'il entre dans une pièce froide
  RUMEX CRISPUS 9 CH.

Selon les modalités (amélioration)

- Par l'émission d'un renvoi ou d'un gaz
  SANGUINARIA CANADENSIS 9 CH.
- En mangeant, en buvant
  SPONGIA TOSTA 9 CH.

Selon les sensations

- Toux sèche
  BRYONIA ALBA 9 CH.
- Sensation que la toux vient de l'estomac (chez le grand enfant capable de s'exprimer correctement)
  BRYONIA ALBA 9 CH.
- Sensation de poitrine pleine de mucus, mais rien ne sort (chez le grand enfant capable de cracher)
  CAUSTICUM 9 CH.
- Toux grasse avec expectoration difficile ou impossible
  COCCUS CACTI 9 CH.
- Toux incessante comme une mitraillade
  CORALLIUM RUBRUM 9 CH.
- Toux incessante, chaque paroxysme suit le précédent
  DROSERA ROTUNDIFOLIA 9 CH.
- Sensation d'irritation, de chatouillement de la trachée
  IPECA 9 CH.
- Toux grasse avec expectoration de longs filaments
  KALIUM BICHROMICUM 9 CH.
- Toux avec sensation d'une miette de pain dans le larynx
  LACHESIS MUTUS 9 CH.
- Toux grasse avec langue enflée qui garde l'empreinte des dents
  MERCURIUS SOLUBILIS 9 CH.
- Toux grasse le jour, sèche la nuit
  PULSATILLA 9 CH.
- Toux rauque, comme un chien qui aboie
  SPONGIA TOSTA 9 CH.

Selon les symptômes concomitants

- Toux avec laryngite, voix rauque
  DROSERA ROTUNDIFOLIA 9 CH.
- Toux avec saignement de nez
  DROSERA ROTUNDIFOLIA 9 CH.

- Toux avec nausées
  IPECA 9 CH.
- Toux avec suffocation
  SAMBUCUS NIGRA 9 CH.
- Toux avec larynx douloureux
  SPONGIA TOSTA 9 CH.

TOXICOMANIE

VOIR **DROGUE.**

TOXICOSE

VOIR **DÉSHYDRATATION AIGUË DU NOURRISSON.**

TOXOPLASMOSE

UNE MALADIE DISCRÈTE

Le toxoplasme, *Toxoplasma gondii*, est un parasite microscopique. Il est l'hôte d'animaux divers, principalement du chat, dont les déjections transmettent la maladie. On peut aussi contracter celle-ci après consommation de viande mal cuite.
Chez l'homme, la toxoplasmose passe souvent inaperçue. Il y a parfois des ganglions, quelques douleurs, un peu de fièvre et des nausées, rien en somme qui permette de faire le diagnostic. On ne peut en être certain que par le dosage des anticorps spécifiques (70 % à 80 % des adultes les ont). De toute manière, il s'agit d'une maladie bénigne.

La toxoplasmose pendant la grossesse
C'est seulement chez la femme enceinte que la toxoplasmose pose un problème, non pour la mère mais pour l'enfant. Si la femme est contaminée pendant le premier trimestre de la grossesse, il peut se produire un avortement spontané (cette solution prévue par la nature est sans doute préférable) mais aussi des malformations de l'enfant à naître : cataracte, lésion rétinienne, **hydrocéphalie** (VOIR CE MOT), microcéphalie (tête trop petite), convulsions, jaunisse. Si la toxoplasmose survient en fin de grossesse, l'enfant est normal mais atteint de la maladie.

Le problème principal est donc la survenue de fièvre et de ganglions chez une femme enceinte. Il ne faut pas considérer cet épisode comme une simple grippe. On doit penser à la toxoplasmose et consulter.

Devant la montée des anticorps, le médecin pourra proposer, selon les cas :
- un avortement thérapeutique si l'affection se situe dans les premiers mois de la grossesse ;
- un traitement antibiotique spécifique, à base de spiramycine, dans la seconde partie de la grossesse.

Sur le plan homéopathique, la mère prendra, quelle que soit la solution retenue :
SILICEA 12 CH,
1 dose par semaine, pendant 3 mois.

Chez l'enfant contaminé, le traitement sera également spiramycine (antibiotique) et **SILICEA** (même posologie que ci-dessus).

Prévention

Éloigner le chat en début de grossesse si la femme enceinte n'a pas suffisamment d'anticorps. Elle ne devra jamais consommer de viande crue ou mal cuite.

TRAC

Avant un examen ou une épreuve sportive
Donner à l'enfant, selon les symptômes, 3 granules trois fois par jour de l'un des médicaments suivants, en commençant quelques jours avant les épreuves et en continuant pendant toute leur durée.

- **Si l'enfant tremble et est excité ; s'il a envie d'avoir fini avant même d'avoir commencé**
  ARGENTUM NITRICUM 9 CH.
- **Si l'enfant tremble et est, au contraire, apathique, comme sidéré**
  GELSEMIUM SEMPERVIRENS 9 CH.
- **S'il manque de confiance en lui mais semble « regonflé » lorsqu'on l'encourage**
  SILICEA 9 CH.

- S'il a l'impression de ne rien savoir
  PHOSPHORICUM ACIDUM 9 CH.

VOIR **COMPORTEMENT, NERVOSITÉ.**

TRACHÉITE

L'inflammation spécifique de la trachée est d'un diagnostic difficile. Consulter.

VOIR **TOUX.**

TRANSPIRATION

RISQUE DE DÉSHYDRATATION CHEZ LE NOURRISSON

La transpiration est un moyen de lutter contre la chaleur. Un nourrisson trop couvert, laissé dans une pièce surchauffée ou dans une voiture au soleil, transpire beaucoup : il y a alors risque de **déshydratation** (VOIR CE MOT).

Traitement homéopathique

Lui donner 3 granules trois fois par jour de l'un des médicaments sélectionnés, jusqu'à disparition de la transpiration en excès.

Selon la cause

- Transpiration en s'endormant
  CALCAREA CARBONICA 9 CH.
- À cause d'une obésité
  CALCAREA CARBONICA 9 CH.
- Au moindre exercice
  CHINA RUBRA 9 CH.
- Lors de la convalescence d'une maladie aiguë
  CHINA RUBRA 9 CH.
- Au cours d'un accès de fièvre
  MERCURIUS SOLUBILIS 9 CH.
- Après le repas
  NATRUM MURIATICUM 9 CH.
- Après une frayeur
  OPIUM 9 CH.
- Sans cause précise
  PILOCARPUS 9 CH.
- Au réveil
  SAMBUCUS NIGRA 9 CH.
- Transpiration due à l'émotivité
  SEPIA OFFICINALIS 9 CH.

Selon les modalités

- Aggravation la nuit
  MERCURIUS SOLUBILIS 9 CH.
- Aggravation dans une pièce surchauffée
  PULSATILLA 9 CH.

Selon les symptômes concomitants

- Sueurs chaudes
  CHAMOMILLA VULGARIS 9 CH.
- Sueurs qui fatiguent
  CHINA RUBRA 9 CH.
- Sueurs de mauvaise odeur pendant un accès de fièvre
  MERCURIUS SOLUBILIS 9 CH.
- Mauvaise odeur sous les bras
  SEPIA OFFICINALIS 9 CH.
- Pieds malodorants
  SILICEA 9 CH.
- Mauvaise odeur corporelle
  THUYA OCCIDENTALIS 9 CH.

VOIR AUSSI **DÉSHYDRATATION AIGUË DU NOURRISSON.**

ANTITRANSPIRANT

Pas d'antitranspirant chez le grand enfant

Un enfant transpire lorsque son organisme a besoin d'éliminer. Ne jamais empêcher ce processus naturel en utilisant des antitranspirants pour les pieds ou un déodorant. Agir uniquement par la voie homéopathique : le symptôme disparaît quand il n'est plus nécessaire.

TRANSPORTS (MAL DES)

L'enfant est particulièrement sensible au mal des transports (automobile, avion, bateau, etc.). Quels que soient les symptômes (nausées, vomissements, vertiges, sensation de vide ou de faiblesse, grognements), lui donner 3 granules une demi-heure avant le départ, à répéter pendant toute la durée du voyage chaque fois qu'il recommence à se plaindre.

- Aggravation en mangeant, en bougeant les yeux, à la vue du mouvement, au grand air
  COCCULUS INDICUS 9 CH.
- Amélioration en mangeant
  PETROLEUM 9 CH.
- Malaise accompagné de sueurs froides
  PETROLEUM 9 CH.
- Amélioration au grand air (il va mieux quand on baisse les vitres de la voiture), quand on défait ses vêtements, ou lorsqu'il ferme les yeux
  TABACUM 9 CH.

VOIR AUSSI **VOYAGE.**

TRAUMATISMES

UN CHOC VIOLENT

En cas de traumatisme bénin sans blessure de la peau, ou en cas de traumatisme grave (crânien ou autre), en association au traitement dispensé dans un service spécialisé, on peut donner :

ARNICA MONTANA 9 CH,
HYPERICUM PERFORATUM 9 CH,
3 granules de chaque trois fois par jour, jusqu'à amélioration.

Surveillance après un traumatisme crânien

L'enfant est rentré chez lui après un traumatisme crânien traité dans un service spécialisé.

Lui donner :

NATRUM SULFURICUM 12 CH,
1 dose par semaine, pendant 3 mois.

Alerter le médecin en cas de vomissements, maux de tête, somnolence, fatigue anormale, manque d'équilibre à la marche, difficulté d'élocution, troubles visuels ou toute autre manifestation inexplicable.

VOIR AUSSI **BLESSURES, YEUX (TRAUMATISME).**

TRISOMIE 21

On désigne couramment cette maladie par son nom scientifique, trisomie 21, qui souligne l'anomalie caractéristique des chromosomes reconnue comme à l'origine de ces troubles. Les termes « mongolisme », « mongolien » ne sont plus employés, car ils étaient devenus synonymes de rejet social.
Les chromosomes sont des éléments de la cellule, apparaissant sous forme de petits bâtonnets au moment où celle-ci se divise. Ils sont porteurs des facteurs héréditaires et des caractères spécifiques de chaque individu. Ils constituent en quelque sorte la programmation génétique et président au développement harmonieux de l'organisme.
De temps à autre (1 cas sur 700), l'œuf fécondé possède trois chromosomes 21 au lieu de deux habituellement. Cela est confirmé par le *caryotype*, ou analyse microscopique du noyau de la cellule. Les femmes âgées courent plus de risque que les autres de donner naissance à un enfant trisomique.

L'enfant trisomique

Son aspect est très caractéristique. Le visage est rond, avec des yeux bridés (c'est-à-dire que les paupières sont rapprochées par un pli de peau au coin interne de l'œil, d'où l'ancien nom de la maladie) ; la langue est volumineuse. Le cou est épais, court, avec une nuque plate. Au niveau des mains se reconnaît l'anomalie qui permet un diagnostic précoce : il n'y a qu'un seul pli dans la paume au lieu du « M »

habituel (il existe des sujets non trisomiques porteurs de cette anomalie). La taille est petite, les muscles sont mous. Le cœur est parfois le siège d'une malformation minime qui, le plus souvent, guérit spontanément.
Sur le plan du psychisme, le nourrisson est en **retard** (VOIR CE MOT) dans ses acquisitions. L'évolution du retard psychique dépendra de l'attitude de la famille. Si l'on s'occupe beaucoup de l'enfant, son déficit sera moins marqué. Adulte, il pourra même avoir un métier.

Attention aux infections
Le trisomique est particulièrement sensible aux infections des voies aériennes : rhinopharyngite, tendance à la bronchite.

L'aide de l'homéopathie

Aucun traitement ne peut intervenir sur l'anomalie génétique.

Cependant :

BARYTA CARBONICA 30 CH,
1 dose par mois, pendant toute l'enfance, aidera le trisomique à se maintenir en bonne santé physique et à être au mieux de ses possibilités psychiques.

VOIR AUSSI **GÉNÉTIQUES (MALADIES).**

LE CONSEIL GÉNÉTIQUE

Chez toute femme enceinte de plus de 38 ans, une ponction du liquide amniotique (le liquide de la poche des eaux) est systématiquement proposée. On étudie les cellules de ce liquide. Si la trisomie 21 est dépistée, les parents peuvent demander (ou non selon leurs convictions) un avortement thérapeutique.
Si on a déjà un enfant trisomique, le généticien pourra dire s'il y a risque (ce qui est rare) d'anomalie chez les enfants à venir.

TROUBLES OBSESSIONNELS COMPULSIFS

VOIR **NÉVROSE.**

TROUSSE HOMÉOPATHIQUE D'URGENCE

VOIR **PHARMACIE HOMÉOPATHIQUE FAMILIALE PAGE 11.**

TUBERCULOSE

La tuberculose, que l'on voit surtout dans les milieux défavorisés, a moins de conséquences fâcheuses qu'autrefois, elle est aussi plus rare et accessible au traitement. De plus, elle est moins grave chez l'enfant que chez l'adulte. Elle se soigne à l'aide d'antibiotiques spécialisés.

On peut ajouter pendant toute la durée du traitement :

TUBERCULINUM 9 CH,
1 dose par semaine.
PULSATILLA 9 CH,
3 granules trois fois par jour, sauf le jour de la dose de **TUBERCULINUM.**

Prévention

Elle se fait avec le vaccin antituberculeux BCG®.

VOIR **VACCINATION.**

TYPHOÏDE

PRIORITÉ AUX ANTIBIOTIQUES

Autrefois, les médecins homéopathes guérissaient par leur seul traitement un certain nombre de cas de fièvre typhoïde. De nos jours, les antibiotiques sont actifs contre le bacille d'Eberth, responsable de la maladie. Ils sont capables de le tuer pour l'empêcher d'émettre sa dangereuse toxine. Ils auront donc priorité sur l'homéopathie qui nécessite une soigneuse sélection des symptômes et ne sera efficace que dans les cas particulièrement riches en renseignements exploitables. On n'a pas le droit de n'être efficace qu'à 80 % lorsqu'on peut l'être à 100 % avec les céphalosporines ou le chloramphénicol.

Une gastro-entérite avec torpeur

Après une incubation de 10 à 15 jours pendant lesquels on observe un malaise général, surviennent les symptômes : gastro-entérite, fièvre persistante à 39 °C ou 40 °C, avec parfois pouls plus lent que ne le voudrait la température, abattement, torpeur, manque d'appétit.

On peut voir aussi des hémorragies intestinales, des taches rosées sur le ventre, le thorax, les cuisses. Le médecin constate que la rate est grosse. Il fait rechercher le microbe dans le sang ainsi que les anticorps de la maladie (sérodiagnostic de Widal).

En période d'épidémie, il faut vacciner les personnes saines.

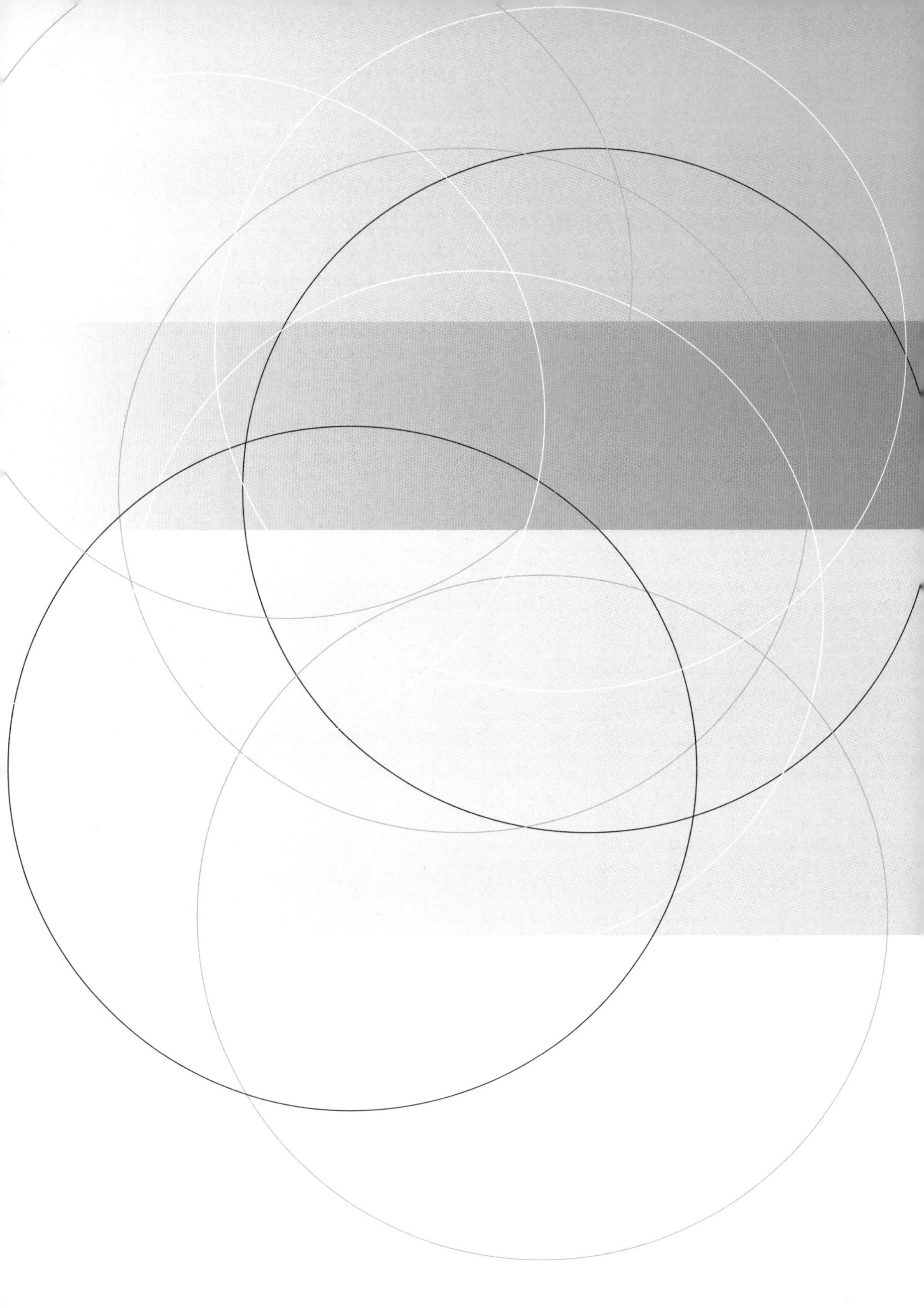

U

ULCÈRE D'ESTOMAC

VOIR ESTOMAC.

URINAIRE (INFECTION)

CYSTITE OU INFECTION URINAIRE ?

L'infection urinaire est l'envahissement microbien de tout ou partie des voies urinaires excrétrices (uretères, vessie, urètre).
Elle est fréquente chez l'enfant, principalement la fille (3 cas sur 4). Elle doit être diagnostiquée à temps afin d'éviter la constitution, après quelques années d'évolution, de lésions irréversibles.

Les principaux symptômes en sont :

- une **cystite**, qui est la localisation particulière de l'infection urinaire à la vessie ; il y a alors brûlures en urinant (ou pleurs chez le nourrisson), douleurs abdominales, besoins très fréquents, incontinence diurne des urines (frappante chez le grand enfant), urines troubles avec éventuellement sang ou pus, albumine ;
- parfois une **pyélonéphrite**, qui correspond à l'infection des uretères et des cavités rénales, à ne pas confondre avec la **néphrite** (**VOIR CE MOT**) ; on est alerté par des douleurs de la région rénale, parfois remplacées par de vagues douleurs abdominales.

L'infection peut être découverte par hasard à l'occasion d'un examen systématique des urines, au cours d'une visite médicale de routine (chez le pédiatre ou en milieu scolaire).

La fièvre inexpliquée

Il existe aussi des cas où l'enfant présente une fièvre sans symptôme particulier qu'on aurait tendance à appeler grippe. Le médecin consulté pense à une infection urinaire et demande les examens nécessaires.

Il n'y a pas que le colibacille

Les examens de laboratoire qui confirment le diagnostic se font à partir de l'urine fraîche, qui doit être recueillie de manière aseptique dans un bocal stérile, après sérieux nettoyage des organes génitaux.

Chez le nourrisson, on se sert d'un collecteur spécial (on évite en général la sonde).
Chez le grand enfant, on remplit le bocal avec le milieu du jet. Apporter l'urine immédiatement au laboratoire pour permettre un bilan précis.

Les recherches pratiquées concernent :
- la présence de globules blancs et rouges en nombre inhabituel ;
- l'identification du microbe responsable : colibacille, mais aussi protéus, pyocyanique, staphylocoque, streptocoque, etc. ; on compte également la quantité de germes (l'infection est certaine à partir d'un million de germes par centimètre cube d'urine).

Les examens sont intéressants en période de crise (pour confirmer le diagnostic et connaître le nom de l'agent responsable) mais aussi en dehors (pour savoir si l'enfant est vraiment guéri).

Le reflux vésico-urétéral

La cause principale d'infection urinaire chez l'enfant est une petite malformation, appelée reflux vésico-urétéral, qui consiste en une anomalie de l'abouchement de l'uretère (d'un côté ou des deux) à la vessie. Dans 80 % des cas, il s'agit d'une fille. Le diagnostic est fait à l'aide de radiographies.

Beaucoup de ces reflux guérissent avant l'âge de 4 ans. Sinon, on doit se résoudre à l'intervention chirurgicale. On a donc intérêt à patienter jusqu'à cet âge avec un traitement homéopathique, beaucoup plus efficace, s'il est normalement suivi, que les antibiotiques au long cours.

La surveillance des urines et les radiographies permettent au médecin de suivre l'évolution.

Les autres causes

Chez la fille, il faut aussi penser à une infection urinaire compliquant une vulvo-vaginite due à la mauvaise manière de se nettoyer ou de s'essuyer après un passage aux toilettes (elle doit s'essuyer d'avant en arrière et non d'arrière en avant).

Autres causes : la **constipation**, les **calculs des voies urinaires** (**VOIR CES MOTS**).

En cas de cystite

S'il s'agit d'une première manifestation, donner :

CANTHARIS 9 CH,
HEPAR SULFURIS CALCAREUM 9 CH,
3 granules de chaque trois fois par jour, jusqu'à guérison.

Consulter en cas de crises à répétition.

URINE AU LIT

VOIR ÉNURÉSIE.

URTICAIRE

COMME DES PIQÛRES D'ORTIE

L'urticaire se reconnaît à ses placards rouges ou roses sur la peau, légèrement surélevés, et qui démangent beaucoup. Cela ressemble à des piqûres d'ortie (d'où son nom).

L'urticaire témoigne d'une **allergie** (**VOIR CE MOT**) due à des causes variables – alimentaire, médicamenteuse, nerveuse –, ou à des agents physiques (soleil, chaleur, froid), des piqûres d'insectes.

En cas de crise, donner :

APIS MELLIFICA 9 CH,
RHUS TOXICODENDRON 9 CH,
3 granules de chaque trois fois par jour, jusqu'à amélioration.

Consulter en cas de rechute.

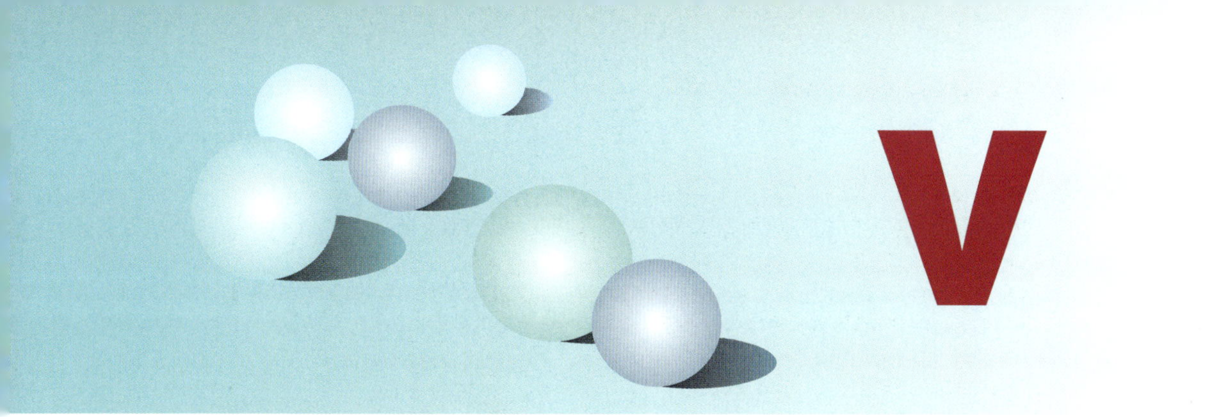

VACCINATION

VACCINER OU NE PAS VACCINER ?

Le médecin homéopathe est tiraillé entre deux constatations opposées :

- les vaccins protègent contre les maladies qui étaient autrefois des fléaux, la poliomyélite, par exemple ;
- les vaccins ont certains inconvénients.

Ne parlons pas des complications majeures comme l'**encéphalite** (VOIR CE MOT), qui est exceptionnelle, mais de la petite pathologie quotidienne (infection des voies aériennes supérieures, notamment) qui risque de s'installer. Alors, vacciner ou ne pas vacciner ?
La réponse est à la fois simple et compliquée. Simple lorsqu'il s'agit de maladies graves ou mortelles ; il n'est pas question d'éviter les vaccinations contre le tétanos ou la poliomyélite. Compliquée pour les vaccinations contre les maladies rares (tuberculose) ou bénignes (rougeole).

En résumé

Vaccins à faire obligatoirement
Tétanos, poliomyélite.

Vaccins facultatifs
Diphtérie (obligatoire en cas d'épidémie), **pneumococcie** (infection causée par le microbe *Streptococcus pneumoniae*, responsable de cas de pneumonie, méningite, etc.) ; la vaccination est souhaitable chez les enfants de moins de 2 ans affaiblis par une autre maladie, **hépatite**, **rage** (obligatoire en cas de morsure suspecte), **tuberculose** (à ne faire que chez l'enfant sans problème au niveau des voies aériennes supérieures, ou en cas de tuberculose dans la famille), **rubéole** (obligatoire chez la jeune fille pubère non immunisée et susceptible d'être enceinte), **typhoïde** (sauf en cas d'épidémie).

Vaccins inutiles
Coqueluche (l'homéopathie est très efficace, même chez le nourrisson), **grippe, rougeole** (sauf chez les petits Africains), **variole** (qui n'est plus obligatoire en France depuis 1979).

Les contre-indications officielles

Il existe des cas où la médecine classique reconnaît le danger de certains vaccins.

Voici la liste des principales contre-indications officielles.

Circonstances ou maladies	Pas de vaccination contre
Carences immunitaires	Tuberculose
Traitement immunodépresseur	Variole
Insuffisance rénale	Diphtérie, Tétanos, Typhoïde
Épilepsie	Coqueluche, Variole
Eczéma	Tuberculose, Variole
Nourrisson de moins de 3 mois	Pas de vaccination (sauf le BCG®, mais il n'est vraiment obligatoire qu'à l'entrée à l'école primaire)

Prévention des complications

Donner à l'enfant :

THUYA OCCIDENTALIS 30 CH,
1 dose le soir de chaque vaccination.

En cas de complications

Si la dose ci-dessus n'a pas été prise, et que les complications surviennent, lui donner 3 granules trois fois par jour de l'un des médicaments suivants, jusqu'à guérison.

Abcès
SILICEA 9 CH.

Amaigrissement
SILICEA 9 CH.

Asthme
ANTIMONIUM TARTARICUM 9 CH.

Convulsions
SILICEA 9 CH.

Diarrhée
THUYA OCCIDENTALIS 9 CH.

État général affaibli

- Après une vaccination récente
  THUYA OCCIDENTALIS 9 CH.
- Après une vaccination ancienne
  SILICEA 9 CH.

LE RÔLE DE LA VACCINATION

Elle a un rôle préventif. Il s'agit, par un moyen aussi peu toxique que possible, d'empêcher la survenue de maladies infectieuses, microbiennes ou virales. On injecte des microbes atténués (coqueluche, tuberculose), des virus atténués (poliomyélite, rougeole, rubéole, variole), des toxines microbiennes atténuées (diphtérie, tétanos).

Fièvre
ACONITUM NAPELLUS 9 CH.

Ganglions
SILICEA 9 CH.

Otites à répétition
SILICEA 9 CH.

Réaction locale de la peau

- Enflure
  APIS MELLIFICA 9 CH.
- Rougeur
  BELLADONNA 9 CH.
- Suppuration aiguë
  MERCURIUS SOLUBILIS 9 CH.
- Présence de croûte
  MEZEREUM 9 CH.
- Suppuration chronique
  SILICEA 9 CH.
- Pustule
  THUYA OCCIDENTALIS 9 CH.

Rhinopharyngites à répétition
SILICEA 9 CH.

VOIR AUSSI ICTÈRE.

VAGINITE

VOIR VULVO-VAGINITE.

VARICELLE

IL FAUT QU'ELLE SORTE

Due au même virus que le zona, la varicelle est une maladie bénigne (sauf chez l'enfant traité par la cortisone). Le nourrisson est protégé par les anticorps de sa mère jusqu'à l'âge de 3 mois si elle-même a eu la varicelle.
Après une incubation de 2 semaines environ, survient une éruption légèrement fébrile, sous forme de petites vésicules qui peuvent se produire sur n'importe quelle partie du corps, par vagues successives. Elles contiennent un liquide clair, devenant trouble au bout de 2 ou 3 jours. Puis des croûtes se forment, qui

ÉLOIGNER LES PERSONNES ÂGÉES

Il faut éviter de laisser les personnes âgées en contact avec un enfant atteint de varicelle car elles peuvent être contaminées et développer alors un zona (très douloureux, mais guérissable par l'homéopathie).

tombent vers le 10e jour sans laisser de cicatrice sauf si l'enfant s'est gratté. Les muqueuses peuvent être atteintes. La contagion dure pendant toute la période éruptive.
Le médecin homéopathe préfère une varicelle importante, avec beaucoup de vésicules. Lorsqu'il n'y en a que deux ou trois, cela signifie que l'état général est déficient, que l'organisme se défend mal.

Traitement homéopathique

Donner à l'enfant :

ANTIMONIUM TARTARICUM 9 CH,
MEZEREUM 9 CH,
RHUS TOXICODENDRON 9 CH,
3 granules de chaque trois fois par jour, pendant 10 jours.

Si la varicelle « sort » mal, s'il y a peu de vésicules, remplacer **MEZEREUM** par :

ZINCUM METALLICUM 9 CH,
même posologie.

Localement

Utiliser du talc au **CALENDULA** pour calmer les démangeaisons.

VÉGÉTARISME

VOIR ALIMENTATION.

VÉGÉTATIONS ADÉNOÏDES

DES AUXILIAIRES EFFICACES

L'arrière-nez et la gorge de l'enfant sont souvent tapissés de petites formations translucides, les végétations adénoïdes, couramment appelées « végétations ». Elles se forment à l'occasion des épisodes infectieux des voies aériennes supérieures et témoignent de la lutte de l'organisme contre les virus et les microbes. Elles constituent des auxiliaires efficaces, qui participent à la fabrication des anticorps. La présence de végétations en quantité modérée est donc normale, voire souhaitable. Il ne faut pas les faire enlever mais soigner les épisodes aigus et faire modifier le terrain par le médecin homéopathe afin d'empêcher toute complication (**VOIR** Rhinopharyngite).
En effet, la crainte habituelle est la possibilité de voir une série d'otites succéder à l'inflammation chronique des végétations, ou encore des sinusites à répétition. Il n'en sera rien avec un traitement homéopathique bien conduit. En revanche, si on enlève les végétations, le problème du terrain n'est pas résolu pour autant, et les microbes attaqueront plus bas dans l'arbre respiratoire.

L'enfant adénoïdien

On reconnaît l'enfant qui a beaucoup de végétations adénoïdes à son faciès arrondi (qui disparaîtra vers l'âge de 10 ans), à sa bouche toujours ouverte, à son ronflement continu plus marqué la nuit.

En attendant la consultation chez le médecin, on peut lui donner :

AGRAPHIS NUTANS 6 DH,
3 granules trois fois par jour.

VOIR AUSSI RHINOPHARYNGITE.

VENTRE (MAL DE)

Il pleure après la tétée

Si le nourrisson pleure après la tétée, il faut d'abord lui faire faire son rot. Si cela persiste, il faut penser qu'il peut avoir mal au ventre parce qu'il digère mal le lait. En général, il s'agit de lait du commerce. Voir alors le pédiatre pour en choisir un autre, mieux adapté.

Pendant la crise douloureuse, glisser dans la bouche du nourrisson :

NUX VOMICA 9 CH,
3 granules (éventuellement écrasés).

Il montre son nombril
Un enfant qui a mal au ventre montre presque toujours son nombril quand on lui demande de préciser le siège de sa douleur. Parfois, il a des signes accompagnateurs : nausées, vomissements, diarrhée, ballonnements, pleurs.

Les causes du mal de ventre sont multiples :
- on redoute bien sûr l'appendicite ou la péritonite ;
- ou une autre urgence chirurgicale plus ou moins grave, comme l'invagination intestinale aiguë, l'inflammation du diverticule de **Meckel** (**VOIR CE MOT**), une hernie étranglée, une occlusion intestinale, la torsion aiguë d'un testicule ;
- mais il peut s'agir plus simplement d'une infection : une banale angine peut donner mal au ventre, de même qu'une rhinopharyngite ; il peut s'agir d'une gastro-entérite ou d'une infection urinaire ;
- parmi les causes les moins sévères, et en fait les plus fréquentes, il faut retenir : une indigestion, une crise d'acétone, la constipation, un gaz qui passe mal, des vers, la première menstruation de la fillette.

Une mention spéciale pour le mal au ventre « diplomatique », qui permet parfois d'échapper à l'école ou autres « corvées ». Dans ce cas, il n'y a jamais de signe accompagnateur.

Que faire ?

Appeler le médecin au moindre doute.
Si l'état général semble bon, donner :

CHAMOMILLA VULGARIS 9 CH,
MAGNESIA PHOSPHORICA 9 CH,
NUX VOMICA 9 CH,
3 granules de chaque toutes les demi-heures, en alternance, pendant quelques heures.

VERGE

Le phimosis
Les garçons nouveau-nés ont souvent la peau du prépuce qui adhère au gland. Si l'anneau est vraiment serré, si aucun décalottage n'est possible, il s'agit d'un phimosis vrai. Il faudra alors prévoir une petite opération vers l'âge de 3 ans.
Si le décalottage est à moitié possible, il faut le faire une fois par semaine, au cours de la toilette, sans forcer. Prendre garde de bien rabattre le prépuce après la tentative, sinon il y a risque de paraphimosis, c'est-à-dire d'étranglement du gland, qui devient rouge par arrêt de la circulation sanguine. Il s'agit alors d'une urgence.

Dans ce cas, en se rendant au cabinet médical, glisser dans la bouche de l'enfant :

DIOSCOREA VILLOSA 9 CH,
3 granules.

La balanite
L'infection, la rougeur, voire une discrète apparition de pus sous le prépuce sont banales. C'est ce qu'on appelle la balanite. Se contenter, outre les soins d'hygiène, d'un peu de pommade au **CALENDULA**.
La balanite est à bien différencier du « smegma », petit dépôt blanchâtre, qui n'est pas pathologique.

L'hypospadias
1 garçon sur 100 présente un hypospadias, qui est l'abouchement de l'urètre à un endroit inhabituel. Le traitement chirurgical s'impose.

Circoncision
L'ablation totale ou partielle du repli cutané qui recouvre le gland, ou prépuce, que ce soit pour

PAS DE NORME

La longueur de la verge est variable d'un garçon à l'autre. Il n'y a pas de souci à se faire si elle est un peu petite, cela ne veut rien dire pour l'avenir. En moyenne, sa longueur est de 3 cm à la naissance, 6 cm vers l'âge de 5 ans. Ensuite, elle ne change plus jusqu'au début de la puberté : sa croissance va alors recommencer.

des raisons médicales (phimosis, hygiène préventive) ou religieuses, peut nécessiter un appoint homéopathique. Les complications sont rares.
Selon les circonstances, on peut donner à l'enfant 3 granules trois fois par jour pendant 3 jours de l'un des médicaments qui suivent, jusqu'à guérison.

- Saignement
  PHOSPHORUS 9 CH.
- Infection urinaire
  VOIR **URINAIRE (INFECTION).**
- Inflammation du méat
  HEPAR SULFURIS CALCAREUM 9 CH.
- Suppuration
  HEPAR SULFURIS CALCAREUM 9 CH.

On peut donner des granules à un enfant nouveau-né : il suffit de les réduire en poudre, à travers un linge propre, à l'aide d'un rouleau à pâtisserie.

VERRUES

« N'IMPORTE QUOI PEUT GUÉRIR LES VERRUES...

... Alors pourquoi pas l'homéopathie ? » affirment ses détracteurs. Les cas de guérison sont trop nombreux pour qu'on puisse parler d'effet psychosomatique, ou alors les homéopathes sont de très habiles psychosomaticiens !

Peut-on parler de virus ?
Effectivement, il y a un virus à l'origine des verrues, mais sans un terrain particulier, il n'a pas d'action : beaucoup de personnes fréquentent les piscines mais toutes n'y contractent pas des verrues.

Traitement homéopathique

En cas de verrue récente, donner à l'enfant (quelle que soit la localisation) :
ANTIMONIUM CRUDUM 9 CH,
NITRICUM ACIDUM 9 CH,
3 granules de chaque trois fois par jour, pendant 1 mois.

QUELLES VERRUES FAUT-IL ENLEVER ?

Aucune ! Une verrue enlevée repousse. Parfois même elles sont plus nombreuses après la chirurgie (ou le nitrate d'argent) qu'avant.
Le traitement homéopathique est toujours la meilleure solution. Mais il faut du temps pour qu'il agisse.

Localement

Appliquer de la pommade au **THUYA**, une fois par jour, ou encore du suc jaune de « l'herbe aux verrues », la grande chélidoine, que l'on trouve dans les chemins creux ou sur les vieux murs.

Il est nécessaire de consulter pour les cas anciens, car seul un traitement de fond personnalisé est alors efficace.

VERS

VOIR **PARASITES.**

VERTIGE

RARE CHEZ L'ENFANT

Le vertige (sensation de tourner dans le décor, ou bien que tout tourne autour de soi) est rare chez l'enfant. S'il se produit, il s'agira souvent d'une cause banale : il suffit que l'enfant ait tourné sur lui-même en jouant ou qu'il ait une fatigue passagère pour qu'il dise « Ça tourne ». Quelques questions adroites, et vous saurez que le repos est la seule solution.
D'autres causes sont plus sérieuses, comme l'infection de l'oreille moyenne, et méritent une consultation.

En attendant l'avis du médecin, donner :
COCCULUS INDICUS 9 CH,
3 granules toutes les heures.

Le vertige des hauteurs
Le vertige des hauteurs n'a rien à voir avec le vertige au sens médical du terme (voir ci-dessus). Il s'agit d'une sensation d'être attiré par le vide.

Donner :

ARGENTUM NITRICUM 9 CH,
3 granules toutes les heures ou trois fois par jour, selon les circonstances.

VESSIE

VOIR URINAIRE (INFECTION).

VIOLENT

VOIR COMPORTEMENT (AGRESSIF).

VIPÈRE (MORSURE DE)

VOIR MORSURES ET PIQÛRES D'ANIMAUX.

VISION (TROUBLES DE LA)

VOIR VUE.

VITILIGO

UNE PERTE DE PIGMENT

Le vitiligo est un trouble de la pigmentation. Certaines plages de peau sont décolorées car elles ont perdu une partie de leurs pigments naturels, alors que la bordure de la plaque est hyperpigmentée. On ne connaît pas l'origine de ce trouble. Les taches de vitiligo ressortent particulièrement, par effet de contraste, sur un corps bruni au soleil.

Il existe des produits augmentant la sensibilité de la peau aux rayons ultraviolets (artificiels ou ceux du soleil). Les résultats sont décevants. Le traitement homéopathique est surtout utile pour arrêter la progression de la maladie. Consulter.

VOLEUR

VOIR COMPORTEMENT.

VOMISSEMENTS

BANAL OU INQUIÉTANT ?

Tout peut se voir, et il faut demander un avis médical au moindre doute. C'est l'abondance et la répétition des vomissements, leur association à d'autres symptômes, leur influence sur l'état général (déshydratation chez le nourrisson) qui imposeront éventuellement une consultation d'urgence. Mais il faut savoir qu'il existe des vomissements parfaitement anodins. Il faut aussi distinguer vomissement et simple régurgitation d'aliments (ce qui est normal après la tétée).

Le nourrisson vomisseur
Il peut avoir une gastro-entérite (mais alors la diarrhée est évocatrice), une otite, une maladie infectieuse plus ou moins sévère, une appendicite (rare), une occlusion, une hernie étranglée, une malformation du tube digestif (**VOIR** en particulier **Sténose du pylore**). Souvent, il s'agira d'une simple indigestion, d'une banale erreur diététique, d'un peu d'aérophagie, ou d'un nourrisson tolérant mal les liquides et qui a besoin d'épaississants dans son alimentation.

FAUT-IL DONNER DES VITAMINES ?

Comme leur nom l'indique, les vitamines sont indispensables à la vie.
Lorsque l'alimentation de l'enfant est variée et bien équilibrée, l'apport est suffisant, il n'y a pas besoin d'en ajouter sous forme de comprimés, de gouttes ou d'ampoules (sauf éventuellement dans certains cas de rachitisme).
Rien ne vaut la vitamine C naturelle des agrumes ; la vitamine A des œufs, du beurre, du fromage ou du lait ; la vitamine B1 des céréales non décortiquées (riz complet).

Enfin, le médecin parlera de vomissements habituels du nourrisson s'ils persistent quoi qu'on fasse jusqu'à 6 mois environ, sans perte de poids (élément très rassurant). L'affection guérit seule.

Le grand enfant vomisseur
Il a peut-être une crise d'acétone. Bien sûr, on ne peut pas négliger l'éventualité d'une appendicite, d'une migraine ou d'une intoxication, médicamenteuse ou par absorption d'un produit ménager. Ce peut être tout simplement une indigestion ou, en voyage, un banal mal des transports.

VOIR ACÉTONE, APPENDICITE, DIGESTION DIFFICILE, INTOXICATIONS, MIGRAINE, TRANSPORTS (MAL DES).

Traitement homéopathique

Si l'état général reste bon, ou en attendant l'avis du médecin, donner 3 granules toutes les heures de l'un des médicaments qui suivent.

Chez le nourrisson qui vomit le lait
AETHUSA CYNAPIUM 9 CH.

Chez l'enfant plus grand

- En cas de vomissements avec langue très chargée, recouverte d'un enduit blanc et épais (on dirait du lait mais ce n'en est pas)
  ANTIMONIUM CRUDUM 9 CH.
- Vomissements sentant très mauvais
  ARSENICUM ALBUM 9 CH.
- Vomissements d'eau sitôt bue
  ARSENICUM ALBUM 9 CH.
- Vomissements pendant un voyage (mal des transports)
  COCCULUS INDICUS 9 CH.
- Vomissements à la suite d'une contrariété
  IGNATIA AMARA 9 CH.
- Vomissements de glaires
  IPECA 9 CH.
- Vomissements de bile
  IRIS VERSICOLOR 9 CH.
- Vomissements après un repas trop copieux
  NUX VOMICA 9 CH.
- Vomissements avec langue chargée dans sa moitié postérieure
  NUX VOMICA 9 CH.
- Vomissements de l'eau lorsqu'elle a séjourné dans l'estomac pendant un moment
  PHOSPHORUS 9 CH.
- Vomissements après un repas trop gras
  PULSATILLA 9 CH.
- Vomissements avec face pâle et yeux cernés
  SEPIA OFFICINALIS 9 CH.

Que faire absorber à un enfant qui vient de vomir ?

Il va mieux. Il réclame à boire ou à manger. Que faire ? Rien sans avis médical si l'on suspecte une maladie qui relève de la chirurgie.
Chez un nourrisson, on peut essayer de donner un biberon d'eau. S'il ne la vomit pas, on passera ensuite au jus d'orange puis à l'alimentation habituelle. Au grand enfant, on pourra offrir de la compote de pommes ou du riz.

VOIR AUSSI DÉSHYDRATATION AIGUË DU NOURRISSON, REFLUX GASTRO-ŒSOPHAGIEN, TRANSPORTS (MAL DES).

VOYAGE

Pour réussir le voyage
Si l'enfant a peur en avion, lui donner :
ARGENTUM NITRICUM 9 CH,
3 granules trois fois dans la journée.

En cas de mal des transports, **VOIR** Transports (mal des).

Une fois sur place
En cas de troubles, donner 3 granules trois fois par jour de l'un des médicaments suivants, pendant toute la durée du séjour.

- Dans un pays chaud
  ANTIMONIUM CRUDUM 9 CH.
- À la montagne
  COCA 9 CH.
- Dans une région humide
  DULCAMARA 9 CH.

BÉBÉ EN VOYAGE

Bébé n'est pas toujours à son aise en voyage. Les pays chauds l'accablent, il y transpire plus qu'il ne faut. Ne pas le soumettre à un climat pénible ; attendre l'âge de 6 ans.

- Au bord de la mer
  NATRUM MURIATICUM 9 CH.
- En cas de perturbations liées au décalage horaire
  COCCULUS INDICUS 9 CH.

VOIR AUSSI **BLESSURES, DIARRHÉE, MORSURES ET PIQÛRES D'ANIMAUX, SOLEIL, TRANSPORTS (MAL DES), VACCINATION.**

VUE (TROUBLES DE LA)

Les principaux troubles

- Myopie

Difficulté à voir de loin parce que l'image se forme en avant de la rétine.

- Hypermétropie

Difficulté à voir de près parce que l'image se forme en arrière de la rétine.

- Astigmatisme

Déformation de la cornée.

- Amblyopie

Acuité visuelle très réduite.

Ces troubles ne relèvent pas du domaine de l'homéopathie mais des verres correcteurs, parfois des lentilles cornéennes, de la gymnastique oculaire, quelquefois de la chirurgie.

La fatigue visuelle

Ce n'est qu'en cas de fatigue visuelle (sa vue est normale d'après les divers examens, mais il se plaint des yeux) qu'on pourra donner :

RUTA GRAVEOLENS 30 CH,
1 dose par semaine, pendant 2 ou 3 mois.

Prévention

Le dépistage précoce des troubles de la vision chez les bébés évite les déficits visuels graves dans 75 % des cas. Il ne faut donc pas hésiter à consulter au moindre doute. C'est la meilleure prévention de la malvoyance.

VOIR AUSSI **STRABISME, YEUX.**

VULVO-VAGINITE

La petite fille a fréquemment la vulve rouge. Cela peut s'accompagner de petites taches jaunâtres sur le slip, sans véritable écoulement de pus. À la rigueur, elle se plaindra de quelques brûlures en urinant. La toilette quotidienne remédiera facilement à cet inconvénient.
S'il y a des pertes blanches, c'est que le vagin est lui-même enflammé, et l'on parle alors de vulvo-vaginite. Après avoir éliminé l'éventualité d'un corps étranger, on admettra qu'il s'agit d'une banale infection locale.

VOIR **PERTES VAGINALES.**

QUAND FAUT-IL FAIRE EXAMINER LA VUE D'UN ENFANT ?

Avant l'âge scolaire : s'il tombe facilement, s'il reconnaît mal les images qu'on lui montre, s'il est maladroit, s'il louche (VOIR **Strabisme**).
À l'âge scolaire : s'il lit en approchant le livre près de ses yeux, s'il a de mauvais résultats en lecture, s'il a un retard scolaire, s'il se plaint de maux de tête en rentrant de l'école ou après les devoirs, s'il a fréquemment les yeux rouges ou s'il se plaint de fatigue à leur niveau.

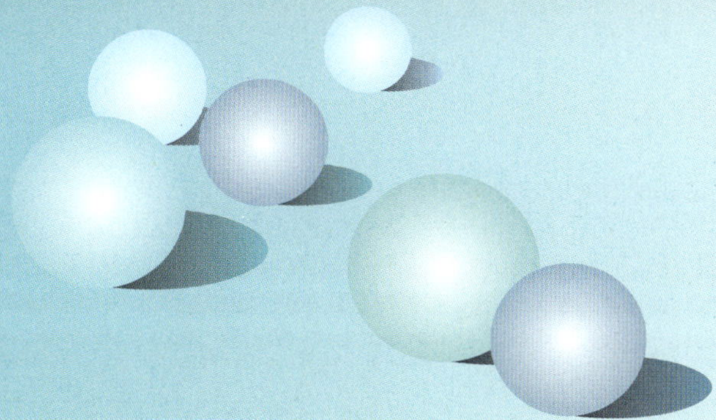

Y

YEUX

Conjonctivite

Elle peut se voir chez le nouveau-né par contamination microbienne au moment de l'accouchement. Chez le plus grand enfant, les microbes, les virus ou l'allergie en sont les principaux responsables. Le blanc de l'œil est rouge. Il peut y avoir un écoulement purulent.

Donner 3 granules trois fois par jour de l'un ou de plusieurs des médicaments suivants.

- Conjonctivite après coup de froid sec sur l'œil
  ACONITUM NAPELLUS 9 CH.
- Après avoir regardé intensément la neige
  ACONITUM NAPELLUS 9 CH.
- Avec larmoiement non irritant
  ALLIUM CEPA 9 CH.
- Si la conjonctive est enflée
  (on voit un bourrelet autour de l'iris)
  APIS MELLIFICA 9 CH.
- Conjonctivite allergique
  APIS MELLIFICA 9 CH.
- Conjonctivite rouge sombre
  BELLADONNA 9 CH.
- Conjonctivite rouge clair
  EUPHRASIA OFFICINALIS 9 CH.
- Avec larmoiement irritant
  la paupière inférieure
  EUPHRASIA OFFICINALIS 9 CH.
- Avec pus irritant
  MERCURIUS CORROSIVUS 9 CH.
- Avec pus non irritant
  PULSATILLA 9 CH.

Localement

Instiller 1 goutte trois fois par jour du collyre

CALENDULA 3 DH
EUPHRASIA 3 DH } **AA Q.S.P. 20 GOUTTES,**
SÉRUM PHYSIOLOGIQUE Q.S.P. 15 ML.

Consulter s'il n'y a pas de résultat au bout de 1 ou 2 jours.

Larmoiement

Chez le nouveau-né, le larmoiement peut être dû à l'obstruction du canal lacrymal. C'est un problème que l'ophtalmologiste résoudra facilement.

Pour faciliter le retour à la normale, donner au bébé :

SILICEA 9 CH,
3 granules (éventuellement écrasés à travers un linge propre, à l'aide d'un rouleau à pâtisserie) une fois par jour, pendant 10 jours.

Corps étranger dans l'œil

C'est, bien sûr, le médecin qui doit agir, et au plus vite.

Pendant le transport au cabinet médical, glisser dans la bouche :

ARNICA MONTANA 9 CH,
3 granules.

Traumatisme de l'œil

En cas de traumatisme simple, donner 3 granules trois fois par jour pendant quelques jours de l'un des médicaments suivants.

- Pour un coup sur le globe oculaire
  SYMPHYTUM OFFICINALE 9 CH.

- **En cas d'ecchymoses sur les parties molles autour de l'œil**
  LEDUM PALUSTRE 9 CH.

Fatigue visuelle
Si l'enfant se plaint de fatigue des yeux quand il a fait des efforts visuels (après la lecture en particulier), il faut faire vérifier sa vue ou s'assurer qu'il porte bien ses lunettes s'il en a. Lui donner pendant les périodes de fatigue visuelle :

RUTA GRAVEOLENS 9 CH,
3 granules trois fois par jour.

Cataracte
La cataracte est l'opacification du cristallin. Chez le nouveau-né, elle est due à une malformation précédant la naissance, d'origine virale (principalement **rubéole**, **VOIR CE MOT**). Chez le grand enfant, elle est accidentelle. Le traitement est chirurgical s'il est possible.

Après l'intervention, donner à l'enfant :

SECALE CORNUTUM 9 CH,
3 granules trois fois par jour,
20 jours par mois, pendant 3 mois.

VOIR AUSSI STRABISME, VUE (TROUBLES DE LA).

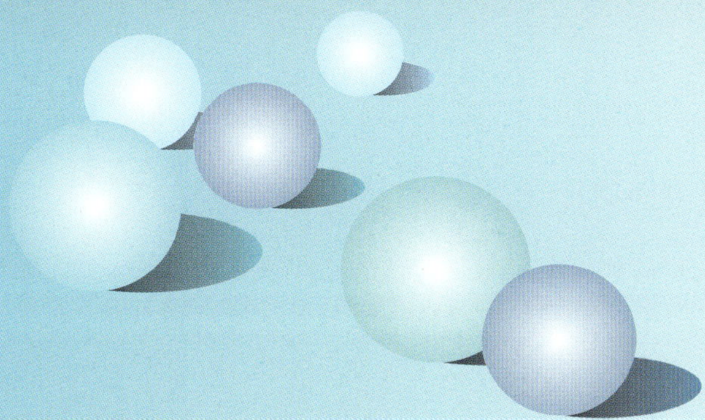

Z

ZONA

DES VÉSICULES LE LONG D'UN TRAJET NERVEUX

Le zona est dû à la seconde sortie du virus de la varicelle. Il est donc rare chez l'enfant, puisqu'il faut qu'il ait eu la varicelle auparavant. Il se manifeste sous forme de vésicules très localisées, en fait le long du trajet d'un nerf. Ce nerf est lui-même touché, ce qui provoque des douleurs sur son territoire (moins fortes que chez l'adulte). Si on cherche bien, on trouve un ganglion pas très loin de la région atteinte. Très exceptionnellement, il pourra y avoir à titre de complication une encéphalite (bénigne).

Dès la sortie de l'éruption, faire le traitement suivant (sauf en cas d'atteinte de la région oculaire ; dans ce cas, consulter obligatoirement car il faut surveiller la cornée).

ARSENICUM ALBUM 30 CH,
1 seule dose.

Puis :

MEZEREUM 9 CH,
RANUNCULUS BULBOSUS 9 CH,
RHUS TOXICODENDRON 9 CH,
3 granules de chaque trois fois par jour, pendant 3 semaines.

L'enfant guérira toujours sans garder de séquelles.

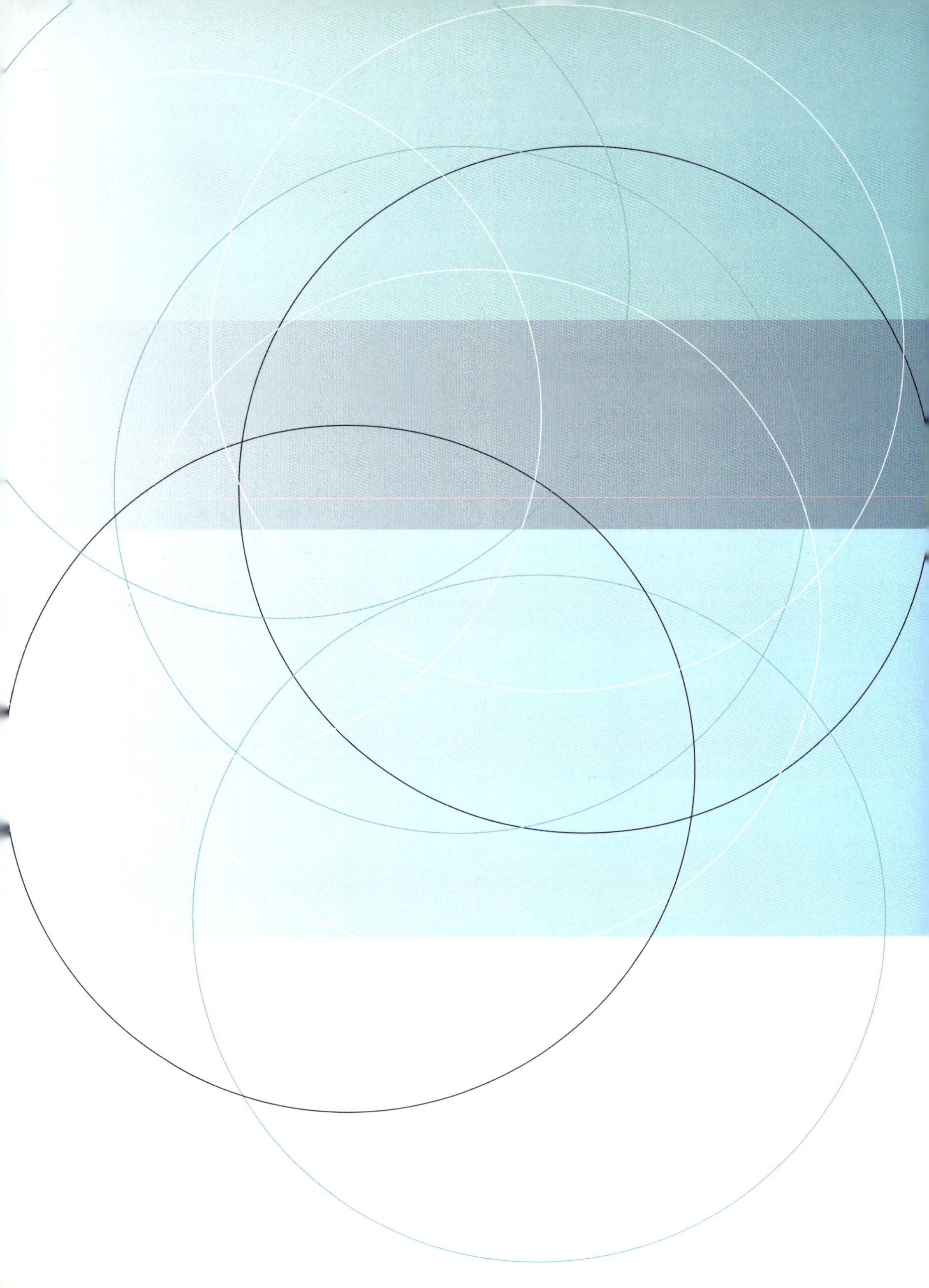

Homéotypes

Profil homéopathique de mon enfant

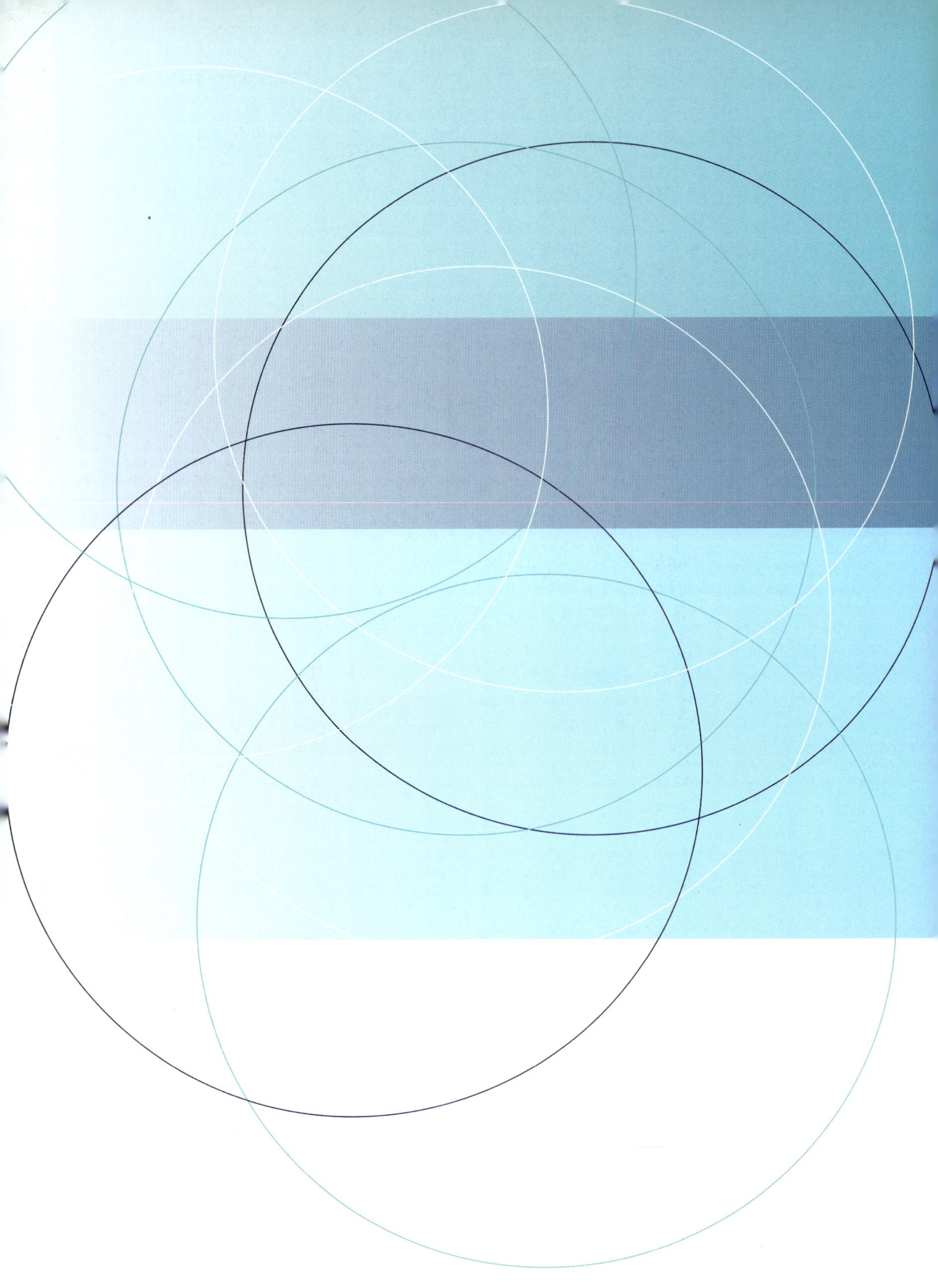

Profil homéopathique de mon enfant

Le profil homéopathique de l'enfant, autrement dit son « homéotype », est aussi ce qu'on appelle le « terrain ». Il se situe au carrefour de la morphologie et du caractère, et détermine, du moins en partie, le comportement de l'enfant dans la vie et ses tendances pathologiques. À chaque homéotype correspond un médicament homéopathique de fond, que seul votre médecin homéopathe peut déterminer avec de bonnes chances de réussite. On pourrait dire que ce qui suit n'est qu'un jeu, mais un jeu sérieux bien sûr. « Jouez le jeu » : le résultat que vous obtiendrez vous aidera à mieux connaître votre enfant, à mieux le soigner en liaison permanente avec votre médecin traitant.

Essayez de déterminer son homéotype grâce au test qui suit. Soyez sincère. Ne réfléchissez pas. Choisissez de façon aussi spontanée que possible les propositions qui lui correspondent.

Mode d'emploi

Afin que ce test puisse servir à tous les enfants de la famille, photocopiez-le pour chaque homéotype que vous souhaitez déterminer. Dans un premier temps, de la page 210 à la page 221, entourez chacune des propositions correspondant à l'enfant. Vous trouverez de la page 222 à la page 227 les éléments vous permettant de déterminer parmi les homéotypes proposés celui qui paraît convenir le mieux.

Test

Liste des propositions

1 Il (elle) a souvent des bleus sans vraiment se cogner au coin des meubles.
2 Il (elle) se sent en moins bonne forme au bord de la mer.
3 Certains parfums le (la) gênent.
4 Il (elle) a souvent besoin de savoir qu'on l'aime.
5 Il (elle) a souvent besoin qu'on le (la) laisse dans son coin.
6 Il (elle) a souvent des bouffées de chaleur émotives.
7 Il (elle) a souvent la sensation de marcher comme s'il (elle) était ivre.
8 Il (elle) a souvent peur d'avoir peur.
9 Il (elle) a souvent peur des voleurs.
10 Il (elle) a tendance à aller à l'essentiel.
11 Il (elle) a tendance à s'infecter facilement.
12 Il (elle) a souvent trop chaud.
13 Il (elle) a une révolte rentrée.
14 Il (elle) a souvent une sensation de boule dans la gorge.
15 Il (elle) a tendance à manger beaucoup de fromage.
16 L'odeur de sa transpiration est souvent forte.
17 Il (elle) a une très bonne mémoire.
18 Il (elle) aime tout ce qui est artistique.
19 Il (elle) oublie tout.
20 Il (elle) aime être bien habillé(e).
21 Il (elle) prend souvent des risques.
22 Il (elle) est d'un naturel méfiant.
23 Il (elle) est du genre anxieux.
24 Il (elle) est irritable.
25 Il (elle) est mal réveillé(e) le matin (il ne faut pas qu'on lui parle).
26 Il (elle) est plutôt du genre extraverti.
27 Il (elle) est toujours prêt(e) à revendiquer pour les autres.
28 Il (elle) est de petite taille.

29 Il (elle) transpire souvent en mangeant.

30 Il (elle) a souvent besoin d'ouvrir les fenêtres.

31 Il (elle) a souvent besoin qu'on le (la) protège.

32 Il (elle) a souvent des crises de foie.

33 Il (elle) a souvent des vertiges aux changements de position.

34 Il (elle) a souvent la figure congestionnée.

35 Il (elle) a souvent le sentiment de vivre dans un rêve.

36 Il (elle) a souvent le trac car il (elle) pense ne pas être à la hauteur.

37 Il (elle) pense souvent que la vie est inutile.

38 Il (elle) a souvent le vertige.

39 Il (elle) a souvent peur d'une maladie grave quand il (elle) a un simple bobo.

40 Il (elle) a souvent peur de l'échec.

41 Il (elle) a tendance à prendre froid.

42 Il (elle) éprouve souvent de l'angoisse au crépuscule.

43 Il (elle) cache souvent l'essentiel.

44 Il (elle) claque souvent les portes.

45 Il (elle) se sent en meilleure forme quand il (elle) s'occupe.

46 Il (elle) se contrôle facilement.

47 Il (elle) regarde souvent sous les lits ou derrière les rideaux pour vérifier qu'il n'y a personne.

48 Il (elle) est capable de détecter le mauvais temps à l'avance ou à distance.

49 Il (elle) est d'humeur variable.

50 Il (elle) est impressionnable.

51 Il (elle) est mal à l'aise dans les embouteillages.

52 Il (elle) est parfois content(e) de savoir que les autres souffrent.

53 Il (elle) est perfectionniste.

54 Il (elle) est un enfant opposant.

55 Il (elle) raconte peu ce qui se passe en classe.

56 Il (elle) a souvent besoin d'encouragements.

57 Il (elle) a souvent besoin du regard des autres.

58 Il (elle) a de la méfiance pour la nouveauté.

59 Il (elle) a souvent des boutons de fièvre.

60 Il (elle) a souvent le sentiment de s'ennuyer.

61 Il (elle) a souvent les paupières enflées.

62 Il (elle) est du genre trop confiant.

63 Il (elle) a souvent peur de traverser les places désertes.

64 Il (elle) a souvent tendance à bloquer ses émotions.

65 Il (elle) a souvent une indigestion après un repas très simple (les jours de contrariété).

66 Il (elle) aime beaucoup la danse.

67 Il (elle) jette souvent un objet par terre.

68 Il (elle) laisse facilement tomber les objets.

69 Il (elle) s'obstine dans ses réalisations.

70 Il (elle) se fatigue vite.

71 Il (elle) se sent souvent mieux quand il (elle) prend une tasse d'eau chaude avec du citron et du sucre.

72 Il (elle) passe facilement du rire aux larmes.

73 Il (elle) est du genre émotif.

74 Il (elle) est mal à l'aise sur les autoroutes (sauf dans la file de droite).

75 Il (elle) est toujours dans les extrêmes, pour lui (elle) tout est blanc ou noir.

76 Il (elle) est très méthodique.

77 Il (elle) est « chef de bande ».

78 Il (elle) a souvent des éructations nerveuses.

79 Il (elle) a besoin d'être le meilleur (la meilleure), le premier (la première) en tout.

80 Il (elle) a souvent besoin de faire ce qu'il (elle) veut à son entourage.

81 Il (elle) a souvent besoin de la présence de quelqu'un.

82 Il (elle) a souvent des difficultés à cicatriser.

83 Il (elle) refuse de boucler sa ceinture de sécurité.

84 Il (elle) a souvent tendance à laisser parler les autres.

85 Il (elle) transpire des pieds, et l'odeur est forte.

86 Il (elle) a un strabisme (ou bien on l'a opéré[e] d'un strabisme).

87 Il (elle) a souvent besoin de rendre service.

88 Il (elle) se laisse difficilement photographier.

89 Il (elle) a souvent le trac par peur de ne pas être à la hauteur.

90 Il (elle) a souvent des transpirations émotives.

91 Il (elle) rumine souvent ses problèmes en silence.

92 Il (elle) est de nature indépendante.

93 Il (elle) est du genre conciliant.

94 Il (elle) est toujours en train de prévoir ce qui peut lui arriver.

95 Il (elle) est toujours en train de ranger quelque chose dans sa chambre.

96 Il (elle) est un enfant adopté.

97 Il (elle) est attiré(e) par les enfants plus grands que lui (qu'elle).

98 L'orage l'attire.

99 Il (elle) aime particulièrement les crèmes glacées.

100 Il (elle) mange plus de chocolat que les autres enfants.

101 Il (elle) a souvent de fausses cystites nerveuses.

102 Il (elle) se plaint de nausées en se brossant les dents.

103 Il (elle) a souvent des petits bobos qui ont tendance à s'infecter.

104 Il (elle) a du mal à embrasser les gens qu'il (elle) rencontre.

105 Il (elle) a la peau grasse.

106 Il (elle) a souvent le trac aux examens, avec envie de passer le premier (la première).

107 Il (elle) éprouve une fascination pour ce qui est morbide.

108 Il (elle) contrarie souvent son entourage.

109 Il (elle) n'aime pas attendre.

110 Il (elle) prend souvent du plaisir à faire du mal aux autres.

111 Il (elle) est d'un naturel pessimiste.

112 Il (elle) est plutôt du genre introverti.

113 Il (elle) est serviable.

114 Il (elle) est toujours prêt(e) à réagir dans le bon sens s'il lui arrive un ennui.

115 Il (elle) a la figure plutôt ronde.

116 Il (elle) s'intéresse à la conversation des adultes.

117 Il (elle) suit sa mère partout.

118 Il (elle) agresse souvent en paroles.

119 Il (elle) a souvent besoin d'acide (citron, pamplemousse, vinaigre).

120 Il (elle) a souvent besoin de resaler sans goûter.

121 Il (elle) a souvent des idées de suicide.
122 Il (elle) a souvent envie d'agacer les animaux.
123 Il (elle) a souvent envie d'avoir fini avant de commencer ce qu'il (elle) a à faire.
124 Il (elle) a l'esprit de compétition.
125 Il (elle) a souvent la sensation d'une petite goutte d'urine restant dans l'urètre.
126 Il (elle) a les cheveux gras.
127 Il (elle) a peur dans les tunnels.
128 Il (elle) a tendance à partir battu(e) d'avance.
129 Il (elle) est du genre distrait.
130 Il (elle) est du genre potelé.
131 Il (elle) a souvent les yeux cernés.
132 Il (elle) est plutôt autoritaire.
133 Il (elle) est plutôt maigre.
134 Il (elle) est très sensible aux odeurs de cuisine.
135 Il (elle) reste toujours dans les jupes de la maîtresse.
136 Il (elle) est turbulent(e).
137 Il (elle) est sûr(e) de lui (d'elle), du moins en apparence...
138 Il (elle) a souvent les ongles tachetés de blanc.
139 Il (elle) a (ou a eu) des problèmes de vaccination.
140 Il (elle) a souvent des saignements de nez.
141 Il (elle) fait souvent de l'allergie au soleil.
142 Il (elle) a souvent l'impression que sa famille ne s'intéresse pas à lui (elle).
143 Il (elle) a peur de lever les yeux vers les hautes montagnes.
144 Il (elle) a tendance à baver sur son oreiller.
145 Il (elle) a tendance à manger beaucoup de pain.
146 Il (elle) a tendance à penser qu'il (elle) est le (la) meilleur(e).
147 Il (elle) a un comportement parfois méchant.
148 Il (elle) a souvent une colère rentrée.
149 Il (elle) doute de tout.
150 Il (elle) s'obstine dans ses réalisations.
151 Il (elle) rougit facilement.
152 Il (elle) est capable de retenir des mots compliqués.

153 Il (elle) doit être bien « cadré(e) » pour agir.

154 Il (elle) a une relation fusionnelle avec sa mère.

155 Il (elle) a souvent envie de manger des œufs.

156 Il (elle) se fait souvent des reproches.

157 Il (elle) a souvent besoin de se rabaisser.

158 Il (elle) a souvent envie d'uriner avant de sortir, ou en arrivant chez le médecin.

159 Il (elle) a souvent peur d'avoir un malaise ou de vomir.

160 Il (elle) a souvent des vertiges en marchant dans la rue.

161 Il (elle) a horreur du gras dans sa nourriture.

162 Il (elle) a souvent des rituels.

163 Il (elle) a souvent besoin de sécurité.

164 Il (elle) a souvent des ganglions dans le cou.

165 Il (elle) a l'esprit de répartie.

166 Il (elle) a souvent la poitrine serrée.

167 La nuit, il (elle) a souvent peur des bruits de la maison.

168 Il (elle) a souvent besoin d'avoir le dernier mot.

169 Il (elle) digère difficilement.

170 Il (elle) a souvent des hémorragies.

171 Il (elle) ne tolère pas la contradiction.

172 Il (elle) est du genre impatient.

173 Il (elle) est en meilleure forme quand il (elle) fait de l'exercice.

174 Il (elle) est épris(e) de justice.

175 Il (elle) est insomniaque au bord de la mer.

176 Il (elle) est plutôt docile.

177 Il (elle) a tendance à manger n'importe quoi, y compris des choses indigestes.

178 Il (elle) aime être tiré(e) à quatre épingles.

179 Il (elle) est très timide.

180 Il (elle) est intelligent(e).

181 Il (elle) est très populaire dans sa classe.

182 Il (elle) est un enfant sage.

183 Il (elle) est un peu plus jeune qu'il (elle) ne paraît.

184 Il (elle) supporte mal la fumée de tabac.

185 Il (elle) transpire souvent de la tête en s'endormant.

186 Il (elle) est petit(e) et un peu à la traîne sur le plan des acquisitions intellectuelles (il [elle] a marché tard, il [elle] a parlé tard).

187 Il (elle) a beaucoup d'amis.

188 Il (elle) a des gestes pressés.

189 Il (elle) a horreur de se fâcher avec quelqu'un.

190 Il (elle) ressent souvent une oppression respiratoire.

191 Il (elle) a souvent des aliments qui restent longtemps dans son estomac.

192 Il (elle) a souvent des tremblements émotifs.

193 Il (elle) a du mal à supporter les contraintes.

194 Il (elle) a souvent le regard brûlant d'angoisse.

195 Il (elle) a le souci du détail.

196 Il (elle) a souvent une mauvaise haleine.

197 Il (elle) a souvent trop chaud et se porte mieux au grand air.

198 Il (elle) a souvent une rougeur émotive sur la poitrine quand il (elle) se déshabille chez le médecin.

199 Il (elle) a souvent besoin de grand air.

200 Il (elle) se lie difficilement, le nombre de ses amis est restreint.

201 Il (elle) ne tolère pas la contradiction.

202 Il (elle) est du genre à aimer tout le monde.

203 Il (elle) est du genre révolté.

204 Il (elle) est dyslexique.

205 Il (elle) se sent plus mal par temps neigeux.

206 Il (elle) a des phobies.

207 Il (elle) est rarement dans le juste milieu.

208 Il (elle) est très compatissant(e).

209 Ses cahiers sont bien tenus.

210 Il (elle) a l'œil vif.

211 Il (elle) est hyperactif(ve).

212 L'énervement le (la) rend maladroit(e).

213 Il (elle) est impatient(e) de manger à l'heure.

214 C'est un enfant qui dirige les autres enfants.

215 Il (elle) a souvent la langue enflée.

216 Malgré son jeune âge, il (elle) a peur du manque.

217 Il (elle) a tendance à couper la parole dès qu'il (elle) a compris ce que son interlocuteur veut dire.

218 Il (elle) est plutôt susceptible.

219 Il (elle) a tendance à se trouver nul(le).

220 Il (elle) paraît indifférent(e) sur le plan affectif (mais ne l'est pas).

221 Il (elle) court tout le temps.

222 Il (elle) aime le sport.

223 Il (elle) s'exprime de façon précise, méticuleuse.

224 Il (elle) est constipé(e) en voyage.

225 Il (elle) est d'un naturel doux, mais à l'intérieur ça bouillonne.

226 Il (elle) est du genre très câlin.

227 Il (elle) est toujours en train de faire deux choses à la fois.

228 Il (elle) est maladroit(e) en paroles quand il (elle) est intimidé(e).

229 Il (elle) est plutôt du genre orgueilleux.

230 Il (elle) est en retard pour apprendre à marcher.

231 Il (elle) est né(e) prématurément.

232 Il (elle) est surdoué(e).

233 Il (elle) supporte difficilement la chaleur des pièces trop chauffées.

234 Quand il (elle) lit longtemps, il (elle) a souvent des maux de tête.

235 Il (elle) a de la détermination dans ce qu'il (elle) entreprend.

236 Il (elle) aime les morceaux de sucre.

237 Il (elle) a souvent besoin de manger du beurre.

238 Il (elle) a du mal à digérer les huîtres (ou horreur d'en manger).

239 Il (elle) commence souvent ses phrases par : « Et si... »

240 Il (elle) a souvent le regard triste.

241 Il (elle) cherche toujours à être consolé(e).

242 Il (elle) se lance à fond dans ce qu'il (elle) fait.

243 Il (elle) est d'un naturel réservé.

244 Il (elle) est défaitiste.

245 Il (elle) est du genre inquiet avant un contrôle ou un examen.

246 Il (elle) est plutôt masochiste.

247 Il (elle) est souvent pâle.

248 Il (elle) est toujours en train de se plaindre d'un petit bobo.

249 Il (elle) est bon(ne) en mathématiques et en physique.

250 Il (elle) est très critique sur ses amis.

251 Il (elle) est très sensible aux odeurs.

252 Il (elle) a tendance à vouloir que tout soit logique.

253 La plupart du temps, il (elle) se cache quand il (elle) a envie de pleurer.

254 Il (elle) a souvent besoin de se racler la gorge.

255 Il (elle) a souvent besoin de pousser des soupirs.

256 Il (elle) a souvent des bouffées de chaleur.

257 Il (elle) a souvent des peurs irraisonnées.

258 Il (elle) est plutôt facile à vivre.

259 Il (elle) a souvent du mal à digérer les oignons.

260 Il (elle) a souvent envie de faire des cadeaux.

261 Il (elle) a souvent les traits tirés.

262 Il (elle) a tendance à tout faire passer par le mental.

263 Il (elle) se décourage vite.

264 Il (elle) est casse-cou.

265 Il (elle) est de grande taille pour son âge.

266 Il (elle) est du genre sentimental mais peu démonstratif.

267 Il (elle) est du genre très généreux.

268 Il (elle) est hépatique.

269 Il (elle) est maigre du haut du corps.

270 Il (elle) est malade depuis un incident au cours duquel il (elle) a dû se taire sans pouvoir répliquer.

271 Il (elle) est influençable.

272 Il (elle) est plutôt du genre ambitieux.

273 Il (elle) est maniaque.

274 Il (elle) est toujours au bord des larmes.

275 Il (elle) est très pudique.

276 Il (elle) supporte mal qu'on le (la) console.

277 Il (elle) va souvent directement à la solution d'un problème de mathématiques sans passer par les étapes intermédiaires du raisonnement.

278 La fatigue lui donne mal au dos.

279 Il (elle) a souvent besoin de bâiller, spécialement en cas d'énervement.

280 Il (elle) jette souvent un objet à la figure de qui l'offense.

281 Il (elle) a besoin de tout expliquer (ou de se faire tout expliquer).

282 Il (elle) a souvent du mal à digérer le chou ou la choucroute.

283 Il (elle) a de la diarrhée avant un événement important.

284 Il (elle) a tendance à chercher une explication à tout.

285 Il (elle) a tendance à parler vite.

286 Il (elle) éprouve souvent une tristesse profonde.

287 Il (elle) fait souvent des rêves prémonitoires.

288 Il (elle) aime les huîtres.

289 Il (elle) fait souvent des reproches à son entourage.

290 Il (elle) se console vite.

291 Il (elle) cache souvent ses sentiments.

292 Il (elle) ne gaspille pas son argent de poche.

293 Il (elle) est claustrophobe.

294 Il (elle) est du genre « faux calme ».

295 Il (elle) est du style discret.

296 Il (elle) est exigeant(e) avec son entourage.

297 Il (elle) est en avance pour son âge.

298 Il (elle) a tendance à se cacher quand une personne vient rendre visite à ses parents.

299 Il (elle) a souvent envie de bouder.

300 Il (elle) a souvent le poing dans la poche.

301 Il (elle) a le souci du détail.

302 Il (elle) a souvent peur d'être en retard.

303 Il (elle) a souvent une sorte de douleur morale.

304 Il (elle) aime ce qui est amer.

305 Il (elle) éprouve souvent une gêne visuelle quand la lumière est forte.

306 Il (elle) se déconsidère souvent.

307 Il (elle) se sent fatigué(e) dès le réveil.

308 Il (elle) se sent mal à l'aise dans les grands magasins, dans le métro.

309 Il (elle) n'oublie jamais ce qu'on lui a fait.

310 Il (elle) a souvent des cystites.

311 Il (elle) vient de faire une grosse poussée de croissance.

312 Il (elle) est souvent triste.

313 Il (elle) a une forte personnalité.

314 Il (elle) a souvent besoin qu'on s'intéresse à lui (elle).

315 Il (elle) a de grosses amygdales.

316 Il (elle) déclare sentir les contours de son cœur.

317 Il (elle) se plaint d'avoir les paupières lourdes.

318 Il (elle) a souvent peur des maladies (même de celles des autres).

319 Il (elle) a tendance à méjuger ses performances.

320 Il (elle) a tendance à redresser les tableaux, les couverts, les nappes.

321 Il (elle) a un manque de confiance en lui (en elle).

322 Il (elle) se sent plus mal par temps neigeux.

323 Il (elle) se vexe souvent.

324 Il (elle) est d'un naturel méticuleux.

325 Il (elle) est dépressif(ve) depuis un deuil qui n'a jamais cessé (c'est comme si on en était encore au premier jour).

326 Il (elle) communique peu, sauf avec les personnes qu'il (elle) apprécie.

327 Il (elle) est très sensible au temps orageux.

328 Il (elle) est fragile.

329 Il (elle) participe peu à la vie de la classe.

330 Il (elle) est raisonneur (raisonneuse).

331 Il (elle) vérifie souvent plusieurs fois que la porte est bien fermée.

332 Les ascenseurs le (la) paniquent.

Maladies diagnostiquées chez mon enfant

333 abcès chronique

334 acétone

335 anémie

336 angines à répétition

337 anxiété d'anticipation

338 asthme sévère

339 attaques de panique

340 crises de migraine

341 croûtes de lait

342 cystite nerveuse

343 dépression nerveuse

344 dépression nerveuse (après une grosse contrariété ou un deuil)

345 dermographisme

346 eczéma

347 eczéma atopique

348 eczéma sec

349 eczéma nerveux

350 faible poids de naissance

351 gastrite

352 gastrite nerveuse

353 hépatite virale (ou séquelles d'hépatite)

354 herpès

355 hypocondrie

356 infections urinaires à répétition

357 maladie auto-immune

358 pityriasis rosé de Gibert

Solution du test

Photocopiez la grille (pages 222 à 226). Surlignez ou soulignez les lignes correspondant aux numéros des propositions que vous avez choisies précédemment, et reportez-vous à la page 227.

Propositions	HOMÉOTYPES
1	⊙
2	⬡ ✱
3	♣
4	◌
5	✱
6	☆
7	◉
8	◉
9	✱ ⊙
10	⊗
11	⊞
12	◌
13	⁜
14	♣
15	◌
16	✖ ⊞
17	⊗
18	⊙
19	✱
20	⬡
21	✹
22	⬡ ⊗
23	◉ ⬡ ✹ ♣ ✱ ⊙
24	✹ ♣
25	⊗
26	⊙ ◌
27	⊗
28	⊞
29	✿
30	◌
31	◌
32	☆
33	☆
34	✹
35	✱
36	⊗ ⊞
37	✹
38	◉
39	⊙
40	⊗ ⊞
41	✹ ✿
42	✱ ⊙
43	♣ ✱ ⁜
44	⁜
45	☆
46	⊗ ✱ ⁜
47	⬡ ✱ ⊙
48	⊙
49	♣ ◌
50	◌
51	◉
52	⬡
53	⬡ ✱
54	⊗
55	✱
56	⊞
57	⊙ ◌
58	⊗ ☆
59	✱ ☆
60	✹
61	⬡
62	◌
63	◉
64	♣ ✱ ⁜
65	♣
66	☆
67	⁜
68	✱
69	⊗ ✿

Propositions	HOMÉOTYPES
70	⊙
71	☆
72	◌
73	◌ ⊙
74	◎
75	✱
76	⬡ ✿
77	✖
78	◎
79	⊗
80	♣ ⊗
81	⊙ ◌
82	⊞
83	◎
84	☆
85	✺ ⊞
86	✱
87	⊙
88	✱
89	⊗ ⊞
90	☆
91	♣ ✱
92	⊗
93	◌
94	◎
95	⬡
96	◌
97	⊗
98	☆
99	◌
100	☆
101	✤
102	☆
103	⊞
104	✱
105	✱
106	◎
107	✹
108	♣
109	◎
110	✖
111	⬡
112	✱ ☆
113	◌ ⊙
114	⊗
115	✿
116	⊗
117	⊗ ◌
118	♣
119	☆
120	✱
121	✹
122	✖
123	◎
124	⊗
125	✤
126	✱
127	◎
128	⊞
129	✱
130	✿
131	☆
132	✹ ⊗ ✖
133	⬡ ⊞
134	☆
135	◌
136	⊗ ✖
137	⊗
138	⊞
139	⊞
140	⊙
141	✱
142	✹
143	◎
144	✖
145	✱
146	⊗
147	✱
148	✤
149	✱
150	✿

Propositions	HOMÉOTYPES
151	◌
152	⊗
153	⬡
154	◌
155	✱
156	✹
157	✹
158	◍
159	◍
160	◍
161	◌
162	⬡ ✱
163	⬡ ☆
164	✖
165	⊗
166	♣
167	✱
168	⊗
169	⊗
170	⊙
171	✹ ♣ ⊗
172	◍
173	⊗
174	✱ ✣
175	✱
176	◌
177	✣
178	⬡
179	✷ ◌ ⊞
180	⊗ ✖ ⊞
181	⊙
182	☆
183	⊗
184	♣
185	✿ ⊞
186	✷
187	⊙
188	◍
189	◌
190	♣
191	⊗
192	◍
193	⊗
194	⊙
195	⬡ ☆
196	✖
197	◌
198	✱
199	⊗
200	✱
201	✹ ♣ ⊗
202	⊙
203	✣
204	⊗
205	☆
206	◍ ⊙
207	✱
208	⊙
209	⬡
210	⊗ ⊞
211	✹ ⊗
212	✱
213	⊗
214	⊗
215	✖
216	⬡
217	⊗
218	✿
219	☆
220	☆
221	◍
222	⊙
223	⬡
224	♣
225	✣
226	◌
227	✹
228	✱
229	⊗
230	✷
231	⊞

Propositions	HOMÉOTYPES
232	⊗
233	◌
234	✥ ✱
235	⊗
236	◌
237	✖
238	⊗
239	◍
240	☆
241	◌
242	✱ ⊙
243	✥ ✱ ☆
244	⊞
245	◍
246	✹
247	☆
248	⊙
249	⊗
250	⬡
251	♣ ⊙
252	✱
253	✱
254	◍
255	♣
256	☆
257	◍
258	◍ ⊙

Propositions	HOMÉOTYPES
259	⊗
260	◌
261	☆
262	✱
263	⊞
264	✹
265	✥ ⊙
266	✱
267	⊙
268	⊗ ☆
269	✱
270	⁜
271	✺ ◌
272	⊗
273	⬡
274	◌
275	✱
276	♣ ✱ ☆
277	⊗
278	☆
279	♣
280	⁜
281	⊗
282	⊗
283	◍
284	✱
285	◍

Propositions	HOMÉOTYPES
286	✹
287	✱ ⊙
288	✱
289	⬡ ♣ ✱
290	◌
291	✱
292	⬡
293	◍
294	⁜
295	✱
296	⊗
297	⊗
298	✺
299	♣
300	⁜
301	⬡
302	◍
303	✹
304	✱
305	⊙
306	✹ ⊞
307	☆
308	◍
309	✱
310	☆
311	✥
312	⬡ ✹ ☆

Propositions	HOMÉOTYPES
313	⊗
314	◌
315	✹
316	⊙
317	☆
318	⊙
319	⊞

Propositions	HOMÉOTYPES
320	⬢
321	⊗ ✱ ☆ ⊞
322	✠ ☆
323	⁜
324	⬢ ☆
325	✱
326	✱

Propositions	HOMÉOTYPES
327	⊙
328	◌
329	✱
330	⊗
331	✱
332	◎

Maladies diagnostiquées chez mon enfant

Propositions	HOMÉOTYPES
333	⊞
334	⊗ ⊙ ☆
335	✱
336	✹ ✖
337	◎
338	⬢
339	⊙
340	☆
341	⚙

Propositions	HOMÉOTYPES
342	⁜
343	⬢ ✺ ✱
344	⅄
345	✱
346	⬢ ⊗ ⁜
347	⊗
348	⬢
349	⁜
350	⊞

Propositions	HOMÉOTYPES
351	◎
352	◎
353	⬢ ☆
354	✱ ☆
355	✱ ⊙ ⅄
356	☆
357	✱
358	☆

Vos résultats

Comptez le nombre de fois où chacun des 15 symboles apparaît dans vos réponses. Reportez ce nombre dans la case correspondant à chacun d'eux dans le tableau ci-contre. Repérez les trois symboles ayant le nombre le plus élevé, lisez les portraits correspondants, que vous trouverez pages 228 à 231, et choisissez parmi ces trois portraits celui qui correspond le mieux à votre enfant.

Pour ✹ Baryta carbonica, ✿ Calcarea carbonica, ⊗ Lycopodium clavatum, ✱ Natrum muriaticum et ⁘ Pulsatilla, vous trouverez un portrait spécifique pour les bébés (moins de 2 ans) et un autre pour les enfants (plus de 2 ans). Pour les autres homéotypes, le portrait concerne à la fois les bébés et les enfants.

SYMBOLE	RÉSULTAT	PROFIL CORRESPONDANT
◎		Argentum nitricum
⬢		Arsenicum album
✺		Aurum metallicum
✹		Baryta carbonica
✿		Calcarea carbonica
✠		Calcarea phosphorica
⅄		Ignatia amara
⊗		Lycopodium clavatum
✖		Mercurius solubilis
✱		Natrum muriaticum
⊙		Phosphorus
⁘		Pulsatilla
☆		Sepia
⊞		Silicea
✤		Staphysagria

Argentum nitricum

Les enfants **Argentum nitricum** sont impatients. Ils vivent toujours leurs angoisses par anticipation (avant un rendez-vous chez le médecin ou un examen, par exemple). Quand ils commencent quelque chose, ils voudraient déjà avoir terminé. Leurs gestes sont vifs et rapides. Ils sont toujours en train de courir, comme s'ils avaient peur d'être en retard.
Atteints de claustrophobie et de vertige des hauteurs, ils n'aiment pas les petites pièces fermées, les grands magasins, les ascenseurs. Ils marchent comme s'ils étaient ivres.
Ils raclent souvent leur gorge avant de parler, tremblent d'émotion quand ils sont interrogés en classe. Ils ont de la diarrhée émotive au cours d'un devoir surveillé, d'un examen ou d'un concours.

Arsenicum album

Les **Arsenicum album** sont inquiets, méticuleux, perfectionnistes. Très méthodiques, ils ont toujours un détail à préciser au cours d'une conversation. L'imprévu les dérange. En revanche, le rangement, les événements bien organisés, l'ordre social leur plaisent. Leur chambre est toujours bien rangée. Ils sont méfiants, enclins au pessimisme. Ils recherchent la sécurité. Ils n'aiment pas dépenser leur argent de poche. D'un point de vue médical, ils ont tendance à être allergiques.

Aurum metallicum

Les **Aurum metallicum** sont anxieux. Plutôt autoritaires, irritables, ils n'aiment pas la contradiction. Ils sont hyperactifs et prêts à prendre des risques (grimper aux arbres ou sur de hauts murs). Ils ont l'impression d'être seuls contre tous. Ils ont parfois des idées de suicide. Ils ont tendance à se faire des reproches et à penser que leur famille et leurs amis ne s'intéressent pas à eux.

Baryta carbonica

Bébé

Les bébés **Baryta carbonica** sont très timides et en retard sur le plan des acquisitions : ils apprennent tard à marcher et à parler. Ils ont tendance à manger n'importe quoi, même des choses indigestes. Ils prennent froid rapidement.

Enfant

Les enfants **Baryta carbonica** ont des difficultés intellectuelles. Ils jouent à des jeux pour enfants plus jeunes qu'eux. Ils ont des angines à répétition.

Calcarea carbonica

Bébé

Les bébés **Calcarea carbonica** sont joufflus, potelés, avec une figure plutôt ronde. Très tranquilles, ils sont capables de rester assis à l'endroit où on les pose, sans bouger. Ils ont un très bon appétit, même pour des choses indigestes. Ils transpirent du cuir chevelu en tétant ou en s'endormant.

Enfant

Les **Calcarea carbonica** sont très méthodiques. Ils transpirent fréquemment, surtout de la tête. Ils adorent les œufs.

Calcarea phosphorica

Calcarea phosphorica correspond généralement à un adolescent qui vient de faire une poussée de croissance. Ses traits sont réguliers, comme ceux des mannequins. Il est plutôt réservé, et aime beaucoup voyager.

Ignatia amara

Les **Ignatia amara** sont irritables et d'humeur changeante, avec une petite tendance à vouloir contrarier l'entourage. Très réceptifs à ce qui les entoure, ils sont souvent perçus comme des êtres imprévisibles et paradoxaux. Ils ont tendance à bouder dans un coin et à revenir dans le cercle de la famille après un long moment de rumination. Ils n'aiment ni la contradiction, ni la consolation. Ils ressentent souvent une boule dans la gorge ou une oppression respiratoire. Ils poussent facilement de longs soupirs. Les bébés **Ignatia amara** souffrent du spasme du sanglot.

Lycopodium clavatum

Bébé

Les bébés **Lycopodium clavatum** ont une forte personnalité. Ils sont en avance pour leur âge. De caractère très indépendant, toujours en activité, ils aiment mener leur petite vie sans être dérangés. Ils sont attirés par des enfants plus grands qu'eux. Il vaut mieux ne pas les prendre de front si l'on veut obtenir d'eux le maximum car ils font volontiers de l'opposition. Ils ont assez souvent de l'eczéma constitutionnel, encore appelé atopique.

Lycopodium clavatum

Enfant

Les **Lycopodium clavatum** sont des enfants précoces avec une forte personnalité. Plutôt autoritaires, connaissant leur valeur, hyperactifs, ils sont très déterminés dans ce qu'ils entreprennent. De nature indépendante, ils vont toujours à l'essentiel (par exemple, dans un devoir de mathématiques, ils ont tendance à sauter les étapes intermédiaires et à essayer de trouver directement la solution). Ils peuvent être dyslexiques. Ils sont mal réveillés le matin. Ils mangent volontiers des morceaux de sucre. Leur digestion est faible et lente.

Mercurius solubilis

Ce qui caractérise les **Mercurius solubilis** est leur facilité à s'enrhumer et à avoir des angines. Ils aiment commander et sont difficiles à contrôler. Intelligents, vifs, précipités, ils ne dédaignent pas de faire souffrir les autres et même parfois les animaux.

Natrum muriaticum

Bébé

Les bébés **Natrum muriaticum** sont peu démonstratifs dans leur affection. Ils aiment les petits gâteaux salés de l'apéritif. Ils dorment moins bien quand on les fait séjourner au bord de la mer.

Enfant

Les **Natrum muriaticum** sont réservés, peu communicatifs, sauf avec les personnes en qui ils ont confiance. Solitaires et taciturnes, ils taisent leurs chagrins car ils ne supportent pas la consolation. Le doute les habite, et ils ont souvent tendance à ruminer leurs problèmes.

Phosphorus

Les **Phosphorus** sont très anxieux, et même parfois enclins à la panique. Sociables et extravertis, ils sont tournés vers les autres, pour lesquels ils éprouvent une compassion jamais démentie. Très généreux, artistes, ils aiment leurs amis et leurs amis les aiment. Au moindre bobo, ils ont peur d'être gravement malades.

Pulsatilla

Bébé

Les bébés **Pulsatilla** sont très fusionnels avec leur mère. Ils pleurent beaucoup mais sont consolés par le plus petit baiser. Ils obéissent bien. Ils suivent leur maman partout dans la maison. Ils ont de grands yeux qui réclament protection et amour.

Enfant

Les **Pulsatilla** sont des êtres doux et timides. Ayant gardé en partie leur visage poupin, ils ne paraissent pas leur âge. Impressionnables, passifs, influençables, d'humeur changeante, ils rougissent facilement. Ils aiment rendre service, faire des cadeaux. Ils adorent les témoignages d'amitié et d'amour. Ils pleurent facilement, mais sont vite consolés. Il faut surveiller leurs oreilles car ils sont sujets aux otites et aux infections ORL. Ils ont du mal à supporter la chaleur.

Sepia

Les **Sepia** sont souvent pâles, avec les yeux cernés. Le matin, ils se réveillent fatigués et vont mieux quand ils sont allés et venus pendant un moment. L'activité, les exercices physiques et la distraction leur font du bien. Ils connaissent assez souvent la tristesse. Ils aiment l'ordre, et sont appliqués dans leur travail. Ce sont généralement des enfants sages. La danse les détend. Ils sont attirés par la lumière, l'orage, le chocolat. Il faut surveiller leur foie.

Silicea

Les **Silicea** réussissent très bien car ils sont intelligents. Cependant, ils sont vite découragés ou fatigués, et un petit coup de pouce de l'entourage les aide souvent à effacer leur peur de l'échec (par exemple, la veille d'une interrogation en classe). Chez eux, on doit se méfier des vaccinations.

Staphysagria

Les **Staphysagria** sont révoltés intérieurement depuis une injustice dont ils n'ont jamais parlé. Plutôt calmes et doux, ils ont souvent le poing dans leur poche et ne disent rien de ce qui leur déplaît. Ils intériorisent tout et rentrent leur colère. Quand ils sont vexés, il leur arrive de claquer les portes ou de jeter un objet par terre dans un brusque accès d'indignation.

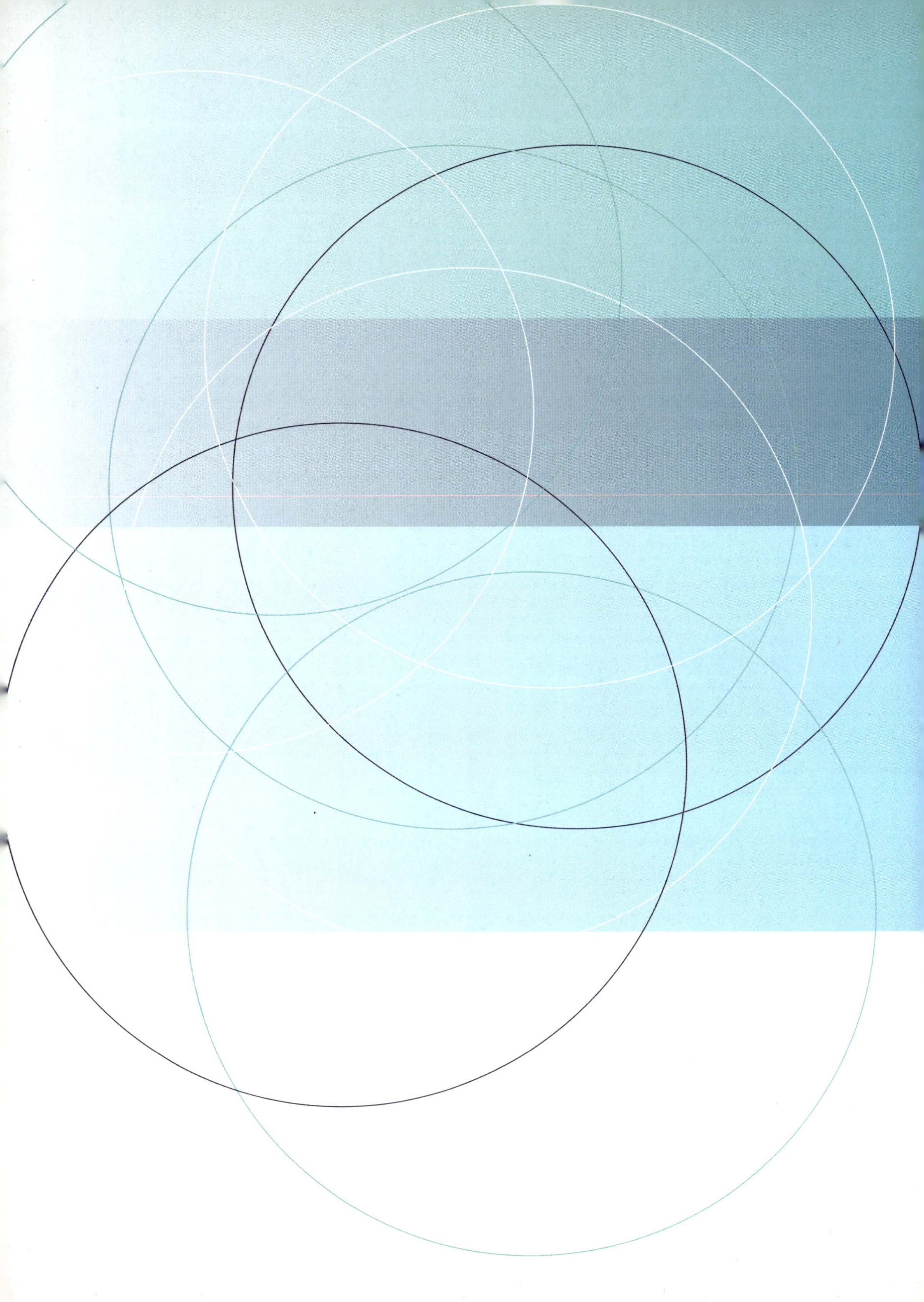

Index général

Table des médicaments homéopathiques

Index général

Table des médicaments homéopathiques

A

D - E

F - G

H - I

K - L

M

O - P

R

S

T

V

Z

Dépôt légal : mars 2006
23.25.7117.01.7
ISBN : 2.01.23.7117.5
Imprimé en Italie par Rotolito Lombarda